111 GRÜNDE, ARZT ZU SEIN

Falk Stirkat

111 GRÜNDE, ARZT ZU SEIN

**Eine Hommage an einen
Beruf, der Berufung ist**

SCHWARZKOPF & SCHWARZKOPF

INHALT

VORWORT
111 GRÜNDE, ARZT ZU SEIN 9

1. DAMIT SOLLTEN SIE WOHL BESSER MAL ZUM ARZT GEHEN ...
DIE LIEBEN PATIENTEN 13

Weil Patienten ihrem Arzt vertrauen können – Weil Ärzte Patienten die Angst nehmen können, die Dr. Google ihnen gemacht hat – zumindest meistens ... – Weil Ärzte auf (fast) alle Fragen eine Antwort haben – Weil Ärzte top ausgebildet sind – Weil Ärzte alles über Risiken und Nebenwirkungen wissen – Weil Ärzte an die Schweigepflicht gebunden sind – Weil Ärzte Idealisten sind – Weil es so gut wie nichts gibt, was ein Arzt nicht schon einmal gesehen hat – Weil Ärzte intensiver leben – Weil Ärzte ihren Beruf lieben – vielleicht sogar etwas zu sehr

2. FERTIGPIZZA, TELEFONBÜCHER UND TOTE MENSCHEN
DER ARZT ALS STUDENT 35

Weil es über Mediziner im Allgemeinen und Medizinstudenten im Speziellen einfach die besten Witze gibt – Weil die Leichen im Keller der Medizinstudenten deren Ausbildung dienen – Weil die Torturen eines Medizinstudiums nur auf sich nimmt, wer den Job auch wirklich machen will – Weil die Frauenquote im Hörsaal ganz ohne gesetzliche Regelung so gut wie immer eingehalten wird – Weil sich Medizinstudenten ohne schlechtes Gewissen von Junkfood ernähren dürfen – Weil ein Medizinstudent immer ein guter Fang ist – Weil Medizinstudenten immer ein gemeinsames Gesprächsthema finden – Weil man als Medizinstudent eine Jobgarantie quasi frei Haus bekommt – Weil Medizinstudenten Meister im »Kreuzeln« sind – Weil man nach dem Studium ein »richtiger Doktor« ist

3. IN DER PRAXIS IHRES VERTRAUENS
DER NIEDERGELASSENE ARZT 57
Weil die Unterhaltungsmöglichkeiten im Wartezimmer einfach unschlagbar sind – Weil niedergelassene Ärzte die letzte Bastion gegen das Praxissterben sind – Weil eine enge Patientenbindung eine feine Sache ist – Weil Ärzte ihr eigener Boss sein können – Weil man Hausbesuche durchführen kann (meist aber nicht muss) – Weil man sich selbst verwirklichen kann – Obwohl die meisten Menschen eigentlich nicht so gerne zum Arzt gehen – Weil es keine Praxisgebühr mehr gibt – Weil man kein Heil- oder Chiropraktiker werden musste – Weil es Patienten nach dem Arztbesuch besser geht als davor

4. ZWISCHEN VISITE, OP UND BEREITSCHAFTSDIENST
IM KRANKENHAUS 75
Weil man trotz der enormen Arbeitsbelastung eine Menge Spaß bei seiner Tätigkeit haben kann – Weil Ärzte Menschen aufschneiden dürfen – Weil Ärzte eine eigene Geheimsprache haben – Weil Bereitschaftsdienste eine tolle Sache sind – Weil der Arztberuf so schöne Rituale mit sich bringt – Weil man immer einen Kollegen fragen kann, wenn man selbst nicht weiterweiß – Weil das medizinische Wissen und das ärztliche Handeln in den letzten Jahren einen enormen Schritt nach vorne gemacht haben – Weil den Götterrunden eine ganz eigene Magie innewohnt – Weil man in der Notaufnahme arbeiten kann – Weil die Patientenbetreuung im Krankenhaus eine runde Sache ist

5. ICH KAM, SAH UND INTUBIERTE
IM NOTFALL 99
Weil Ärzte im Ernstfall einen kühlen Kopf bewahren – Weil man als Arzt Notarzt werden kann – Weil die Notfall- und Akutmedizin ein sehr junges Fach ist, in dem es noch viel zu erforschen gibt – Weil die interessanten Aspekte fast aller medizinischen Disziplinen in der Notfallmedizin gebündelt sind – Weil Menschen sich die unterschiedlichsten Gegenstände in die unterschiedlichsten Körperöffnungen

stecken – Weil die Erlebnisse eines Notarztes ganze Bücher füllen – Weil man im Notfall echt coole Sachen machen kann – Weil einem Notfallmediziner Menschen, die ihn gar nicht kennen, bedingungslos vertrauen – Weil es in vielen Krankenhäusern richtige Notfallteams gibt – Weil Notfallmedizin einfach Spaß macht

6. VON A WIE ANÄSTHESIST BIS Z WIE ZAHNARZT
DIE SPEZIALISTEN **123**
Weil die beruflichen Möglichkeiten in der Medizin fast keine Wünsche offen lassen – Weil man Anästhesist werden kann – Weil man Chirurg werden kann – Weil man Internist werden kann – Weil man Allgemeinmediziner werden kann – Weil man Proktologe werden kann – aber zum Glück nicht muss – Weil man Dermatologe werden kann – Weil man Pathologe oder Gerichtsmediziner werden kann – Weil man auch einen ganz anderen Beruf ergreifen oder als ehrenamtlicher Arzt tätig sein kann – Weil man Mund-, Kiefer-, Gesichtschirurg werden und so zwei Doktortitel führen kann

7. ZUHÖREN UND (MISS-)VERSTEHEN
ZWISCHENMENSCHLICHES **147**
Weil am Ende immer der Mensch im Mittelpunkt steht – Weil Herkunft oder Religion eines Patienten für Ärzte keine Rolle spielen – Weil ein gutes Arzt-Patienten-Gespräch nicht mit Gold aufzuwiegen ist – Weil Ärzte dem Menschen dienen, nichts Besseres sind und sich keinesfalls dafür halten dürfen – Weil Ärzte wirklich etwas bewirken können – Weil es Ärzte (noch) schaffen, trotz immer irrsinniger werdenden Wirtschaftlichkeitsvorschriften ihre Patienten gut zu behandeln – Weil Ärzte Patienten am Scheideweg ein kleines Stück begleiten können – Weil Ärzte oft nicht nur für ihre Patienten, sondern auch für deren Angehörige da sind – Weil man als Arzt auch mit Worten viel bewirken und manchmal sogar heilen kann

8. VON GOLF- UND ANDEREN BÄLLEN
DER ARZT ALS PRIVATPERSON 169
Weil man sich als Arzt selbst krankschreiben kann – Weil man sich sein Tavor oder sein Zopiclon selbst verschreiben kann – Weil man als Arzt selbst sowieso immer alles besser weiß – Obwohl die meisten Ärzte irgendwann beim Golf landen – Weil Freizeit völlig überbewertet wird – Weil man immer auch Arzt ist – Weil Ärzte echte Partykracher sind – Weil sich im Krankenhaus auch oft private Aktivitäten abspielen – Weil sich der Job auszahlt – auch im wortwörtlichen Sinne

9. IN DEN FÄNGEN VON GESUNDHEITSPOLITIK UND PHARMAINDUSTRIE
WIDERSACHER UND VERBÜNDETE 189
Weil Potenzpillenfahrten in die Karibik der Vergangenheit angehören – Weil man doch nie auslernt – Weil Ärzte trotz Qualitätsmanagement qualitativ hochwertige Arbeit leisten – Weil Besuche von Pharmavertretern immer etwas Besonderes sind – Obwohl man auch als Arzt keine Chance hat, Gesundheitspolitiker zu verstehen – Weil die ärztlichen Abrechnungssysteme transparent sind (obwohl sie unbedingt verbessert werden müssen) – Weil Ärzte eine starke Lobby haben – Weil der Arztberuf über ideologische Systeme erhaben ist – Weil Ärzte eine eigene Rentenversicherung haben – Weil man als Arzt in der Regel wie ein Privatversicherter behandelt wird, obwohl man es vielleicht gar nicht ist

10. MCDREAMY, MCSEXY UND MCDONALD'S
DER ARZT ALS SUPERHELD 207
Weil es über Ärzte einfach die besten Fernsehserien gibt – Obwohl es im wahren Leben nicht immer so gut ausgeht wie im TV – Weil folgender Syllogismus gilt: Im Fernsehen sehen alle Ärzte gut aus, ich bin Arzt, ergo sehe ich gut aus – Weil Chirurgen in Ärzteserien alles können – Obwohl man so manchen Flug nicht ungestört verbringt – Weil man sich wunderbar hinter seiner Arbeit verstecken kann – Weil Ärzte

respektiert werden – Weil Ärzte immun gegen Krankheiten sind – Weil George Clooney Arzt war – Weil man als Ärztin so tough sein kann wie Meredith Grey oder Cristina Yang

11. VIELLEICHT IST ES JA DOCH LUPUS
LIEBLINGSFÄLLE **223**
Weil es auch manchmal Lupus ist – oder eine Porphyrie – Weil die medizinische Diagnostik eine spannende Sache ist – Weil es im Notfall immer die Borrelien gewesen sein könnten – Obwohl man nach der vierten Glutenunverträglichkeit und der neunten Laktoseintoleranz selbst überhaupt keine Lust mehr auf ein leckeres Milchbrötchen hat – Weil man Tote zum Leben erwecken kann – Obwohl Alkohol eine akzeptierte Volksdroge ist – Weil man Menschen helfen kann, die im Sterben liegen

12. AM ENDE
ODER WAS BLEIBT **241**
Weil man immer noch Brummifahrer werden kann – Weil wir unseren Beruf so sehr lieben, dass einige von uns auch dann noch arbeiten wollen, wenn sie es eigentlich gar nicht mehr müssten – Weil immer etwas bleibt – Weil auch jene Glück erfahren, denen wir nicht mehr helfen können – Weil man seinen Enkeln etwas zu erzählen hat – Weil es eigentlich 1.111 Gründe gibt, Arzt zu sein oder zu werden

VORWORT

111 Gründe, Arzt zu sein

Klingt irgendwie nach einer Stellenbeschreibung der anderen Art, finden Sie nicht? Klar, wir haben in Deutschland ganz ohne Frage einen Mangel an Medizinern. Was sollte junge Menschen also besser dazu animieren, diesen Beruf zu ergreifen, als ein ganzes Buch über dessen Vorzüge? Aber keine Angst. Das vor Ihnen liegende Werk wurde weder vom Bundesministerium für Bildung in Auftrag gegeben noch von irgendeiner dubiosen Interessenvertretung gesponsert. Ganz im Gegenteil!

Der Beruf des Arztes ist trotz der Existenz unzähliger Kammern, Gesellschaften und Lobbyvereine einer der schönsten, die man sich vorstellen kann. Denn auch wenn Qualitätsmanagement, Abrechnungsziffern und Standard Operating Procedures einem hart arbeitenden Mediziner das Leben schwer machen können, kann ein Arzt den Menschen wirklich helfen. Der Autor Dietrich von Horn beschreibt in seinem Buch *111 Gründe, Lehrer zu sein* die einzigen vier Berufe, deren Existenz er für notwendig erachtet. Neben dem Lehrer haben laut von Horn noch der Pastor, der Bauer und der Arzt eine Daseinsberechtigung. Ich sehe das ein bisschen anders, denn was wäre die Welt ohne Politiker, Analysten, Börsianer, Anwälte und Finanzbeamte? Sie meinen, ein besserer Ort? Vielleicht – allerdings müssten wir Ärzte uns dann wohl eine Nebenbeschäftigung suchen, denn niemand würde mehr wegen Bluthochdruck oder Depressionen behandelt werden müssen.

Aber Spaß beiseite ... Der Beruf des Arztes gehört wirklich zu den wichtigsten, die es überhaupt gibt. Und das sage ich nicht nur, weil ich selbst einer bin. Denken Sie nur darüber nach, was Sie tun, wenn es Ihnen nicht gut geht. Sie bleiben erst mal daheim, sagen Sie? Für Kopfschmerzen, Fieber oder Grippe braucht man doch keinen Arzt! Aber wer soll Ihnen die Krankschreibung ausstellen? Und wenn's doch mal was Ernstes ist? Da bleibt Ihnen gar keine andere Wahl, als sich in ärztliche Obhut zu begeben und den Männern und Frauen im weißen Kittel und mit dem Stethoskop um den Hals zu vertrauen.

Dieses Vertrauen hat Ihr Arzt in aller Regel verdient, denn bevor er einen Patienten behandeln darf, muss der Anwärter auf den edlen Beruf des Heilers ein langes und anspruchsvolles Studium hinter sich bringen, das ihm alles abverlangt – nur um sich am Ende dieser Zeit voller Entbehrungen und Qualen ganz unten in der Nahrungskette wiederzufinden, wo er den Ober- und Chefärzten auf Gedeih und Verderb ausgeliefert ist.

Und trotzdem haben wir Ärzte den schönsten Beruf der Welt. Denn er ist so vielfältig wie das Leben selbst, hoch angesehen und gut bezahlt. Und im besten Fall können wir den Menschen wirklich helfen! Ich möchte Ihnen in diesem Buch nicht nur zeigen, warum es sich lohnt, Arzt zu sein, sondern auch, warum es wichtig ist, seinen Arzt zu lieben. Und wenn man ihn oder sie nicht gleich liebt, so sollte man ihm oder ihr gegenüber doch zumindest eine gewisse Sympathie hegen. Denn Heilen funktioniert nur, wenn das Verhältnis zwischen Arzt und Patient funktioniert.

Sie werden sehen, dass es im Alltag eines Mediziners viel zu erleben gibt – sei es in der Praxis, im Krankenhaus oder im Notfall. Eigentlich gibt es nämlich nicht »den Arzt«, sondern eine Vielzahl unterschiedlicher Mediziner, die sich auf eine Vielzahl unterschiedlicher Leiden spezialisiert haben. Salopp gesagt hat jede Körperöffnung ihren ganz eigenen Spezialisten. Doch die *111 Gründe, Arzt zu sein* beschränken sich nicht auf das rein Berufliche. Auch die privaten Vorteile sind es wert, erwähnt zu werden. Jeder weiß schließlich, dass einem der Spruch »Lassen Sie mich durch, ich bin Arzt« so manche Tür öffnet – zum Beispiel auf Partys. Und weil die meisten Menschen das Bild vom gut aussehenden McDreamy vor Augen haben, wenn Sie an ein Exemplar der Gattung Mediziner denken, ist unser Beruf auch, was die Außenwirkung betrifft, attraktiv.

Mehr möchte ich allerdings gar nicht verraten. Am besten Sie überzeugen sich selbst davon, dass der Arztberuf einfach der beste der Welt ist! Ich möchte allerdings darauf hinweisen, dass sich vieles von dem, was ich schreibe, mit einem Augenzwinkern versteht. Denn neben den ernsthaften Themen des Lebens und auch des Berufes gibt es eine Menge Dinge, über die man schmunzeln, ja manchmal sogar lachen kann. Also, legen Sie bitte nicht jedes Wort auf die Goldwaage. Und noch ein Hinweis: Einige der Gründe sind sehr subjektiv. Was mir an meinem Beruf gefällt, müssen andere noch lange nicht gut finden, und andersherum. Kurzum, ich erhebe keinerlei Anspruch auf wissenschaftliche Genauigkeit oder die generelle Gültigkeit meiner Aussagen. Und zu guter Letzt: Ich habe mich oft für die männliche Form der Berufsbezeichnung entschieden und manchmal auch für eine vielleicht eher männliche Perspektive. Bitte, liebe Damen, nehmen Sie mir das nicht übel. Vielleicht nehmen Sie den Umstand sogar zum Anlass, »die andere Seite« etwas besser verstehen zu lernen.

Ihr Falk Stirkat

KAPITEL 1

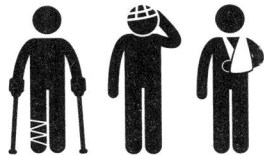

DAMIT SOLLTEN SIE WOHL BESSER MAL ZUM ARZT GEHEN ...

DIE LIEBEN PATIENTEN

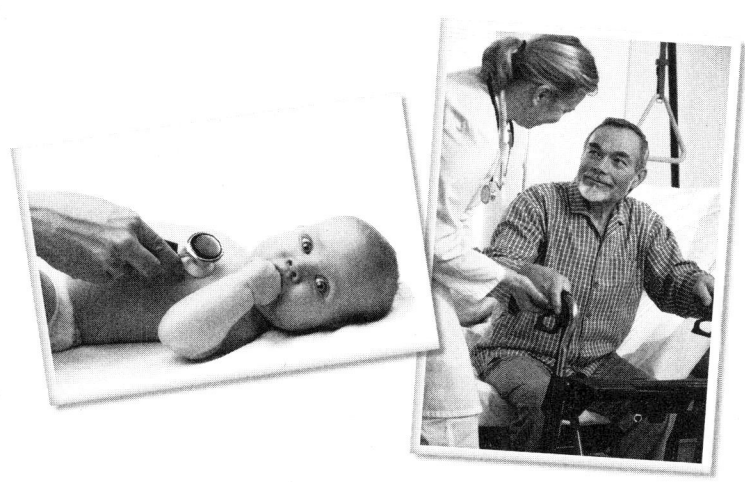

1. GRUND

Weil Patienten ihrem Arzt vertrauen können

Wenn Sie als Patient wegen irgendwelcher Beschwerden zum Arzt gehen müssen, so ist das eine private und manchmal auch delikate Angelegenheit. Und dabei denke ich gar nicht unbedingt an die exotischen Fälle, in die ein oder mehrere Geschlechtsorgane involviert sind. Vielen Menschen ist es bereits unangenehm, wenn sie über einfachste körperliche Befindlichkeiten sprechen müssen, und sie versuchen, den Gang zum Arzt möglichst zu vermeiden.

Das hat meiner Meinung nach zwei Gründe: Zum einen geht körperliches Leid oft mit dem Verlust von Alltagstauglichkeit und Autonomie einher – und der Anschein, nicht zu funktionieren, muss in der heutigen Welt so gut es geht vermieden werden. Diesbezüglich ticken Menschen übrigens nicht viel anders als Tiere. In einer Kaninchengruppe beispielsweise darf auch keines der eigentlich so possierlichen kleinen Tierchen Schwäche zeigen, sonst droht ihm ganz schnell die soziale Isolation. Nun ist der Homo sapiens sapiens glücklicherweise ein klein wenig aufgeklärter und bisweilen auch intelligenter als so ein Durchschnittskarnickel und sollte daher in der Lage sein, mitfühlend auf körperliches Leid anderer zu reagieren. Der Instinkt, keine Schwäche zeigen zu dürfen, scheint trotzdem tief in unserer DNA verwurzelt.

Der andere Grund, weshalb viele Menschen den Arztbesuch hinauszögern, obwohl sie krank sind, ist der Umstand, dass sie die Symptome ihrer Erkrankung schlicht ignorieren. Getreu dem Motto »Was ich nicht wahrhabe, wird nicht real« züchten Patienten ihre Krankheiten oft erst richtig an. Aus einem kleinen Knubbel auf der Stirn wird dann ein riesiger Tumor, der den Gesichtsnerv lähmt und dem Betroffenen das Aussehen einer halbseitig gelähmten Bulldogge verleiht. Aber all diese Beschwerden werden stillschweigend hingenommen, nur damit man nicht damit zum Arzt gehen muss, der die Krankheit beim Namen nennen würde.

Dabei ist nun wirklich nichts dabei, den Arzt aufzusuchen. Zum einen unterliegt er der ärztlichen Schweigepflicht, was bedeutet, dass niemand anders von Ihren Problemen erfährt und das Rudel Sie entsprechend auch nicht ausgrenzen wird. Zum anderen ist gerade er doch der Einzige, der Ihnen Ihre Befürchtung, womöglich unter einer schwerwiegenden oder gar tödlichen Krankheit zu leiden, nehmen kann. Denn nicht jeder Knubbel ist ein Tumor und nicht jede Vergesslichkeit Alzheimer. Wenn Sie die entsprechenden Symptome aber in eine Suchmaschine Ihrer Wahl eingeben, so werden Ihre Ängste ziemlich wahrscheinlich nur noch geschürt.

2. GRUND

Weil Ärzte Patienten die Angst nehmen können, die Dr. Google ihnen gemacht hat – zumindest meistens ...

Kennen Sie das nicht auch? Ein Jucken im Hals, vielleicht kommt noch Heiserkeit dazu, und dann ist da noch diese Schlappheit, sodass Sie sich schon am frühen Morgen wünschen, es wäre bereits Feierabend. Aber deswegen gleich zum Arzt rennen? Da bekommen Sie doch sowieso so schnell keinen Termin. Und dann wäre da natürlich noch der Umstand, dass Sie wahrscheinlich aus einer der im vorigen Grund genannten Ursachen gar nicht so unheimlich gern zum Arzt gehen.

Aber zum Glück gibt es ja diese unglaublich attraktive Alternative! Laptop auf, Internet an und schnell die Symptome in die Suchmaschine eingeben. Und siehe da: Sie sind nicht der Einzige, der unter diesen Beschwerden leidet. Für die von Ihnen eingegebenen Suchbegriffe finden sich ungefähr 46.321 Treffer. Aber Ihnen reichen die ersten drei: allesamt Foren, in denen »Fachleute« die

Fragen von besorgten »Patienten« beantworten. Der User Mausiputz123 hat gerade vor einer Woche über ähnliche Symptome geklagt, es empfiehlt sich also, den Thread kurz durchzulesen. Nach ein paar Zeilen wird klar: Sie leiden an Krebs! Das scheint nunmehr völlig unbestreitbar.

Noch ist nicht ganz klar, welche Art von Krebs die Symptome hervorruft, zu denen sich bei Mausiputz123 auch noch Nachtschweiß gesellt. Unter dem Sie im Übrigen, wenn Sie es sich recht überlegen, auch leiden. Vielleicht ist es Lungenkrebs, vielleicht aber auch ein Schilddrüsentumor – aber Krebs muss es sein, ganz sicher. Vielleicht noch Aids oder irgendeine andere furchtbare Krankheit mit unaussprechlichem Namen. Es bleibt also nur, den Rest des Tages krankzumachen, so schnell wie möglich zum Hausarzt, oder noch besser: in die Notaufnahme, zu rennen und den zuständigen Doktor mit den Ergebnissen der von den Internetspezialisten unterstützten Selbstdiagnose zu konfrontieren.

Obwohl der Kollege mutmaßlich ziemlich viel um die Ohren hat, wird er Ihnen in den allermeisten Fällen geduldig zuhören und Ihnen dann die Befürchtungen wieder nehmen, die Dr. Google in Ihnen erweckt hat. Mit einem Medikament gegen Grippe und einem leichten Beruhigungsmittel ausgestattet, verlassen Sie dann die Praxis oder das Krankenhaus und gönnen sich einen wohltuenden Fernsehabend auf der Couch. Und in der dritten Szene der aktuellen Folge von *Dr. House* wird ein Patient eingeliefert, der genau Ihre Symptome hat, bei dem alle denken, er leide an einer gewöhnlichen Grippe und bei dem der geniale, aber etwas verschrobene Diagnostiker letzten Endes einen Tumor diagnostiziert. Zum Glück haben Sie noch das Beruhigungsmittel!

Allerdings trifft diese Art der Internethypochondrie nicht nur medizinische Laien. Unter Medizinstudenten ist die Angst vor gefährlichen Krankheiten so ausgeprägt, dass sie sogar einen eigenen Namen bekommen hat. Es handelt sich um das sogenannte »Second Year Syndrome«. Erst vor Kurzem musste ein Freund von mir dringend ins Krankenhaus eingeliefert werden. Er hatte an seinem rechten Hoden eine Geschwulst entdeckt. Der Medizinstudent war sich sicher, dass es sich um einen bösartigen, sein Leben relativ schnell beendenden Tumor handelte. Ich konnte ihn gerade noch davon abhalten, sein Auto zu verkaufen und das Studium zu schmeißen, um seine letzten Tage so richtig auszukosten. Beim Ultraschall stellte sich dann heraus, dass es sich bei der Geschwulst um den Nebenhoden handelte. Diese Vorlesung hatte mein Freund wohl verpasst.

Natürlich soll das nicht bedeuten, dass Symptome und Beschwerden von Patienten keine fassbare Ursache haben. Allerdings handelt es sich bei den meisten Dingen nicht immer gleich um Krebs oder eine unheilbare Krankheit. Es gilt der alte Leitspruch: Wenn du Hufgetrappel hörst, denk an Pferde und nicht an Zebras. Dem ist eigentlich nichts hinzuzufügen, außer: Zu Risiken und Nebenwirkungen fragen Sie bitte keinesfalls Ihren Computer, sondern jemanden, der sich damit auskennt!

3. GRUND

Weil Ärzte auf (fast) alle Fragen eine Antwort haben

Egal um was es geht, der Arztbesuch ist quasi ein Rundumbetreuungspaket für Körper und Geist! Wobei, hier kommt es tatsächlich ein bisschen darauf an, welche ärztliche Dienstleistung Sie in Anspruch nehmen wollen. Prinzipiell gilt aber: Egal wo es zwickt oder Sie Dinge entdecken, die Ihrer Meinung nach da nicht hingehören, der Arzt Ihres Vertrauens sollte Sie beraten und im besten Fall auch beruhigen können. Tatsächlich ist es aber auch für uns Mediziner nicht ganz so einfach, auf alle Fragen eine Antwort zu finden. Denn leider kommt ein Patient nur sehr selten mit vorgefertigter Diagnose in die Notaufnahme oder in die Praxis. Meist kommen zu den tatsächlichen Symptomen noch eine ganze Menge stressbedingter Beschwerden hinzu, und so besteht der erste Schritt in der diagnostischen Aufarbeitung oftmals darin, das eine vom anderen zu trennen. Das vermittelt dann manchmal den Eindruck, dass viel zu viele Tests gemacht werden, bei denen am Ende sowieso nichts herauskommt.

In Wahrheit ist es aber so, dass die Patienten heute anspruchsvoller sind als noch vor ein paar Jahren und genau wissen wollen, was mit ihnen los ist. Nur wenige geben sich mit der Empfehlung zufrieden, erst einmal abzuwarten, ob die Beschwerden unter der vorgeschlagenen Therapie wieder verschwinden. Sowohl Patienten als auch Krankenkassen wollen unbedingt und so schnell wie möglich eine Diagnose – ohne diese geht in unserem modernen System gar nichts.

Also müssen eine Menge Tests her, denn hinter einem einzigen Symptom können sich Dutzende, wenn nicht sogar Hunderte Krankheiten verbergen. So reicht das mögliche Spektrum von Gründen für Brustschmerzen vom banalen Muskelkater bis hin zum Herzinfarkt. Um die vielen möglichen Ursachen dieser Beschwerden zu unterscheiden, sind zwei Dinge unbedingt notwendig: Zum einen muss man wissen, wonach man überhaupt sucht, zum anderen muss man wissen, wie man danach sucht. Und weil nicht bei jedem Patienten auf alles getestet werden kann, werden die wirklich gefährlichen Krankheiten meist mithilfe verschiedener Tests ausgeschlossen, dann wird in einer zweiten Stufe beobachtend abgewartet.

Manchmal reicht es schon, dem Patienten zu sagen, dass er nichts Lebensbedrohliches hat, damit die Beschwerden von ganz allein verschwinden. Denn viele, ja sogar sehr viele körperliche Beschwerden werden von seelischen Leiden verursacht. In unserer hektischen Welt projizieren manche Menschen den alltäglichen Stress auf ihren Körper. Daraus können tatsächlich eine ganze Menge unangenehme Symptome folgen, die von Kopf- oder Herzschmerzen bis hin zu Bauchkrämpfen oder Verstopfungen reichen können.

Und Ihr Arzt ist nun derjenige, der herausfinden muss, ob es sich bei Ihren Verdauungsproblemen um eine Folge des unerträglichen Alltagsstresses handelt, von dem Sie selbst gar nicht merken, dass er unerträglich ist, oder ob eben doch ein fieser Darmkrebs dahintersteckt, der sich unbehandelt binnen eines halben Jahres durch Ihren gesamten Bauchraum gefressen haben wird. Deshalb ist es wichtig, dem Arzt so viel wie möglich anzuvertrauen. Denn er kann nur dann Antworten auf Ihre Fragen finden, wenn Sie ihn mit allen notwendigen Details versorgen.

Das ist übrigens auch der Grund, weshalb Sie nur den Arzt Ihres Vertrauens und nicht irgendeinen x-beliebigen Doktor aufsuchen sollten. Der wird dann eine Antwort auf all Ihre Fragen finden (zumindest auf die medizinischen), auch wenn es manchmal etwas länger dauert und teilweise unnötig erscheinende Tests durchgeführt werden. Denn selbstredend hat niemand – auch nicht der beste Mediziner – immer sofort eine Antwort parat. Ein guter Arzt weiß aber, wie er zu einer kommt!

4. GRUND

Weil Ärzte top ausgebildet sind

Eigentlich ist es doch gar nicht so kompliziert. Man geht zum Arzt, sagt, dass man Bauchschmerzen hat, er nimmt ein Ultraschallgerät, schaut einem in den Bauch hinein, und einige Augenblicke später steht die Diagnose: akute Blinddarmentzündung. So schwer kann der Arztberuf also nicht sein! Durch den ganzen Hightech-Boom und die Digitalisierung der Medizin gehört der extrem hohe Anspruch an den Mediziner doch wohl der Vergangenheit an. Heute erledigen schließlich Computer die ganze Arbeit. Der Arzt muss nur noch auf den Monitor schauen und weiß sofort, was mit seinem Patienten nicht stimmt.

Weit gefehlt! Allein die Diagnose einer banalen Blinddarmentzündung erfordert ein jahrelanges Studium und eine ganze Menge praktischer Erfahrung. Versuchen Sie einmal, auf dem Monitor des Ultraschallgerätes etwas zu erkennen! Und außerdem muss der Arzt ja überhaupt erst einmal wissen, was er sucht, bevor er etwas erkennen kann. Sie sehen also: So einfach ist das mit der Medizin nicht. Nicht umsonst gibt es für nahezu alle Organe oder Organsysteme, ja teilweise sogar für spezielle Krankheitstypen Fachärzte.

Aber fangen wir von vorne an. Nachdem der medizinische Novize das komplizierte Aufnahmeverfahren an einer Universität bestanden hat und sich endlich Medizinstudent nennen darf, muss er ein mindestens sechsjähriges Studium durchlaufen, von dem einige behaupten, es gehöre zu den härtesten Ausbildungen der Welt (zumindest wenn man in den zivilisierten Staaten bleibt). Nach dieser langen Zeit, unendlich vielen Praktika, Prüfungen, Staatsexamen et cetera hält der Student dann endlich das Diplom in der Hand, das ihn als waschechten Arzt ausweist. Was glauben Sie, welchen Stellenwert diese hoch ausgebildete Arbeitskraft dann im Krankenhaus hat, also dem Ort, wo für die meisten Mediziner die Facharztausbildung anfängt?

Sie haben es wahrscheinlich schon erraten: Es geht wieder ganz unten und ganz von vorne los. Denn so sehr sich ein Medizinstudent während des Studiums Wissen in den Kopf geprügelt hat, so wenig kann er es als frischgebackener Arzt anwenden. Es fehlt die praktische Erfahrung. Die meisten jungen Ärzte sehen auf dem Bildschirm des Sonografiegerätes genauso viel wie Sie – nämlich so gut wie gar nichts. Nur die Kombination aus Wissen und Erfahrung qualifiziert einen Arzt dazu, Patienten erfolgreich zu behandeln. Deshalb gilt in Deutschland der sogenannte Facharztstandard. Das heißt nichts weiter, als dass ein Facharzt, der in der Regel eine fünf- bis neunjährige Weiterbildungszeit hinter sich gebracht und dann eine Prüfung abgelegt hat, den jungen Ärzten (man nennt sie Assistenzärzte – finden Sie das nicht auch ein bisschen despektierlich in Anbetracht dessen, was sie schon geleistet haben?) auf die Finger schaut.

Und nach der Facharztausbildung ist es nicht vorbei mit dem kontinuierlichen Lernen. Denn auch Spezialisten müssen nachweisen, dass sie ihr Wissen immer dem aktuellen Stand der Wissenschaft anpassen. Jede einzelne Untersuchungsmethode, ob eine Herzkatheteruntersuchung oder ein einfacher Ultraschall des Bauchraumes, muss erlernt, trainiert und gefestigt werden.

Zählen wir die Jahre doch mal zusammen, die ein Arzt in die Lehre muss, bevor er Sie eigenverantwortlich behandeln darf: Da wären die sechs Studienjahre, die Facharztausbildung, die zwischen fünf und neun Jahre in Anspruch nimmt, und dann noch jede Menge Fortbildungen, die nicht ganz freiwillig, dafür aber in der Freizeit absolviert werden müssen. Sie können sich also in aller Regel getrost in die Obhut Ihres Arztes begeben – denn in Deutschland ist er wirklich top ausgebildet!

5. GRUND

Weil Ärzte alles über Risiken und Nebenwirkungen wissen

Jeder kennt den Spruch: »Zu Risiken und Nebenwirkungen lesen Sie die Packungsbeilage und fragen Sie Ihren Arzt oder Apotheker.« Haben Sie das schon mal gemacht? Okay, vielleicht wenn Sie unter einer wirklich ernsthaften Krankheit leiden und starke oder sogar gefährliche Medikamente nehmen müssen – dann schon, klar. Aber seien wir ehrlich: Otto Normalverbraucher liest sich nicht bei jeder Grippe durch, was auf dem ellenlangen Beipackzettel des Erkältungsmittels steht. Nimmt doch jeder, ist doch sicher!

Wenn Sie allerdings doch mal einen Blick auf das riesige Stück Billigpapier werfen, das den Nahmen Beipack*zettel* nicht wirklich verdient hat, denn es müsste eigentlich Beipackposter heißen, dann wird Ihnen eventuell die Kinnlade runterklappen. Was da alles draufsteht … Angesichts der möglichen Nebenwirkungen stellt sich einem durchaus die Frage, ob das Bekämpfen der Krankheit mit Quarkwickeln und Heilkräutern nicht doch dem Verzehr der Pillen vorzuziehen ist. Man könnte meinen, die kleinen weißen Wundermittel seien pures Gift!

Und genau da liegt der Hund begraben. Jedes Medikament entfaltet nur in der richtigen Dosierung die gewünschte Wirkung. Ein bisschen zu wenig, und das Zeug wirkt nicht, ein bisschen zu viel, und die Medizin wird gefährlich. Auf diesen Umstand muss die Pharmafirma natürlich hinweisen, denn jeder Mensch ist nun mal anders. Die klassische Dosierung einer Tablette bringt vielleicht in 99 Prozent der Fälle die gewünschte Wirkung – bei ein paar Patienten ist aber mehr oder weniger Wirkstoff nötig, um den heilenden Effekt zu erzielen. Um sich rechtlich abzusichern, wird dann genau beschrieben, zu welchen Vergiftungserscheinungen die Einnahme der falschen Menge oder der richtigen Menge beim falschen Patienten führen kann. Und das kann einem ganz schön Angst machen!

Einem medizinischen Laien fällt es oft schwer zu beurteilen, ob der zu erwartende Nutzen eines Medikamentes dessen mögliche Nebenwirkungen aufwiegt. Ihr Arzt hingegen weiß genau, welche Gefahren bei der Einnahme der verschriebenen Pillen für Sie bestehen, und klärt auch gerne darüber auf.

Einem etwas betagteren Freund von mir wurden vor ein paar Monaten Blutdrucktabletten verschrieben. Der Bursche hatte sich lange Zeit geweigert, überhaupt einmal den Hausarzt aufzusuchen. In der klassischen Altherrenmanier argumentierte er, es gehe ihm gut und er brauche keinen Weißkittel, der ihn erst wirklich krank mache. Sein roter Kopf und seine schlechte Ausdauer straften ihn genauso Lügen wie die Trommel, die er vor sich her schleppte. Irgendwann entschied er sich, doch einmal den Doktor aufzusuchen. Und der stellte fest, dass der Blutdruck und der Zuckerwert meines

Freundes in Regionen lagen, die mit dem Leben dauerhaft nicht vereinbar sind. Wer hätte das gedacht? Der Kollege verschrieb meinem Kumpel die richtigen Medikamente, die dieser sich dann murrend in der Apotheke besorgte. Zu Hause angekommen, wurden als Erstes die Beipackzettel studiert. Man wisse ja schließlich nicht, womit die Scharlatane einen vergiften wollen, und das sei doch sowieso alles nicht nötig, sondern nur ein Komplott der Pharmaindustrie.

Eine Nebenwirkung war dem Patienten besonders zuwider: Auf dem Beipackzettel der Blutdruckmedikamente wurde darauf hingewiesen, dass die dauerhafte Einnahme zu erektiler Dysfunktion führen könne. Das war zu viel: »Meine Potenz lasse ich mir nicht nehmen!« Wegen der gefürchteten Nebenwirkung dieses einen Mittels entschied er dann kurzum, keines der verschriebenen Medikamente zu nehmen. Die Folge: Herzinfarkt. Ein Gespräch mit seinem Arzt oder mit mir hätte seine Bedenken vielleicht ausräumen können. Denn tatsächlich handelt es sich um eine sehr seltene Nebenwirkung. Aber hinterher ist man immer schlauer.

Und die Moral von der Geschicht? Klar haben Medikamente Nebenwirkungen. Alles, was eine Wirkung hat, muss zwangsläufig auch eine Nebenwirkung haben. Denken Sie nur an den Haarausfall bei Chemotherapien als krasses Beispiel. Aber fast immer überwiegen die positiven Effekte von Medikamenten, und darüber kann und muss Sie Ihr Arzt ordentlich aufklären. Also: Zu Risiken und Nebenwirkungen fragen Sie am besten Ihren Arzt!

Ach übrigens: Wussten Sie, dass es auch Nahrungsmittel mit gefährlichen Nebenwirkungsprofilen gibt? Grapefruitsaft beispielsweise hemmt oder beschleunigt den Effekt vieler Arzneimittel. Davor warnt Sie aber in der Regel niemand.

6. GRUND

Weil Ärzte an die Schweigepflicht gebunden sind

Haben Sie schon einmal überlegt, wie es eigentlich kommt, dass Sie einem total fremden Menschen, der Ihnen vielleicht noch nicht einmal sympathisch ist, so viel von sich preisgeben? Damit meine ich nicht in erster Linie Ihren Hausarzt, denn der sollte Ihnen schon sympathisch sein. Aber es reicht ja der Gang zum Bereitschaftsarzt oder in die Notaufnahme, um auf einen ärztlichen Kollegen zu treffen, den Sie nicht kennen und den sie voraussichtlich nie wiedersehen werden. Und trotzdem vertrauen Sie ihm blind – meistens zumindest. Das sollten Sie auch, denn Vertrauen und Ehrlichkeit sind für eine Diagnose von absoluter Wichtigkeit.

Außerdem können Sie stets sicher sein, dass Ihr Arzt mit den Informationen, die er über Sie hat, sorgsam umgeht, denn er ist zur Verschwiegenheit verpflichtet. Selbst wenn Sie wegen eines, nun ja, delikaten Problems in die Notaufnahme kommen und erschrocken feststellen würden, dass es sich bei dem behandelnden Weißkittel um den neuen Freund Ihrer besten Freundin handelt, so könnten Sie doch absolut sicher sein, dass diese nie von Ihrer Krankheit erfährt, es sei denn von Ihnen selbst. Die ärztliche Schweigepflicht geht so weit, dass, wie Sie aus den Medien sicher schon wissen, ein Arzt nicht einmal einen flugunfähigen Piloten beim Luftfahrtbundesamt anzeigen darf, was im März 2015 vielen Menschen auf unvorstellbar furchtbare Weise zum Verhängnis geworden ist. Und obwohl dieses Beispiel wohl ein sehr schlechtes ist, wenn man versuchen möchte zu erklären, wie ernst wir Mediziner die Schweigepflicht nehmen, so zeigt es doch, dass jeder einzelne Patient sicher sein kann, dass sein Geheimnis bis über den Tod hinaus gewahrt bleibt.

Wie wichtig eine vertrauensvolle Arzt-Patient-Beziehung ist, wurde mir eines Tages in der Notaufnahme klar. Dass es ein Mittwochabend war, weiß ich noch so genau, weil ein Champions-League-Spiel anstand und wir uns einen ruhigen Dienst erhofften, um unseren bayerischen Jungs die Daumen drücken zu können. Wie Sie sich vielleicht denken können, wurde es kein ruhiger Abend. Einer der vielen Patienten, die an diesem Tag eingeliefert wurden, war ein junges Mädchen, so um die 20, mit unerklärlichem Fieber. Bis auf die hohe Körpertemperatur hatte die Patientin keine anderen Beschwerden. Die Laboranalyse bestätigte, dass eine Infektion vorlag, deren Fokus, also den Ort, wo die Bakterien wüteten, wir aber nicht finden konnten. Wir legten die junge Patientin auf die Überwachungsstation, um zu sehen, wie sich die Symptome entwickelten. Vielleicht handelte es sich ja doch nur um eine einfache Grippe.

Am nächsten Morgen erwartete ich, die Frau mehr oder weniger geheilt auf der Station vorzufinden. Weit gefehlt! Die Patientin war kreidebleich, und es ging ihr, gelinde gesagt, richtig dreckig. Der Blutdruck war im Keller, die Temperatur lag, trotz wiederholter Medikamentengabe, bei über 40 Grad, und das Herz der Patientin raste wie verrückt. Was war hier los? Wir wussten es nicht. Eine Computertomografie, also ein Ganzkörperröntgen, schien nun unumgänglich. Mit dieser Untersuchung ist man gerade bei jungen Menschen sehr zurückhaltend, denn die Röntgenstrahlung kann die Geschlechtsorgane dauerhaft schädigen und im schlimmsten Fall noch Jahre später zu Unfruchtbarkeit oder Krebs führen. Aber wir schienen keine andere Wahl zu haben, denn mittlerweile ging es um Leben und Tod.

Bevor wir die Untersuchung in die Wege leiteten, sprach mein damaliger Oberarzt erneut mit der jungen Frau. Er hatte einen Verdacht und befürchtete, dass die Patientin uns etwas Wesentliches verschwiegen hatte. Und tatsächlich: Aus Scham – oder vielleicht hatte sie auch einfach nicht mehr daran gedacht – hatte unsere Patientin mit der Tatsache hinter dem Berg gehalten, dass sie seit Längerem einen Tampon »vermisste«. Der Wattebausch war zu tief in die Scheide gerutscht und steckte seit längerer Zeit fest. Jetzt kannten wir den Ursprung der Vergiftung! Nach Entfernung des Wattepfropfens ging es der Frau schnell besser. Eine Computertomografie war nicht vonnöten.

Ich finde, die Geschichte zeigt ganz gut, wie wichtig ein vertrauensvolles Verhältnis zwischen Arzt und Patient ist. Und das lässt sich nun mal nur aufbauen, wenn der Patient ganz sicher sein kann, dass sein Arzt verschwiegen ist.

7. GRUND

Weil Ärzte Idealisten sind

Es gibt eine Frage, die wohl jeder Arzt, ja jeder Medizinstudent schon Dutzende Male beantworten musste: »Warum haben Sie Medizin studiert?« Die meisten Menschen erwarten nur eine einzige Antwort, den Klassiker sozusagen: »Weil ich Menschen wirklich helfen möchte.« Allerdings trifft diese mehr als naive Beschreibung ärztlicher Ethik meiner Meinung nach nicht den Kern der Sache.

Ärzte sind Idealisten, so viel ist klar. Die Ideale, denen sie sich verpflichtet fühlen, variieren allerdings von Kollege zu Kollege. Wenn man bei Wikipedia »Idealismus« eingibt, so wird erklärt, dass es sich beim ethischen Idealismus um eine Haltung handelt, bei der davon ausgegangen wird, »dass wir durch vernünftige, verlässliche und verbindliche Überlegungen unser Handeln begründen und regeln können«. Das trifft den Kern der Sache schon eher. Denn eines der wichtigsten Paradigmen ärztlichen Handelns ist der unbedingte Wille, den Patienten keiner unnötigen Gefahr auszusetzen. Das bedeutet beispielsweise, dass der Arzt nur solche Therapien startet, für deren Wirkung es verlässliche Nachweise gibt, und dass er nicht ins Blaue hinein irgendetwas tut, weil es *vielleicht* helfen könnte oder irgendwann bei irgendwem mal geholfen hat. Letztere Vorgehensweise ist eher den alternativen Medizinern zu eigen, den Wunderheilern, die mit dem Totschlagargument »Wer heilt, hat recht« alle möglichen Scharlatanerien rechtfertigen.

Der Idealismus von uns Ärzten ist da wesentlich rationaler begründet. Das liegt daran, dass wir – und ich kenne eigentlich keinen Arzt, bei dem das anders ist – uns in vollem Maße dem Patienten verpflichtet fühlen. Diese Denkweise setzt voraus, dass jeder Behandlungsschritt mit Vorsicht und ganz bewusst vollzogen wird.

Stellen Sie sich vor, ein geliebter Mensch würde mit der furchtbaren Diagnose »Darmkrebs« konfrontiert. Nun ist es an Ihnen – und natürlich am Patienten selbst –, sich für eine mögliche Therapie zu entscheiden, denn Sie wollen alles tun, damit es Ihrem Lieben bald wieder besser geht. Als vernünftig denkender Mensch versuchen Sie logischerweise, einen Spezialisten für Darmkrebs zu finden, der Sie beide beraten und Ihnen nach ausführlicher Untersuchung und Diskussion der Befunde zu der seiner Einschätzung nach optimalen Therapie verhelfen kann. Nun nehmen wir mal an, dieser Spezialist für Darmkrebs ist ein absolutes Ekel. Er lässt Sie lange warten, ist dann unfreundlich und tut Ihre Bedenken, was die von ihm empfohlene Operation betrifft, mit einer Handbewegung ab. Er berät Sie nicht bezüglich der chirurgischen Therapie, sondern gibt Ihnen knapp und in aller Deutlichkeit zu verstehen, dass sie die einzige Chance für Ihren Lieben ist. So ein Verhalten wäre zwar höchst bedauerlich und eines Arztes kaum würdig, soll aber doch von Zeit zu Zeit vorkommen.

Würden Sie einen solchen Menschen als Idealisten bezeichnen? Vielleicht ist ihm das Schicksal Ihrer Familie völlig egal. Vielleicht denkt er nur daran, wie er durch die OP seinen Reichtum vergrößern oder seinen Ruf als exzellenter Arzt ausbauen kann. Trotzdem ist er wohl ein Idealist. Denn er hat Ihnen das geraten, was seinem Ermessen nach vernünftig ist, und Ihnen verbindlich versichert, dass die von ihm vorgeschlagene Behandlung die beste Option zur Bekämpfung des Tumors darstellt. Klar, der Typ ist eine Vollkatastrophe, und keiner würde gerne ein Bier mit ihm trinken gehen. Aber er bleibt ein Idealist. Der Definition nach zumindest: Nicht weil er »Menschen helfen will«, sondern weil er es tut.

Ich habe über diesen Punkt lange und ausführlich mit meinem Bruder diskutiert, der eine grundsolide philosophische Bildung besitzt und sich mit der Definition von Idealismus, so wie ich sie benutze, nicht wirklich anfreunden kann. »Jeder, den du fragst, wird unter einem Idealisten einen Menschen verstehen, der Dinge eines höheren Grundes wegen tut. Und zu dieser Kategorie Mensch gehört dein Spezialist sicher nicht!«, lautete seine Argumentation.

Wer Idealismus so versteht, den kann ich nur auf den hippokratischen Eid verweisen. Er regelt das moralische Handeln der Ärzte, und in einigen Ländern sind Medizinstudenten heute noch verpflichtet, ihn zu leisten. Und auch wenn der Eid hierzulande nicht geleistet werden *muss*, gilt er doch als Leitfaden für ethisches Handeln unter uns Ärzten. Den Eid an sich werde ich nicht wiedergeben, er ist einfach zu lang. Im Prinzip versichert der Arzt, sich moralisch einwandfrei zu verhalten, seine Patienten so gut zu behandeln, wie er kann, und sich – ganz wichtig – nicht an denen sexuell zu vergehen, die sich ihm anvertrauen. Auch die ärztliche Schweigepflicht hat ihren Ursprung im Eid des Hippokrates.

8. GRUND

Weil es so gut wie nichts gibt, was ein Arzt nicht schon einmal gesehen hat

Morgens um halb sechs in Deutschland. Der Wecker klingelt, Sie stehen auf, sind mehr oder weniger motiviert, zur Arbeit zu gehen – eher weniger, aber von nichts kommt nun mal nichts. Nach einer schönen heißen Tasse Kaffee wird die Motivation schon kommen (hoffen Sie zumindest). Aber irgendetwas ist heute anders. Sie wissen nicht so genau, was es ist, aber Sie fühlen sich komisch. Als Sie die Vorhänge aufziehen, wird Ihnen klar wieso: Es schüttet wie aus Eimern. Der Wetterumschwung macht Ihnen zu schaffen. Das war schon immer so. Sie holen noch schnell die Zeitung aus dem Briefkasten und setzen sich an den Frühstückstisch, um in Ruhe Ihren Kaffee zu trinken und zu lesen, bevor Sie sich dem Tag stellen.

Und dann passiert es. Sie verspüren plötzlich einen stechenden Schmerz, als ob Ihnen jemand ein Messer in den Allerwertesten gerammt hätte. Sofort springen Sie wieder auf. Der Schmerz lässt nach, setzt aber sofort wieder ein, wenn Sie sich setzen. Schlecht, denn Sie gehen einer Schreibtischarbeit nach. Also rufen Sie in der Firma an und melden sich für heute krank. Sie müssen jetzt erst mal zum Arzt und abklären lassen, was hier gerade mit Ihnen passiert. Sie lassen Kaffee und Zeitung links liegen, ziehen sich an und fahren mit der Straßenbahn (Stehplätze!) zur nächsten Notaufnahme.

Dort angekommen, werden Sie sofort ins Behandlungszimmer geführt, denn um diese Uhrzeit schlafen die meisten akut Kranken noch. Es dauert auch gar nicht lange, bis ein Arzt mit einer Horde Medizinstudenten im Schlepptau zur Tür hereinkommt und Sie fragt, ob es in Ordnung sei, wenn die zukünftigen Mediziner ihm bei der Arbeit über die Schulter blicken. Sie stimmen dem zu – was sollen Sie auch anderes tun? Nachdem Sie sich frei gemacht haben, mustern sieben Augenpaare Ihren Allerwertesten, der vom Arzt nach Auffälligkeiten abgesucht wird. Und plötzlich ist er wieder da – dieser stechende Schmerz. Einem lang gezogenen »Ohhhh« folgt ein »Ahhhhh« und dann die Erklärung des Arztes, es handele sich um einen Perianalabszess. Als Reaktion auf Ihren fragenden und vielleicht ein wenig verunsicherten Blick beginnt der Arzt, der offenbar eine Menge Freude am Erklären hat, mit einer längeren Vorlesung zum Thema »Krankheiten der Analregion«. Im Mittelpunkt: Ihr Hintern. Sie erfahren Dinge, die Sie nie wissen wollten, wohingegen die Studenten ihrem Mentor an den Lippen hängen, als erzählte er vom Gelobten Land.

Spätestens zu diesem Zeitpunkt wird Ihnen auffallen: Ärzte sind schon komisch. Was andere abschreckend, eklig oder furchtbar finden, übt auf die Zunft der Mediziner eine fast schon religiöse Faszination aus. In Fächern wie Gerichtsmedizin, Pathologie oder auch Dermatologie tun Studenten oft nichts anderes, als sich Bilder von Dingen »reinzuziehen«, die »normale« Menschen dazu bringen würden, ein paar Tage lang die Nahrungsaufnahme einzustellen. Nicht so bei Ärzten und Medizinstudenten – unter ihnen gilt es als unglaublich cool, sich über seltene und teils furchterregende Symptome nicht nur in Büchern informiert, sondern sie auch »in echt« gesehen zu haben. Denn in der Medizin gilt der unumstößliche Grundsatz: Der Arzt kann nur die Krankheit diagnostizieren, die er kennt. Dementsprechend findet gerade unter jungen Ärzten eine Art Wettbewerb statt, in dem es gilt, bestimmte Krankheitsbilder zu »sammeln«. Da wird dann schon mal damit geprahlt, dass der Patient aus dem letzten Pathologieseminar sooooo einen Tumor im Bauch hatte, oder dass der aus dem Dermakurs von oben bis unten mit Pusteln besprenkelt war. Auf einen medizinischen Laien mag diese Praxis vielleicht etwas befremdlich wirken. Letztendlich macht sie aber aus einem unerfahrenen Erstsemester einen guten Arzt, der auf eine Menge Erfahrung zurückgreifen kann.

9. GRUND

Weil Ärzte intensiver leben

Der ein oder andere nicht-ärztliche Leser mag an dieser Aussage zweifeln. Haben Menschen vom Schlag reicher Erbe, Lehrer oder Student nicht viel mehr Gelegenheit (sprich Zeit), intensiv zu leben, als Ärzte, die früh um sieben bereits auf Visite sind und nicht selten auch zwölf Stunden später noch von ihren Patienten beansprucht werden? Nach Hause geht es oft nur zum Schlafen, und manchmal nicht einmal das.

Die meisten Menschen verstehen unter einem intensiven Leben wahrlich etwas anderes. Allerdings meine ich mit »intensiv« auch gar nicht unbedingt die Menge und Qualität der Freizeit. Vielmehr stehen für mich zwei andere Aspekte im Vordergrund. Zum einen leben viele Ärzte mehr oder weniger für ihren Beruf. Die Frage »Leben, um zu arbeiten, oder arbeiten, um zu leben?« entscheiden viele Weißkittel zugunsten der ersten Option. Ich möchte das an einem Beispiel ausführen.

Im Sommer nach meinem Abitur tat ich das, was ein demotivierter jugendlicher Rotzlöffel nun einmal so tut. Ich reiste durch die Welt, lernte nette Leute kennen, deren Geschlecht hauptsächlich weiblich war, und lebte vom Geld meiner Eltern. Zwar wollte ich damals schon Arzt werden, doch ahnte ich nicht einmal annähernd, welche Opfer dafür notwendig sein würden. Als es dann darum ging, nach zehn Monaten Zivildienst dem Lotterleben endlich ein Ende zu setzen und mit dem Medizinstudium zu beginnen, hatte ich den Ernst der Lage noch immer nicht gänzlich begriffen. Ich erinnere mich gut an einen Satz, der mein weiteres Studentendasein maßgeblich prägen sollte. Eine Professorin sagte zu mir: »Als Medizinstudent lebt man wie im Kloster. Es gibt nur Aufstehen, Arbeiten, Schlafen – und manchmal kannst du auch kurz etwas essen.«

Nun, ganz so dramatisch war es letzten Endes zum Glück doch nicht. Hart war das Studium aber trotzdem. Und es war für mich nur zu schaffen, weil ich fast alles andere diesem einen großen Ziel, nämlich Arzt zu werden, untergeordnet habe. Irgendwann konnte ich kaum noch zwischen Freizeit und Beruf unterscheiden, denn die Medizin war irgendwie immer und überall. Da muss man das, was man macht, schon lieben. Auch heute, wo ich Arzt bin, hat sich nicht viel geändert. Eine richtige Trennung zwischen Arbeit und Privatleben gibt es nicht. Ich bin immer auch ein Stückchen Arzt, egal was ich gerade mache. Und ich liebe meinen Beruf so sehr, dass er im Prinzip zu meinen Leben dazugehört. Ich gehe nicht am Morgen zur Arbeit und hoffe, dass ich meine acht Stunden bald hinter mich gebracht habe; ich genieße, was ich tue. Finden Sie nicht auch, dass man kaum intensiver leben kann?

Der zweite Aspekt, auf den ich anspielte, ist der Umstand, dass Ärzte viel Leid sehen. Ihre Verantwortung liegt darin, Menschen, denen es schlecht geht, zu helfen oder sie zu begleiten. Ärzte wissen, was einem Menschen alles zustoßen kann – und sollten ihr eigenes Leben dementsprechend zu schätzen wissen. Klar, das gilt vielleicht nicht für jeden. Tatsächlich halte ich es aber für ganz normal, dass jemand, der Tag für Tag mit dem Tod konfrontiert wird und ihn oft genug nicht verhindern kann, das Leben sehr hoch schätzt – und vielleicht auch intensiver lebt als jemand, dem diese tägliche Konfrontation mit Krankheit und Tod erspart bleibt.

10. GRUND

Weil Ärzte ihren Beruf lieben – vielleicht sogar etwas zu sehr

Klar, die Liebe zum eigenen Beruf ist kein spezielles Charakteristikum des Arztes, sondern vielmehr eine Grundvoraussetzung für ein glückliches Leben. Bei Medizinern ist die Berufsaffinität manchmal allerdings so stark, dass sie fast zu einer Art Besessenheit wird, der sich alles andere unterordnen muss.

Am Anfang meiner Karriere als Arzt arbeitete ich mit einem Oberarzt zusammen, der genau zu dieser Kategorie Mediziner gehörte. Jeden Morgen war er der Erste, der die Klinik betrat, und es ist unnötig zu erwähnen, dass er am Abend der Letzte war, der nach Hause ging. Eines Tages bestellte der Mann mich in sein Büro, um irgendwelchen wissenschaftlichen Kram zu besprechen. Ich staunte nicht schlecht, als ich feststellte, dass im Arbeitszimmer des Chirurgen eine Couch zum Bett umfunktioniert war. Die zerknüllte Bettwäsche zeugte davon, dass er die Nacht hier verbracht hatte, statt nach Hause zu gehen. Sicher nicht zum ersten Mal. Was wohl seine Frau und die drei Kinder davon hielten?

Klar, Workaholics gibt es in jedem Berufszweig. Unter Medizinern scheint diese Krankheit – so man das freiwillige Sich-zu-Tode-Schuften denn als Krankheit bezeichnen möchte – allerdings besonders verbreitet zu sein. Vielleicht ist deshalb die Scheidungsrate bei Ärzten so hoch wie in kaum einem anderen Beruf.

Nun soll der Fokus dieses Buches ja eigentlich auf den schönen Seiten des Arztberufs liegen. Scheidung passt da wohl eher nicht ins Bild. Glücklicherweise ist die junge Ärztegeneration, was die Vernachlässigung des Privatlebens betrifft, auch nicht mehr ganz so hardcore drauf und legt zunehmend Wert auf eine gesunde Work-Life-Balance. Wir haben erkannt, dass die bedingungslose Aufopferung für den Job am Ende niemandem etwas nützt. Die Liebe zu dem, was wir tun, bleibt aber trotzdem bestehen. Unser Beruf ist uns nach wie vor Berufung. Und das ist gut so!

KAPITEL 2

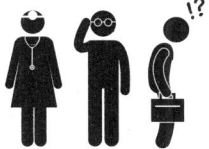

FERTIGPIZZA, TELEFONBÜCHER UND TOTE MENSCHEN

DER ARZT ALS STUDENT

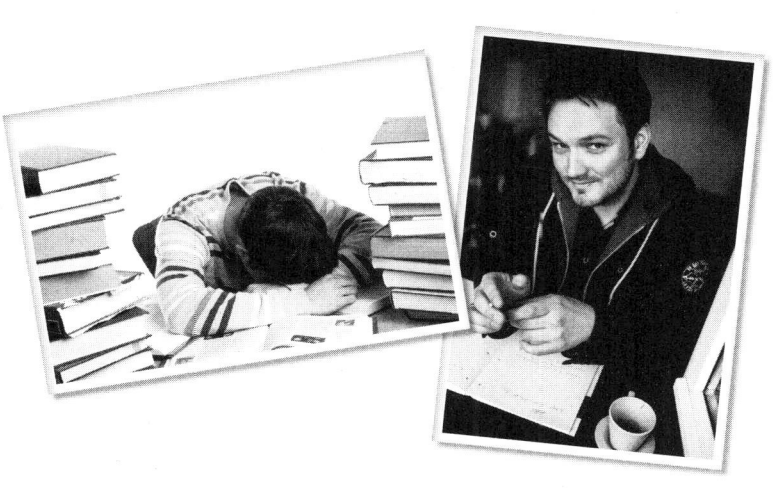

11. GRUND

Weil es über Mediziner im Allgemeinen und Medizinstudenten im Speziellen einfach die besten Witze gibt

Kennen Sie den schon?

Ein Physikstudent, ein Mathestudent und ein Medizinstudent bekommen vom Professor jeweils ein Telefonbuch vorgelegt. Der Physikstudent sagt: »Aus diesen Messergebnissen kann ich leider nicht den zugrunde liegenden Versuch ableiten, was im Umkehrschluss bedeutet, dass die Ergebnisse zu ungenau und damit wertlos sind.« Der Mathematikstudent entgegnet: »Die Nummern in diesem Buch lassen sich nicht als mathematische Reihe zusammenfassen, damit sind sie per Definition ohne Zusammenhang und wertlos.« Der Medizinstudent nimmt das Buch kommentarlos entgegen und fragt den Professor nur: »Bis wann muss ich das auswendig können?«

Ich finde diesen Witz saukomisch, weil darin so viel Wahrheit steckt. Denn in der Tat hinterfragen Medizinstudenten selten die Sinnhaftigkeit ihres Tuns in Bezug auf den zu erarbeitenden Lernstoff. Das sollten sie auch dringend unterlassen, denn viel von dem, was einem zukünftigen Arzt zum Auswendiglernen vorgesetzt wird, ist von kaum nachvollziehbarer Sinnhaftigkeit – und wird selbstredend im Berufsalltag nie wieder gebraucht. Trotzdem hat es sich so eingebürgert, dass ein junger Student der Humanmedizin so gut wie alles, was es heutzutage über den menschlichen Körper und dessen Krankheiten zu wissen gibt, erst mal in sein Gehirn prügeln muss.

Ein besonders böser Witz ist folgender: Ein guter Orthopäde, ein schlechter Orthopäde, ein Chirurg und ein Radiologe stehen an den jeweils vier Eckpunkten eines Fußballfeldes. In der Mitte steht ein Topf, in dem 50.000 Euro liegen. Derjenige, der es als Erster schafft, den Topf zu erreichen, bekommt das Geld. Wer ist es?

Ganz klar: der schlechte Orthopäde! Warum?

Der Chirurg hat die Regeln nicht verstanden, der Radiologe setzt sich für diese mickrige Summe keinesfalls in Bewegung, und der gute Orthopäde ist frei erfunden. Gute Orthopäden gibt es nämlich nicht.

Böse, oder? Noch einer über Medizinstudenten gefällig?

Aber gerne: Es geht wieder um einen Physiker, einen Mathematiker und einen Mediziner. Allen dreien stellt man die Aufgabe, 2 mal 2 auszurechnen. Der Physiker nimmt seinen Taschenrechner und sagt: »Ganz klar! Das Ergebnis ist 3,9999999.« Der Mathematiker antwortet, nachdem er ungefähr zehn Nebenrechnungen durchgeführt hat: »Es gibt eine Lösung, eine eindeutige Lösung. Sie ist Element von N, Größenordnung 1 mal 10 hoch 1 und liegt zwischen Pi und e hoch 2.« Der Mediziner schaut verdutzt und sagt: »Die Antwort ist 4.« Daraufhin schauen ihn die beiden anderen herabwürdigend an und sagen: »Das hast du doch auswendig gelernt!«

Es gibt über unsere Zunft schon gute und teilweise auch echt böse Witze! Das Beste ist aber, dass die meisten von uns selbst kommen. Ein Völkchen, das über sich selbst lachen kann, also. Das muss auch sein, denn wie Sie sehen werden, tragen (angehende) Ärzte eine Menge Verantwortung, müssen ständig lernen und haben nicht sonderlich viel Freizeit. Außerdem werden sie jeden Tag mit belastenden Situationen und teils sehr ernsten Schicksalen konfrontiert. Da muss man schon ab und an mal schmunzeln dürfen.

12. GRUND

Weil die Leichen im Keller der Medizinstudenten deren Ausbildung dienen

Medizinstudenten sehen mehr tote Menschen als der kleine Cole in *The Sixth Sense*. Denn jeder Medizinstudent muss den sogenannten Präpkurs, den Leichenpräparationskurs, über sich ergehen lassen.

Dieses Seminar bringt nicht wenige in ernsthafte Bedrängnis und lässt bei dem einen oder anderen wohl die Frage aufkommen, ob seine Studienwahl wirklich die richtige war oder ob eine Ausbildung zum Soziologen nicht doch besser ins persönliche Eignungsprofil gepasst hätte.

Ich kann mich noch gut an meinen ersten Tag mit den Toten erinnern. Unser Sektionssaal war direkt über dem für die Gerichtsmediziner untergebracht. Weil sich auf dem gleichen Stockwerk auch die anderen Räumlichkeiten des anatomischen Institutes befanden, mussten wir, wenn wir zu einer Vorlesung wollten, jedes Mal an den Fenstern vorbei, hinter denen die für die Gerichtsmedizin gedachten Kadaver lagen. An heißen Sommertagen ließen die forensischen Mediziner manchmal die Fenster auf, und wir konnten einen kurzen Blick riskieren. Für uns wissbegierige Anfangzwanziger eine schauerliche, gleichzeitig aber auch sehr faszinierende Angelegenheit. Mehr als ein paar Sekunden hatten wir nie Zeit, das Innere der Gerichtsmedizin zu bestaunen, weshalb wir umso mehr dem großen Tag entgegenfieberten, an dem es auch für uns endlich ans Eingemachte ging.

Bei den Körpern, mit denen wir arbeiten sollten, handelte es sich um Verstorbene, die vor ihrem Tod verfügt hatten, dass man ihre Leiche der Wissenschaft zur Verfügung stellen solle. Bevor wir Lebenden aber die Möglichkeit bekamen, von den Toten zu lernen, wurden diese erst einmal fast ein Jahr lang in eine Formaldehydlösung eingelegt, um die anatomischen Strukturen für uns sichtbar zu machen und die Körper auf diese Weise vor dem Verwesen zu schützen.

Als der große Tag dann kam, waren wir alle ziemlich aufgeregt. Wir hatten uns im Vorfeld auf die einzelnen Schritte der Sektionsarbeit vorbereitet und waren nun alle ganz wild darauf, das in der Theorie erworbene Wissen endlich anzuwenden. Die Tür des Saales ging auf, und vor uns lagen fünf Leichen, gedacht für ungefähr 50 Studenten. Es sollten also jeweils zehn Leute an einem Körper arbeiten. Wir teilten uns in die Gruppen auf und wurden zu unserer Leiche geführt. Meine Gruppe hatte die Leiche eines älteren, sehr hageren Mannes zugewiesen bekommen. Über die Todesursache wurden wir im Dunkeln gelassen. Und dann ging es los: Die ersten Schnitte wurden zaghaft ausgeführt und die ersten Strukturen freigelegt. Meine Partnerin Marianna und ich hatten Glück, denn wir durften am Kopf arbeiten. Ich erinnere mich noch ganz gut daran, wie der Mentor mich den Schädel des Verstorbenen mit der Knochensäge öffnen ließ. Ich fühlte mich damals zum ersten Mal wie ein richtiger Arzt.

Einigen anderen aus meiner Semestergruppe bekam das Ganze allerdings nicht so gut. Zwei Studenten (interessanterweise handelte es sich um Männer) kippten um, was unsere Lehrer mit stoischer Gelassenheit hinnahmen. Alles in allem war das halbe Jahr mit unserem Toten aber eine ziemlich intensive Erfahrung, und am Ende waren wir alle dankbar, dass der Mann sich uns zur Verfügung gestellt hatte.

Obwohl es die erste und wohl intensivste Erfahrung mit dem Tod ist, folgen im Laufe des Medizinstudiums noch eine ganze Menge solcher Kurse. Speziell in Pathologie und Rechtsmedizin müssen sensible Seelen noch mal ganz schön was aushalten.

13. GRUND

Weil die Torturen eines Medizinstudiums nur auf sich nimmt, wer den Job auch wirklich machen will

Es ist im Vorfeld bereits angeklungen: Das Medizinstudium ist hart. So richtig hart. Es ist so hart, dass es, wenn man es ordentlich und in der Regelstudienzeit durchziehen möchte, einem Leben in Klausur ähnelt. Na ja, zugegeben. Das ist vielleicht ein bisschen übertrieben. Klösterlich leben die meisten Medizinstudenten ganz sicher nicht. Aber es ist nicht ganz leicht, den Spagat zwischen den enorm hohen Anforderungen des Studiums einerseits und den Freiheiten, die das Studentenleben bietet, andererseits zu schaffen. Denn ein junger Mensch, der gerade erst seinem spießbürgerlichen Elternhaus entkommen ist, hat meist Besseres zu tun, als von früh bis spät im Kämmerchen zu hocken und zu büffeln. Und genau das wird einigen Studenten in den ersten Jahren zum Verhängnis. Denn angehenden Ärzten wird von Beginn an eine Menge abverlangt.

Das Medizinstudium gliedert sich in zwei große Teile, zwischen denen eine der härtesten Zwischenprüfungen liegt, die es gibt – das Physikum. In den ersten zwei Jahren, der sogenannten Vorklinik, lernen die Studenten alles über den menschlichen Körper. Sie müssen beschreiben können, wie er im Großen (Anatomie) und im Kleinen (Histologie) aussieht, wie er entsteht (Embryologie) und wie er im Großen (Physiologie) und im Kleinen (Biochemie) funktioniert. Weil ständig neues Wissen hinzukommt, steigen auch die Anforderungen ständig. Ob es wirklich notwendig ist, all dieses Wissen in seiner ganzen Detailliertheit in sich aufzusaugen, um es dann bei der Zwischenprüfung wieder auszuspucken, ist fraglich. Denn das meiste vergisst man nach ein paar Wochen wieder und braucht es später ohnehin nicht, weil man sich im Laufe seines Berufslebens natürlich spezialisiert und nur das dafür notwendige Wissen kontinuierlich vertieft. Auf der anderen Seite trainiert dieses Bulimielernen die grauen Zellen und übermittelt mehr als das reine Wissen an sich. Der angehende Arzt trainiert auf diese Weise nämlich, fokussiert und geplant zu arbeiten.

Ob nun sinnvoll oder nicht: Nach mindestens zwei Jahren und einer Menge Büffelei ist es dann geschafft, und mit dem Bestehen des Physikums darf man in den zweiten, klinischen Studienteil eintreten, der nochmals vier Jahre dauert und in dem die praktischen Grundlagen für die spätere Arbeit am Patienten gelegt werden sollen. Stand in der Vorklinik die Funktionsweise des gesunden menschlichen Körpers im Vordergrund, so werden nun Krankheiten unter die Lupe genommen. Auch hier muss der junge Mediziner wieder alles Mögliche in sich hineinpauken, das später nie zur Anwendung kommen wird. So müssen sich auch zukünftige Chirurgen mit den Erkrankungen der Haut und zukünftige Neurologen mit denen des weiblichen Genitals auskennen. Das ist insofern sinnvoll, als dass diese Phase des Studiums der Orientierung dient. Viele Studenten wissen nicht genau, welches Fachgebiet sie später auswählen wollen, und können im klinischen Teil des Studiums hier und da reinschnuppern. Um das Gelernte in der Praxis umzusetzen, stehen in den Semesterferien Praktika, sogenannte Famulaturen, auf dem Stundenplan. Weil das Studium der Humanmedizin per se so anspruchsvoll und zeitraubend ist, müssen die Praktika eben in die Ferien gelegt werden (die auf diese Weise irgendwie ihre Sinnhaftigkeit verlieren).

Kurz vor Ende des gesamten Studiums steht dann das Praktische Jahr, kurz PJ genannt, auf dem Stundenplan. In den dafür angesetzten zwei Semestern arbeiten die Studenten in drei verschiedenen Fachabteilungen mit, um so einen Überblick über den Alltag eines jungen Arztes und dessen Pflichten zu bekommen. In dieser Zeit werden dann auch bei den letzten Unentschlossenen die Weichen für die Facharztwahl gestellt. Außerdem sollten die zwei Semester des PJ dringend für die Vorbereitung auf das Staatsexamen genutzt werden. Diese riesige Prüfung fragt die Fast-Ärzte alles ab, was ihnen während des klinischen Studienabschnitts vermittelt wurde.

Und dann, nach mindestens zwölf Semestern (viele brauchen länger), endlosen Prüfungen und dem Verzicht auf eine Menge Freizeit, ist es endlich so weit: Der Student bekommt ein Schriftstück in Form eines unscheinbaren DIN-A4-Blattes in die Hand gedrückt, welches den Unterschied zwischen Student und Arzt macht. All das Geackere nur für dieses Stückchen Papier! Wenn man diese jahrelange Tortur tatsächlich lebendig überstanden hat und in den Kreis der Ärzteschaft aufgenommen wurde, kann man mit Fug und

Recht von sich behaupten, eine brennende Leidenschaft für den Beruf zu verspüren.

14. GRUND

Weil die Frauenquote im Hörsaal ganz ohne gesetzliche Regelung so gut wie immer eingehalten wird

Über den Aufriss, der in den letzten Jahren rund ums Thema Frauenquote gemacht wurde, kann ein Medizinstudent nur müde lächeln. Waren Sie schon einmal in einem Hörsaal für Erstsemester? Wenn ja, dann wissen Sie ja, welche Geschlechterverteilung dort herrscht. Laut einer Studie von 2012*, die bundesweit zu den Berufserwartungen von Medizinstudenten befragte, sind mittlerweile zwei Drittel (64 Prozent) der Medizinstudenten Medizinstudentinnen.

Und das ist in vielerlei Hinsicht genau richtig so. Zum Beispiel bedeutet die weibliche Übermacht für die männlichen Kommilitonen natürlich leichtes Spiel: Ich kenne eigentlich keinen Medizinstudenten, der ernsthafte Probleme hat, ein Date für den Freitagabend zu finden. Hinzu kommt, dass die meisten jungen Medizinerinnen auch noch ziemlich gut aussehen. »Toll«, werden Sie nun sagen. »Schon wieder einer, der mit chauvinistischen Machosprüchen um sich wirft und die Frauenwelt auf ihr Aussehen und ihre potenzielle Paarungsbereitschaft reduziert.« Aber keine Sorge, ich habe nur einen – zugegeben etwas plumpen – Scherz gemacht.

Vielleicht aus einem Komplex heraus: Denn tatsächlich hat es einen für uns Männer nicht so schmeichelhaften Grund, dass die Hörsäle weiblich dominiert sind. Und der hat mit den Zugangsvoraussetzungen fürs Medizinstudium zu tun. Die wiederum haben in

---

* *Sex Ratio during Medical Studies and Speciality Training; Dt. Ärzteblatt Int 2012; 109(43): 735; DOI: 10.3238/arztebl.2012.0735a*

Deutschland nichts mit einer Frauenquote zu tun, sondern entweder mit dem Abiturdurchschnitt oder dem sogenannten Medizinertest. Ein geringes Kontingent an Plätzen wird anders vergeben, aber im Kern erfolgt die Zuteilung anhand dieser beiden Parameter. Und hier hat das weibliche Geschlecht offenbar die Nase vorn. Warum das so ist? Ich vermute, dass die Schüler*innen* während des Abiturs oft konzentrierter und zielstrebiger sind als ihre männlichen Kollegen und wissen, was sie wollen. Während Jungs in dem Alter oftmals noch ein bisschen kindlich sind und daher allerlei Unsinn im Kopf haben, verstehen die Mädels meistens ziemlich gut, um was es bei den Abschlussprüfungen wirklich geht und, ganz wichtig, wie sie ihre Ziele erreichen. Auch im Einstufungstest schneiden die weiblichen Studienanwärter oft sehr gut ab, und so verwundert es nicht, dass die Hörsäle im ersten Semester vor Östrogen nur so strotzen.

Aber es geht noch weiter. Meiner Erfahrung nach – und das ist jetzt nur meine ganz subjektive Meinung – sind Frauen auch oft die besseren Ärzte. Jetzt kann man natürlich dagegenhalten und sagen: »Was für ein Quatsch. Die meisten Lehrstühle sind männlich besetzt, und überhaupt, Männer machen viel öfter die große Karriere in der Medizin. Auch der Nobelpreis ist in dieser Kategorie fast immer an Männer gegangen.« Ist sicher alles richtig. Aber ein Karrierist ist nicht immer auch ein guter Arzt. Und umgekehrt: Nicht jeder ausgezeichnete, mitfühlende und kompetente Mediziner ist automatisch daran interessiert, ganz nach oben zu kommen. Möglicherweise verhält es sich sogar gegenteilig. Ich kann mir gut vorstellen, dass Ärzten, die den Patienten zuhören, sich in sie hineinversetzen können und auf Augenhöhe mit ihnen arbeiten, letzten Endes das Karriere-Gen fehlt. Auf jeden Fall würde vielen männlichen Medizinern eine gehörige Scheibe weibliche Intuition guttun.

Ich bin jedenfalls froh, dass wir keine Frauenquote brauchen, und wünsche mir, dass noch mehr Ärztinnen Führungsrollen in großen Krankenhäusern und Abteilungen übernehmen.

15. GRUND

Weil sich Medizinstudenten ohne schlechtes Gewissen von Junkfood ernähren dürfen

Erst heute habe ich einen Artikel darüber gelesen, welche Auswirkungen Junkfood, Fast Food und die ganze Fertigkost auf den menschlichen Körper haben. Im Mittelpunkt des Berichtes stand ein britischer Medizinstudent, der herausbekommen wollte, wie sein Körper auf das Zeug reagiert. Dafür ernährte sich der mutige Mann von früh bis spät ausschließlich von Produkten einer großen Fast-Food-Kette. Bis auf Bier waren auch ausschließlich Getränke aus den Restaurants des Anbieters erlaubt. Bereits nach acht Tagen fühlte sich der Mann so furchtbar elend, dass er den Versuch abbrach. Obwohl er nicht übermäßig viele Kalorien zu sich genommen und nicht auf seinen regelmäßigen Sport verzichtet hatte, zeigte seine Waage nach den zehn Tagen, die für den Versuch angesetzt waren, eine Gewichtszunahme von zwei Kilogramm an. Der junge Student gab an, sich im Laufe des Experiments immer müder, ausgelaugter und teilweise sogar depressiv gefühlt zu haben. Er hatte den zwar subjektiven, aber dennoch eindeutigen Beweis erbracht: Junkfood als alleinige Ernährungsquelle ist Mist! Dem Zeug fehlen Vitamine, Spurenelemente und andere lebenswichtige Nährstoffe. Dafür sind in den Produkten jede Menge wertlose Kohlenhydrate enthalten.

Am Ende des Artikels wurde der Mann gefragt, ob er sich vorstellen könne, jemals wieder mit den Produkten der Restaurantkette in Berührung zu kommen. Seine Antwort: Er sei schon wieder dort gewesen. Ein Klassiker für das Verhalten von Medizinstudenten! Natürlich nicht von allen. Aber wer von früh bis spät lernen muss, der nutzt das kleine bisschen Freizeit, das ihm bleibt, wohl kaum zum Kochen. Gerade in Prüfungszeiten ist für die Zubereitung eines metabolisch wertvollen Gerichts oft keine Zeit, weshalb auf die Schnellvariante zurückgegriffen wird. Jede Sekunde ist wertvoll. Es gibt sogar Bücher, die erklären, wie man sich die Zeit vor den großen Medizinertests sinnvoll einteilt. Besonders viel Raum für Frühstück, Mittag, Abendessen bleibt da nicht.

Ich erinnere mich noch sehr gut an mein erstes Studienjahr. Prüfungen wie Anatomie oder Chemie mussten bestanden werden, und ich hatte noch nicht so viel Routine im Auswendiglernen wie später im Studium. Also mussten Döner, Burger oder Tiefkühlpizza herhalten. Diese »Nahrungs«-Mittel hatten außerdem den Vorteil, dass sie optimal in das magere Budget eines jungen Studenten passten. Als ich nach den Prüfungen auf die Waage stieg, zeigte diese plötzlich zehn Kilo mehr an als im Jahr zuvor. Ein schlechtes Gewissen hatte ich trotzdem nicht. Ich hatte das gesunde Essen schließlich zum Wohle meiner Studienleistungen und damit im gewissen Sinne auch dem Gemeinwohl geopfert. Denn die Zeit, die ich sonst auf die Zubereitung einer ausgewogenen Mahlzeit hätte verwenden müssen, nutzte ich dazu, mir für meine zukünftigen Patienten überlebenswichtige Dinge anzulesen.

16. GRUND

Weil ein Medizinstudent immer ein guter Fang ist

Oft ist es wirklich so: Allein der Status »Medizinstudent« lässt die Herzen des anderen Geschlechts höher schlagen. Kommt die Rede bei illustren Studentenfeiern irgendwann auf das eigentliche Fachgebiet, so ist dem »Nichtmediziner« oft ein respektvoller Gesichtsausdruck zusammen mit dem Wort: »Wow!« zu entlocken. Sätze wie »Da musst du aber ganz schön ranklotzen, was?« oder »Und da hast du Zeit für Partys?« werden nach dem Anstieg des Blutalkoholspiegels um ein paar Promille von Fragen abgelöst, die jeder

Fachfremde schon immer mal beantwortet haben wollte: »Du sag mal, stimmt es dass ...« oder »Was war denn das Ekligste, was du erlebt hast?«.

Irgendwann schaut man auf die Uhr und bemerkt, dass man soeben geschlagene drei Stunden über den eigenen Lebensweg, das gewählte Studium und dessen Inhalte geredet hat, ohne im Gegenzug gefragt zu haben, was denn das Gegenüber so macht, wenn es nicht gerade seine Neugier in Bezug auf unappetitliche Krankheiten befriedigt.

»Ah, Soziologie, interessant!«

Die Immatrikulation in der medizinischen Fakultät bietet wunderbaren Gesprächsstoff und ist ideal, um neue Leute kennenzulernen – egal ob vom Fach oder der großen Gruppe der Nichtmediziner angehörig. Und manchmal wird aus einem angeregten Gespräch auf einer Party eben mehr. Es fällt angehenden Medizinern aber nicht nur besonders leicht, mit anderen in Kontakt zu treten – auch als Partner sind sie in der Regel ganz brauchbar. So assoziiert man oft Attribute wie Zuverlässigkeit, Fleiß und Intelligenz mit angehenden Ärzten. Außerdem genießen sie schon jetzt ein hohes soziales Ansehen. Und weil das Studium der Medizin ja so ein unglaublich hohes Maß an Disziplin und Lernbereitschaft erfordert, kann man als Lebensgefährte eines Exemplars der Gattung Medizinstudent wohl davon ausgehen, dass recht wenig Zeit zum Partymachen und folglich zum Fremdgehen bleibt.

Außerdem geht der potenzielle Paarungspartner davon aus, dass der Mediziner der Wahl irgendwann sicher auch mal ordentlich Kohle verdienen wird und so eine eventuelle Familie absichern könnte. Ebenso kommt der überwiegende Teil der Medizinstudenten aus gutem Hause, und es ist sicher auch ein Vorteil, wenn man den neuen Lebenspartner daheim vorstellen möchte und der in der Lage ist, mit Messer und Gabel zu essen, und im besten Fall sogar ein halbwegs intellektuelles Gespräch mit den Eltern hinbekommt, die sich ihrerseits sicher auch freuen werden, wenn der eigene

Sprössling einen Partner gewählt hat, von dem im Leben etwas zu erwarten ist.

Alles in allem ist ein Medizinstudent also ein richtig guter Fang, ein Leckerbissen sozusagen. Auf rein evolutionärer Ebene müssten also alle Sinne im potenziellen Paarungskandidaten aufschreien, ist ein geistig fitter und sozial wie finanziell abgesicherter Nachkomme doch so gut wie gesichert.

Ob das Image des zukünftigen Arztes allerdings der Realität entspricht, steht auf einem ganz anderen Blatt. Schließlich müssen die entsprechenden Assoziationen nicht zwangsläufig richtig sein. Denn auch Mediziner gehen auf Partys, feiern und gönnen sich durchaus mal den einen oder anderen Ausrutscher, können Flegel sein oder aus schwierigen sozialen Verhältnissen kommen. Nur eines ist sicher kein Student der Humanmedizin: faul.

17. GRUND

Weil Medizinstudenten immer ein gemeinsames Gesprächsthema finden

Lauschen wir doch mal einem Gespräch unter angehenden Ärzten, sagen wir so im sechsten bis achten Semester! Es ist Freitagabend, und man sitzt gemütlich bei einem oder auch mehreren Bierchen zusammen:

Medi A: »Noch 'ne Runde?«

Medis B–F: »Klar!«

Medi C: »Und gleich 'nen Kurzen dazu!«

Medi B: »Wir waren heute das erste Mal im OP. Echt der Hammer!«

Medi F (studiert zwei Semester unter den anderen): »Wie cool. Wir dürfen immer nur an Leichen rumschnibbeln. Wobei, heute hatten wir in der Pathologie eine, die hatte 'nen riesigen Tumor im

Kopf! So groß …« *Bildet mit Daumen und Zeigefinger einen Kreis, der ungefähr die Ausmaße einer Orange hat.*
Medi A: »Wahrscheinlich ein Glioblastom, oder?«
Medi F: »Hat der Prof auch gesagt. Muss erst noch histologisch untersucht werden. Aber ehrlich. Dass man mit so einem Ding im Kopf überhaupt leben kann …«
Medi B: »Kann man ja offenbar nicht.«
Alle lachen.
Medi D zu Medi B: »In welchem OP wart ihr?«
Medi B kommt nicht zum Antworten, weil in diesem Moment die Kellnerin die bestellten Getränke bringt. Sofort stürzen sich alle kollektiv auf den Kurzen, prosten sich zu und kippen das Zeug in sich hinein. Erst dann geht das Gespräch weiter.
Medi B: »Allgemeinchirurgie, Rektumkarzinom. Prof. Diel hat mal wieder gezaubert.«
Medi A: »Der macht ja auch den ganzen Tag nichts anderes, für mich wäre das nichts. Gleich nach dem Frühstück in Gedärmen herumwühlen und bis zum Abend nichts anderes tun. Da stinken doch die Hände durch die Handschuhe durch.«
Medi B: »Quatsch, das ist voll geil! Der Tumor war dann doch fortgeschrittener als gedacht. Da hat der Diel dem Patienten den halben Arsch weggeschnitten. Der hat echt was drauf!«
Spätestens jetzt ist den Gästen am Nachbartisch nachhaltig der Appetit vergangen, was den sechs Freunden allerdings überhaupt nicht auffällt. Für die ist das ganz normal. Obwohl sie sich wahrscheinlich vorgenommen haben, nicht über die Arbeit zu sprechen, driftet das Thema immer wieder in die gleiche Richtung ab. Und das ist bei dieser bunten Truppe auch gut so. Denn was Medi A nicht weiß: Medi D findet seine Freundin und ihr blödes Tussigetue zum Kotzen. Medi C hingegen vertritt eine politische Meinung, die mit der Philosophie von Medi F überhaupt nicht zu vereinen ist. Nur Medi E, der zurückgezogene, entspannte Typ, hört allen zu und denkt sich seinen Teil.

Klar, ich hätte den Mitgliedern unserer illustren Runde auch richtige Namen geben können. Menschen mit Buchstaben zu titulieren scheint doch arg despektierlich und erinnert ein bisschen an die Chirurgin Cristina Yang aus der Serie *Grey's Anatomy*. In diesem speziellen Fall ist es aber vollkommen unnötig, den Protagonisten einen Namen zuzuweisen, denn dieses Gespräch könnten so oder in ähnlicher Form Hunderte, ja Tausende Studenten oder junge Ärzte führen. Denn weil sie den ganzen Tag eigentlich nicht viel anderes machen, haben die meisten eben nur ein Thema.

Und wenn sich doch einer der Freunde erdreisten sollte, einem anderen Hobby als der Medizin zu frönen, dann teilt er dies sicher nicht mit den übrigen Studenten. Er weiß, dass er die anderen mit Berichten darüber nur langweilen würde. Es hat ja durchaus seinen Sinn, dass Menschen mit gleichen Interessen sich zusammenrotten, um sich über das entsprechende Interessengebiet auszutauschen. So gibt es Tauchklubs, Wander-, Computer- und sogar Schachvereine.

Und es gibt eben Mediziner. Bei denen ist das Hobby meist mit dem (zukünftigen) Beruf identisch. Problematisch wird das nur, wenn einer der Kommilitonen plötzlich einen fachfremden Partner anschleppt. Mit dem weiß man dann oft nicht viel anzufangen.

18. GRUND

**Weil man als Medizinstudent
eine Jobgarantie quasi frei Haus bekommt**

Alles in allem ist unser Arbeitsmarkt in bemerkenswert gutem Zustand. Gerade in Anbetracht der Lage in südlicheren EU-Mitgliedsländern können wir darüber mehr als erfreut sein. Für Ärzte stellt sich die Situation noch rosiger dar. Für die Patienten allerdings weniger, denn was deren Versorgung betrifft, sind in Teilen Deutschlands wirklich schlechte Zeiten angebrochen.

Aber gehen wir ein paar Jahre in der Zeit zurück. Es ist noch gar nicht allzu lange her – die Generation der heutigen Oberärzte kann ein Lied davon singen –, da wusste man als Medizinstudent im ersten Semester, dass man nur mit Glück oder einer Menge Geduld einen Arbeitsplatz in seinem Beruf finden würde, denn es gab einfach zu viele Mediziner. (In Griechenland ist das übrigens bis heute so, ganz unabhängig von der aktuellen Krise: Während meines Studiums lernte ich einen griechischen Kommilitonen kennen, der nach dem Abschluss in seinem Heimatland als Augenarzt arbeiten wollte. Er erklärte mir, dass er sieben Jahre warten müsse, bis er die Chance auf eine entsprechende Facharztstelle bekomme. Sieben Jahre, in denen der top ausgebildete Akademiker irgendeiner fachfremden Beschäftigung nachgehen muss!)

So schlimm war es in Deutschland meines Wissens nicht. Tatsächlich mussten Ärzte aber für Gehälter arbeiten, die unter dem heutigen Mindestlohn lagen, damit die Arbeitsplatznachfrage zumindest teilweise befriedigt werden konnte. Man führte den sogenannten AiP, den Arzt im Praktikum, ein. Das waren voll ausgebildete Mediziner, die nach dem Staatsexamen noch ein einjähriges Praktikum durchführen mussten. So versuchte man, die große Flut an Fachkräften irgendwie zu kanalisieren. Und dann kam der Ärztemangel.

Die eben beschriebenen Zustände sind für Ärzte aus meiner Generation kaum noch vorstellbar. Wir können uns, nahezu unabhängig von der Note im Staatsexamen, die Fachrichtung praktisch aussuchen. Es gibt heute nur noch sehr wenige Krankenhäuser, in denen die Anzahl der Bewerber auf offene Stellen größer ist als die Anzahl ebenjener Arbeitsplätze. Sogar Headhunter werden beauftragt, nach Ärzten zu suchen, um den Versorgungsauftrag sicherzustellen, den sich unsere Gesellschaft gegeben hat.

Die Zeiten könnten für Medizinstudenten wahrlich rosiger nicht sein. Allerdings hat auch der aktuelle Zustand des ärztlichen Arbeitsmarktes, wie alles im Leben, seine Schattenseite. Und die betrifft nicht nur die Ärzte selbst, sondern auch die Allgemeinheit. Denn zum einen muss die viele Arbeit, die in so einem Krankenhaus oder in einer Praxis nun mal ansteht, von den wenigen erledigt werden, die da sind. Das bedeutet, dass die Ärzte häufig viele Schichten und auch viele Patienten untereinander aufteilen müssen, was im Umkehrschluss ziemlich ungünstige Arbeitsbedingungen bedeutet.

Ganz kompensieren kann auch das beste Medizinerteam den eklatanten Fachkräftemangel nicht, was sich langfristig auf die Versorgungssicherheit im gesamten Bundesgebiet auswirken wird. Wer heute noch behauptet, es gäbe keinen Ärztemangel, der ist entweder blind oder privat versichert.

Eine ganze Generation von Medizinern steht kurz vor der Rente. Wer soll die dringend notwendigen Leistungen erbringen, wenn diese Ärzte in ihren wohlverdienten Ruhestand gehen? Wir brauchen also dringend Nachwuchs. In der Realität wird dem allerdings schon mit den geltenden Zugangsvoraussetzungen für das Studienfach Medizin ein Riegel vorgeschoben. In vielen Universitäten ist ein direkter Studienplatz heute nur noch mit einer Abiturdurchschnittsnote von 0,9 (!) zu bekommen. Die Nachfrage nach Studienplätzen ist so groß, dass sich in Deutschland mittlerweile private Universitäten breitmachen, um die Lücke zu füllen. Logischerweise passt das den etablierten Unis überhaupt nicht in den Kram. Und so verlieren sich einige der Verantwortlichen in politischen Kleinkriegen und vergessen dabei, dass die Versorgungssicherheit der Menschen in unserem Land auf dem Spiel steht.

Für junge Medizinstudenten ist und bleibt die Situation aber rosig. Denn die können davon ausgehen, dass sie nach dem Staatsexamen ganz sicher einen Job bekommen werden!

19. GRUND

Weil Medizinstudenten Meister im »Kreuzeln« sind

Medizinstudenten verbringen, besonders vor großen Prüfungen, den Großteil ihrer Zeit mit einer Tätigkeit, die man gemeinhin als »Kreuzeln« bezeichnet. Damit ist nicht etwa das Ausfüllen von Kreuzworträtseln gemeint. In dieser Disziplin haben es höchstens die Narkoseärzte zu wahrer Größe gebracht. Nein, unter Kreuzeln versteht man etwas gänzlich anderes. Haben Sie sich mal gefragt, wie es möglich ist, Hunderte, ja Tausende und Abertausende Studenten jedes Jahr durch Dutzende Prüfungen zu schleusen und dabei gleichzeitig dem hohen Anspruch des Studiums gerecht zu werden? Mit individuellen Prüfungen kommt man da nicht sehr weit. Zwar sind mündliche Leistungsnachweise auch ein Teil des ärztlichen Zulassungsprozesses, sie werden aber nur von Studenten absolviert, die sich im Vorfeld durch das Ablegen der schriftlichen Prüfungen als »würdig« erwiesen haben.

Das Problem ist nur: Kein Mensch kann die Schrift von Ärzten lesen – wieso sollte das bei Medizinstudenten anders sein? Außerdem hat kaum eine Universität die Mittel, einen Test mit offenen Fragen auszuwerten. Also müssen Multiple-Choice-Fragen her. Und von denen gibt es Abertausende. Logischerweise müssen sie jedes Jahr erneuert werden, denn es macht nicht besonders viel Sinn, immer die gleichen zu nehmen. Dann könnte man das mit den Leistungsnachweisen auch ganz lassen. Ein kleines Schlupfloch gibt es aber: Damit sich die Studenten wenigstens auf die Art der Fragestellung vorbereiten können, werden die Prüfungsfragen nach einiger Zeit veröffentlicht. Und weil mittlerweile Dutzende Jahrgänge diesen Prüfungsmodus durchlaufen haben, kommt es vor, dass sich von Zeit zu Zeit Aufgaben ähneln.

Also sitzt der angehende Arzt Abend für Abend auf dem Sofa, vor sich seinen 100-Tage-Lernplan, und kreuzelt munter vor sich hin, um auf alle etwaigen Fragen so gut wie möglich vorbereitet zu sein.

Mittlerweile füllen die Fragen aus vergangenen Tagen ganze Bücher, die es zum Spottpreis im Handel zu erwerben gibt. Sinnvoll? Vielleicht nicht. Sollten sich die Studenten in dieser Zeit nicht lieber darauf vorbereiten, wie es ist, mit echten Menschen, echten Patienten zu arbeiten? Auf jeden Fall! Allerdings scheint dieser Prüfungsmodus zumindest vorerst der einzig wirklich praktikable zu sein. Und so werden die jungen Ärzte wohl auch zukünftig Meister im Kreuzeln bleiben.

20. GRUND

Weil man nach dem Studium ein »richtiger Doktor« ist

Bevor alle nicht-ärztlichen Träger eines Doktortitels jetzt in die Tasten hauen, um mich in Beschwerdemails daran zu erinnern, dass eigentlich sie es sind, die einen »richtigen« Doktor gemacht haben, lassen Sie mich Ihnen versichern, dass ich mir dessen durchaus bewusst bin und diese Zeilen mit einem dezenten Augenzwinkern geschrieben wurden. Denn tatsächlich ist der Dr. med., den Mediziner in Deutschland nach der eingereichten Promotionsarbeit verliehen bekommen, nicht mit anderen Doktortiteln wie beispielsweise dem Ph.D. vergleichbar. Böse Zungen mögen sogar behaupten, nur die Herren und natürlich Damen Doktoren, die den Grad in nichtmedizinischen Fächern erlangt haben, seien »richtige Doktoren«. Warum? Darauf werde ich gleich noch näher eingehen.

Umgangssprachlich sagt man in der Regel Dinge wie: »Ich gehe heute zum Doktor« oder »Mein Enkel studiert Medizin, der wird später mal ein Doktor«. Wir kommen in den Genuss von Serien wie *Dr. House* oder *Scrubs*, wo mutige und stereotype Ärzte namens Dr. Cox oder Dr. Dorian Dienst tun. Die meisten Menschen denken, wenn sie etwas von einem Doktor hören, zuallererst an Ärzte. Das ist nun einmal so. Und dabei ist den meisten Menschen völlig egal, ob der Arzt tatsächlich Träger eines akademischen Titels ist, oder ob es sich »nur« um einen Diplom-Mediziner handelt.

Doch was ist ein Doktortitel eigentlich? Tatsächlich sollte die Berufsbezeichnung »Doktor«, die eigentlich »Arzt« lauten müsste, nicht mit dem akademischen Grad verwechselt werden. Der entsprechende Titel wird in der Regel von Universitäten verliehen. Dafür gelten vorher festgelegte Richtlinien, die das Verfassen sowie Verteidigen einer Promotionsarbeit umfassen. Diese Richtlinien sind von Fach zu Fach, ja teilweise sogar von Universität zu Universität verschieden. Und selbstredend gibt es international starke Unterschiede.

Ich selbst bin zum Beispiel MUDr. Und möglicherweise haben Sie im Krankenhaus auch schon Ärzte gesehen, die mit einem »Dr. med. univ.« auf ihrem Namensschild herumlaufen. Und dann gibt es eben noch einige, die den Titel »Dr. med.« tragen. Bei den ersten beiden Titeln handelt es sich um sogenannte Berufsdoktorate. Das bedeutet, dass der Arzt den Titel nach Bestehen des Staatsexamens verliehen bekommt, ohne zwangsläufig eine wissenschaftliche Arbeit verfasst zu haben. Einige tun es trotzdem – vorgeschrieben ist es aber nicht. Dr. med. wird nur der, der in Deutschland zusätzlich zum Staatsexamen eine wissenschaftliche Arbeit verfasst hat. Dieser Titel ist sozusagen eine deutsche Besonderheit, denn er ist in den meisten anderen (auch EU-) Ländern gänzlich unbekannt.

Der Aufwand, der für so eine Promotionsarbeit geleistet werden muss, ist verglichen mit der Promotion in Physik oder Biologie nicht sonderlich groß. Das ist auch gerechtfertigt, denn ein Arzt soll ja heilen und nicht unbedingt jahrelang im Labor stehen. Es gibt aber auch Studenten oder Ärzte, die einen enormen Aufwand betreiben, um den Doktortitel zu erlangen. So variieren die Themen von statistischen Auswertungen zu Dingen, die keinen Menschen interessieren, bis hin zu enorm komplexen Arbeiten in der Genomforschung. Ziemlich kompliziert, oder? Finde ich auch. Und so wird in letzter Zeit immer häufiger die Frage gestellt, ob es den Dr. med. überhaupt noch braucht, oder ob ein Berufsdoktorat, also die Verleihung des Titels gekoppelt an das bestandene medizinische Staatsexamen, dem Ganzen nicht gerechter würde. Denn eines ist für die meisten Menschen sowieso klar: Der Arzt ist der Herr Doktor. Welchen Titel der nun genau hat, interessiert kaum jemanden.

KAPITEL 3

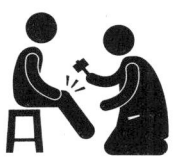

IN DER PRAXIS IHRES VERTRAUENS

DER NIEDERGELASSENE ARZT

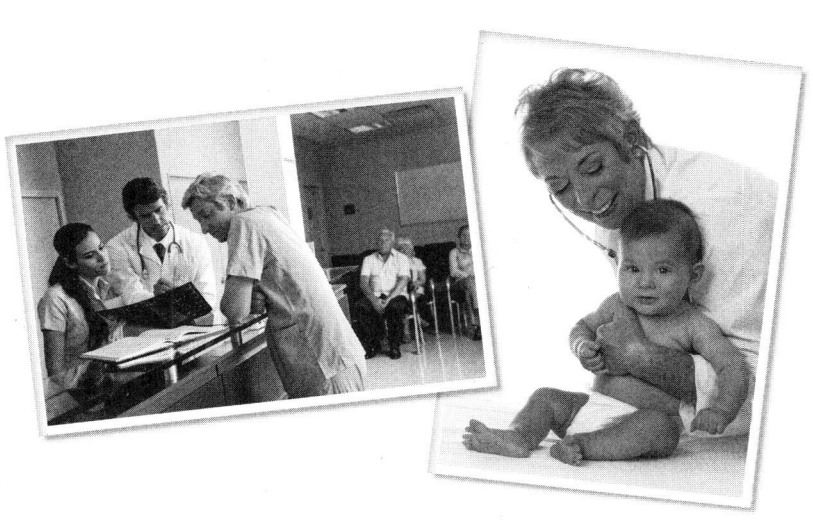

21. GRUND

Weil die Unterhaltungsmöglichkeiten im Wartezimmer einfach unschlagbar sind

Warum beschweren sich eigentlich immer alle, dass sie beim Arzt so ewig warten müssen? Ich kann das nicht verstehen. Schauen Sie sich doch mal um in so einem Wartezimmer: Es ist ein El Dorado an leichter Unterhaltung, die Sie davon ablenken soll, dass es in ein paar Minuten (oder Stunden, je nachdem wie gut der Arzt seinen Terminplan im Griff hat und natürlich wie gut Sie versichert sind) um Ihr wertvollstes Gut, nämlich Ihre Gesundheit, geht. Neben der klassischen Tageszeitung findet sich noch eine ganze Menge mehr oder weniger anspruchsvoller Lesespaß. Wo außer beim Arzt und vielleicht noch im Flugzeug kann man sich ohne schlechtes Gewissen mit den wirklich wichtigen Fragen des Lebens beschäftigen? Ob sich die Eltern der Kronprinzessin von England getrennt haben oder wie es Michael Schumacher im Moment gerade geht?

Und dann wären da noch die Schmuddelblätter. Meine Eltern »bewirtschaften« eine kleine Zahnarztpraxis. Dieser Aufgabe gehen die beiden schon ziemlich lange nach. Als ich klein war, bin ich nach der Schule immer dort aufgeschlagen und habe im Aufenthaltsraum meine Hausaufgaben erledigt. Was meine Eltern nicht wussten: Zum Standardangebot des lokalen Lesezirkels gehörte damals (es waren die Zeiten vor YouPorn und Co) auch das eine oder andere Schmuddelblättchen. Wenn keiner hinschaute, angelten sich die Patienten die beliebte Lektüre und versteckten sie hinter einer anderen, gesellschaftlich etwas akzeptierteren Zeitung. Na, und was die Patienten konnten, das konnte ich schon lange. Und so kam es, dass ich wahrscheinlich eines der wenigen Kinder war, die kein Problem damit hatten, brav ihre Schulaufgaben zu erledigen und von Zeit zu Zeit sogar mal in den *SPIEGEL* zu schauen. Heute liegt diese pädagogisch fragwürdige Lektüre leider nicht mehr in jedem Wartezimmer rum. Tja, früher war eben doch alles besser.

Dafür werden wir aktuell von einer zeitgemäßeren Sorte Unterhaltung verwöhnt, dem Wartezimmer-TV. Haben Sie sich das mal angeschaut? Der Hammer! Wirklich! Das ist ganz großes Kino. Neben wertvollen Tipps zu Ihrer Gesundheit werden Sie ganz nebenbei auch noch mit allen möglichen Leckerbissen aus dem Leben der B- und C-Promis versorgt. Sie brauchen also nicht einmal mehr ein Heftchen in die Hand zu nehmen und mit diesem lästigen Lesen anzufangen. All das, was Sie sich so mühsam durch das stete Aneinanderreihen von Buchstaben erschließen müssten, serviert Ihnen das Wartezimmer-TV in kleinen, fürs Hirn leicht verdaulichen Häppchen. Da ist man als Patient doch fast verärgert, wenn es heißt: »Der Nächste, bitte!«

22. GRUND

Weil niedergelassene Ärzte die letzte Bastion gegen das Praxissterben sind

Egal wie sehr verschiedene Politiker versuchen, die Fakten mithilfe fragwürdig ausgelegter Statistiken zu verdrehen, jeder weiß, dass Arztpraxen immer rarer werden und es mittlerweile kaum noch möglich ist, einen Termin beim niedergelassenen Facharzt zu bekommen. Der Hausarzt, der meistens übrigens auch eine Facharztprüfung abgelegt hat, ist eventuell noch etwas besser zu erreichen – so es denn einen in der unmittelbaren Nähe gibt. Auf einen Termin beim Neurologen, Kardiologen oder Hautarzt wartet man in vielen Teilen der Republik leider so lange, dass manche Leiden mitunter zu spät diagnostiziert werden. Diesbezüglich erinnere ich mich an eine dieser politischen Talkshows, die allabendlich ausgestrahlt werden und sich mit aktuellen Themen beschäftigen.

Hier wurde genau diese Problematik besprochen, und es wurden Patienten – zugegeben Extremfälle – vorgestellt, die das Warten auf einen Termin fast das Leben gekostet hätte.

Aber das Praxissterben hat, insbesondere in ländlichen Regionen dieses schönen Landes, noch ganz andere Folgen. Überlegen Sie mal, was Sie tun würden, wenn es Ihnen eines Morgens plötzlich irgendwie komisch zumute wäre. So richtig können Sie nicht sagen, was los ist; Sie haben vielleicht etwas Kopfweh, sind antriebslos, müde – kurzum: Sie fühlen sich miserabel. Sie rufen Ihren Hausarzt an, aber leider sagt Ihnen die Stimme der Arzthelferin, die Sie von Ihren regelmäßigen Besuchen her kennen, dass die Praxis momentan wegen des alljährlichen Betriebsurlaubs geschlossen ist. Na ja, was soll's, denken Sie. Die sollen ja auch mal ausspannen. Schließlich ist der Herr Doktor das ganze Jahr über für seine Patienten da. Aber was nun?

Wahrscheinlich hat die Arzthelferin am Schluss der Durchsage mitgeteilt, dass es eine Vertretung für Notfälle gibt. Also rufen Sie dort an. Die Sprechstundenhilfe am andern Ende der Leitung teilt Ihnen mit, dass Sie zwar kommen können, sich aber auf eine sehr lange Wartezeit einstellen müssen. So zwei, drei Stunden vielleicht. Darauf haben Sie aber jetzt wirklich keine Lust – schließlich sind Sie krank. Keiner kann von Ihnen verlangen, dass Sie so lange im Wartezimmer rumhocken. Also geben Sie erneut eine Telefonnummer in Ihr Handy ein, nämlich die 116117, die Nummer des ärztlichen Bereitschaftsdienstes. Von einer Freundin haben Sie gehört, dass die sogar nach Hause kommen, wenn es nötig ist. Praktisch, oder?

Leider erreichen Sie auch hier nur den Anrufbeantworter, der Ihnen mitteilt, dass Sie außerhalb der Bereitschaftszeiten anrufen, diese seien … Jetzt reicht es aber! Verärgert setzen Sie sich ins Auto (fahren geht schon noch) und fahren in die nächste Notaufnahme, nur um dort sechs Stunden und einige Untersuchungen später mit der Diagnose »grippaler Infekt« wieder nach Hause geschickt zu werden. Das nervt Sie. Das nervt aber auch die Mitarbeiter der Notaufnahme, denn die sind, wie der Name schon sagt, für Notfälle da und nicht für grippale Infekte oder Ringelröteln. Die sollen eigentlich die niedergelassenen Kollegen behandeln.

Der soeben beschriebene Ablauf findet täglich Tausende, wenn nicht Zehntausende Male statt. Notaufnahmen stehen für die ihnen eigentlich zugedachte Aufgabe kaum mehr zur Verfügung, weil sie mit »Banalitäten« überlastet sind. Wenn wir nicht aufpassen, bewegen wir uns hier immer weiter in eine gefährliche Abwärtsspirale, an deren Ende die Versorgung der ambulanten Patienten irgendwann nicht mehr gewährleistet werden kann.

Vielleicht denken Sie beim nächsten Mal, wenn Sie einen niedergelassenen Arzt besuchen, daran, welche Leistung er eigentlich für unsere Gesellschaft erbringt. Das Wegfallen der haus- und fachärztlichen Versorgung für unser Sozialsystem wäre ungefähr so katastrophal wie das Aussterben der Bienen für die Natur. Danke also an alle Übriggebliebenen!

23. GRUND

Weil eine enge Patientenbindung eine feine Sache ist

Ich bin Notarzt. Die Zeit, die ich mit Patienten verbringe, die nicht ohnmächtig sind, beschränkt sich auf ein kurzes, strukturiertes Gespräch, in dem ich die aktuellen Beschwerden sowie auslösende Faktoren, Vorerkrankungen und Allergien erfrage. Sollte ich es für notwendig erachten, den Patienten ins Krankenhaus zu begleiten, dann habe ich vielleicht die Gelegenheit, noch 20 oder 30 Minuten mit ihm oder ihr zu schwatzen. Das war's. Sind die Pforten des Spitals einmal durchschritten, führe ich das Gespräch, das ich bereits mit dem Patienten geführt habe, noch einmal, diesmal aber mit dem aufnehmenden Notaufnahmearzt und in gekürzter Form. Ein kurzes »Tschüss«, »gute Besserung« und »das wird schon wieder«

später sitze ich erneut auf dem Sozius des Notarztautos und düse einem neuen Einsatz mit neuen Menschen entgegen. Manchmal sind es so viele, dass ich am Abend nicht mehr genau weiß, wen ich am Morgen behandelt habe. Namen und Gesichter verschwimmen.

Erst vor Kurzem kam die Mutter einer jungen Mitarbeiterin zu mir auf die Notarztwache, um sich ein EKG schreiben zu lassen. Sie habe von Zeit zu Zeit das Gefühl, ihr Herz stolpere. Ich folgte dem Wunsch der Frau. Im EKG konnte ich nichts Krankhaftes feststellen, empfahl aber trotzdem, weitere Untersuchungen durchführen zu lassen. Wir unterhielten uns ein paar Minuten, mehr nicht. Am selben Tag, die Sonne war bereits im Begriff, hinter dem Horizont zu verschwinden, wurden wir auf einen Fußballplatz gerufen. Bei einem Frauenfußballspiel hatte sich eine Spielerin verletzt. Mit Blaulicht und Martinshorn düsten wir zum Einsatzort, wo wir bereits von einer Einweiserin empfangen wurden.

»Ach, so sieht man sich wieder«, schmetterte sie mir entgegen, offenbar erfreut, mich zu sehen, und wohl wissend, wer ich war. Ich allerdings hatte keine Ahnung, um wen es sich handelte. Sie werden es bereits erraten haben. Die Frau war die Mutter der Mitarbeiterin, die ich früher am Tag behandelt hatte. Zwischendurch hatten wir allerdings einer ganzen Menge anderer Menschen geholfen, und ich konnte mit dem Gesicht einfach nichts anfangen. Die Sache war für mich in dem Moment abgehakt, als ich die Frau verabschiedet hatte. Und das gar nicht mal aus Ignoranz, sondern schlicht weil ich es nicht anders gewohnt bin.

Da ist die Bindung, die ein Niedergelassener zu seinen Patienten hat, schon eine feine Sache, die auch medizinisch durchaus wertvoll ist. Denn ein Hausarzt oder ein Facharzt, der Patienten über Jahre hinweg betreut, kennt seine Pappenheimer. Er weiß genau, wie er dieses oder jenes Symptom einzuschätzen hat. Und ist sich bewusst, dass ein und dieselbe Beschwerde nicht bei jedem Patienten das Gleiche bedeutet. Ein Beispiel: Ein Hausarzt betreut seit Jahren einen Patienten, einen alten Mann, und weiß, dass dieser nie zum Arzt geht und sich nichts anmerken lässt, wenn es ihm schlecht geht. Auch damals, vor mittlerweile fast vier Jahren, als er einen Rippenbruch hatte, ließ er nur deshalb ein Röntgenbild machen, damit seine Frau endlich Ruhe gab. Wenn dieser Patient also eines Abends anruft und über Brustschmerzen klagt, dann wird der Hausarzt die Sache sehr, sehr ernst nehmen. Wenn allerdings der Typ, der schon seit seiner Kindheit ein eher weiches Gemüt hat, die Ausbildung zum Kindergartenerzieher wegen psychischer Überlastung mehrere Male unterbrechen musste und immer wieder wegen funktioneller Beschwerden behandelt wird, bereits am Morgen im Wartezimmer sitzt und sich darüber beklagt, dass er bereits seit geraumer Zeit immer wieder unter Brustschmerzen leidet, dann wird der Hausarzt das anders einzuschätzen wissen.

Ich als Notarzt kann mich hier nur an Leitlinien, also an vorgefertigten Handlungsempfehlungen für bestimmte Beschwerdebilder, entlanghangeln. Denn ich kenne meine Patienten leider nicht.

24. GRUND

Weil Ärzte ihr eigener Boss sein können

Niemand mag es, bevormundet zu werden. Das gilt erst recht für Ärzte. Denn die sind oft eigensinnig, und jeder hat irgendwie seine ganz eigenen Vorstellungen von der Arbeit, die er sich auch nicht von anderen Kollegen diktieren lassen möchte. In Bezug auf ihre Heilkunst sind Ärzte äußerst empfindlich. Klar, jeder von uns hat eine extrem harte Schule hinter sich. Wir waren immer irgendwie die Besten, bis wir uns mit Hunderten anderen Mega-Egos einem der härtesten Ausbildungsprogramme der Welt unterworfen haben. Dass einige danach nicht besonders gerne als Angestellte nach der Pfeife eines anderen tanzen wollen, sollte nachvollziehbar sein. Aber das ist auch gar nicht unbedingt nötig, denn einer der wirklich attraktiven Aspekte des Arztberufes ist die Möglichkeit, gänzlich auf eigenen Beinen zu stehen, sein eigener Chef zu sein.

Klar, das geht nicht von Anfang an. Nach dem Medizinstudium muss erst noch die Facharztausbildung absolviert werden. Hier muss der junge Mediziner nach einem ganz bestimmten Plan verschiedene Abteilungen eines Krankenhauses oder auch einer Arztpraxis durchlaufen. Je nachdem, welche Fachrichtung der Arzt sich ausgesucht hat, sind das beispielsweise unterschiedliche chirurgische Fachrichtungen oder internistische Funktionsabteilungen wie die Sonografie oder das Herzkatheterlabor. Nach ein paar Jahren muss dann, wie Sie ja bereits wissen, erneut eine Prüfung abgelegt werden. Ist die bestanden, so kann der Mediziner sich voller Stolz Facharzt nennen und seinen weiteren Werdegang absolut selbstständig bestimmen. Es liegt ganz allein in seinem Ermessen, ob er sich in ein Angestelltenverhältnis begeben, eine Ober- und dann auch Chefarztkarriere anstreben oder sich als niedergelassener Arzt selbstständig machen möchte. Auch gibt es die Möglichkeit, als Beleg- oder Honorararzt beschäftigt zu sein. Je nach gewünschtem Einkommen, sozialer Absicherung und der eigenen Fähigkeit, mit Hierarchien umzugehen, stehen dem Mediziner alle Türen offen.

Tatsächlich entscheiden sich viele Kollegen dafür, in der Klinik zu bleiben. Das hat den Vorteil, dass man sich weiterentwickeln und unter Umständen irgendwo Ober- und Chefarzt werden kann. Außerdem ist der Arbeitsplatz sehr, sehr sicher, und man muss sich nicht um die wirtschaftlichen Aspekte der Arbeit kümmern. Alles in allem nicht unattraktiv. Auf der anderen Seite ist die Bezahlung im Verhältnis zur Qualifikation oft ziemlich schlecht. Stellen Sie sich vor, wie viel ein Schlosser Ihnen pro Stunde berechnet, wenn Sie sich nach einer durchzechten Nacht ausgesperrt haben! Wenn Sie dieses Gehalt mit dem eines Facharztes im Krankenhausnachtdienst vergleichen, dann werden Sie relativ schnell merken, dass die Kollegen in der Klinik ziemlich unterbezahlt sind. Aber gut – zum einen ist das natürlich Jammern auf hohem Niveau, weil man wohl kaum sagen kann, dass Ärzte schlecht verdienen. Zum anderen haben es sich die Klinikmediziner ja selbst ausgesucht. Also: Augen zu und durch.

Dramatischer ist da schon, dass sich immer mehr Ärzte gegen eine Arbeit in der Niederlassung entscheiden, da der Mangel in diesem Bereich eklatant ist. Auch die Zunft von uns Notärzten stirbt mehr und mehr aus. Gerade in ländlichen Gebieten ist es kaum noch möglich, Kollegen dazu zu motivieren, den Dienst auf der Wache anzutreten. Schade eigentlich!

25. GRUND

Weil man Hausbesuche durchführen kann (meist aber nicht muss)

Sollten Sie, geneigter Leser, zur Gattung der niedergelassenen Mikrobiologen, Pathologen, Gynäkologen oder auch Dermatologen gehören, dann können Sie über diesen Grund, Arzt zu sein, vermutlich nur die Stirn runzeln. Im besten Fall. Im schlimmsten Fall sind Sie richtig sauer. Denn tatsächlich müssen, zumindest in einigen Bundesländern, auch die oben genannten Fachärzte am ärztlichen Bereitschaftsdienst teilnehmen. Dass diese Praxis aufgrund der absoluten Fachfremde der beteiligten Disziplinen wenig zielführend ist, muss wohl kaum extra erwähnt werden.

Prinzipiell können Hausbesuche etwas wirklich Schönes sein. Für einen niedergelassenen Allgemeinmediziner oder Internisten ist der Hausbesuch fester Bestandteil der alltäglichen Arbeit. Manche Kollegen haben dafür einen bestimmten Wochentag reserviert. Andere erledigen die Hausbesuche nach Feierabend. Wie und wann auch immer – es kann etwas zutiefst Befriedigendes sein, einen Patienten im häuslichen Umfeld zu behandeln. Oft bekommt man etwas zu trinken angeboten und hat Gelegenheit, die familiäre Umgebung des Patienten besser kennenzulernen. In ländlichen Gebieten kann man den Hausbesuch des Arztes fast mit dem des Pfarrers vergleichen. Der Arzt kann versuchen, die Behandlung so lange wie möglich zu Hause zu ermöglichen oder, so es sich um einen älteren Patienten handelt, ein Sterben in Würde und im Kreise der Familie zu organisieren.

So viel zu den guten Seiten des Hausbesuches. Leider gibt es auch eine Kehrseite der Medaille. Der Hausbesuch als Instrument der ärztlichen Grundversorgung ist nämlich im Rahmen des ärztlichen Bereitschaftsdienstes organisiert. Das bedeutet, dass nach den üblichen Praxiszeiten immer einer der niedergelassenen Ärzte den Notfalldienst übernehmen muss. Diese medizinische Vorhaltung darf nicht mit dem klassischen Notarztdienst verwechselt werden, der nur in Anspruch genommen werden darf, wenn das Leben eines oder mehrerer Menschen akut in Gefahr ist. Der ärztliche Bereitschaftsdienst, zu erreichen unter der bundesweit einheitlichen Telefonnummer 116117, ist für die Behandlung weniger gefährliche Krankheitsbilder verantwortlich, zum Beispiel akute Magen-Darm-Infekte, Kopfschmerzen, grippale Infekte und Ähnliches.

Problematisch ist, dass – wie eingangs angedeutet – in einigen Bundesländern auch fachfremde Kollegen an dieser Art des Hintergrunddienstes teilnehmen müssen. Nun ist es bei einem Pathologen wahrscheinlich schon eine Weile her, dass er einen Schnupfen behandeln musste, da sich diese Gattung Arzt ja bekanntlich eher um terminale Krankheitsbilder wie beispielsweise den Tod kümmert. Auch Mikrobiologen oder Pharmakologen haben sich wohl nicht ohne Grund einen Beruf ausgesucht, in dem sich ihr Patientenkontakt auf den Gang zur Cafeteria beschränkt (und selbst das nur, wenn der Kollege sich todesmutig einen Job im Krankenhaus ausgesucht hat). Für die Patienten wiederum ist es nicht ganz so dolle, wenn sie selbst mehr Ahnung von ihren Medikamenten haben als ihr Arzt. Aber es herrscht nun einmal Ärztemangel, und deshalb muss jeder mithelfen.

Dem spitzfindigen Leser wird allerdings aufgefallen sein, dass es in der Überschrift heißt: »Weil man Hausbesuche durchführen kann (meist aber nicht muss)«. Und genau hier liegt die Lösung des Problems. Weil der ärztliche Bereitschaftsdienst meist ziemlich gut bezahlt ist, gibt es viele jüngere Kollegen, die den Niedergelassenen die Dienste abnehmen. Deshalb kommt es praktisch kaum vor, dass ein Pathologe tatsächlich mit einer Tasche um die Häuser ziehen muss, in der Instrumente für lebendige Patienten verstaut sind. Ein emsiger und chronisch unterbezahlter Assistenzarzt übernimmt diese Aufgabe nur allzu gerne. Ein faires Arrangement, von dem am Ende alle, Arzt, Arzt und vor allen Dingen Patient, etwas haben.

26. GRUND

Weil man sich selbst verwirklichen kann

Nicht nur die möglichen Fachrichtungen für Mediziner sind, wie Sie später noch sehen werden, nahezu unzählbar. Ein Arzt kann sich auch innerhalb seines eingeschlagenen Faches vielfältig spezialisieren. Internist ist nicht gleich Internist und Chirurg nicht gleich Chirurg. So können sich, um beim Internisten zu bleiben, die Inhaber dieser Facharztbezeichnung zum Kardiologen (Herzarzt), Rheumatologen (Rheumaarzt), Nephrologen (Nierenarzt) und in vielen anderen Subspezialisierungen fortbilden. Dabei sind dem interessierten Mediziner praktisch keine Grenzen gesetzt. Klar, irgendwann sollte man sich schon entscheiden, auf welchem Gebiet man arbeiten möchte. Kein Mensch möchte schließlich immer Novize bleiben. Aber es gibt durchaus Kollegen, die sich die Flexibilität zum Lebensmotto gemacht haben.

Erst vor Kurzem war ich als Notarzt in der Praxis eines im ländlichen Raum niedergelassenen Kollegen, der mich gerufen hatte, damit ich einen Patienten mit schwerwiegenden Herzrhythmustörungen von seiner Praxis in ein Krankenhaus der Regelversorgung fuhr, um dort weitere diagnostische und therapeutische Schritte in die Wege leiten zu lassen. Als ich den Arzt fragte, wieso er gerade dieses Klinikum als Zielort gewählt hatte, wo die Universität, also das Haus der Maximalversorgung, doch praktisch um die Ecke lag, erklärte er mir, dass er freitags im Regelversorger als Oberarzt tätig war und die notwendige Herzkatheteruntersuchung bei seinem Patienten doch gerne selbst durchführen wollte. Als ich nachbohrte, erklärte mir der Mann, dass er neben seiner Tätigkeit als niedergelassener Kardiologe und Hausarzt auch noch Belegbetten im Krankenhaus hatte, um dort invasive Untersuchungen durchführen zu können. Ach ja, und Notarzt war er selbstverständlich auch noch.

Sie sehen also: Ärzte haben mannigfaltige Möglichkeiten. Und das Schöne ist, dass der Beruf uns zwar alle Optionen bietet, jedoch niemandem von uns abverlangt, diese auch in Anspruch zu nehmen. Letzten Endes kann jeder frei entscheiden, was er aus seinem Leben machen möchte. Es gibt auch Ärzte, die entschieden haben, sich auf einem Gebiet, und nur auf diesem Gebiet zu spezialisieren, sich also in keiner Weise breit aufzustellen. Das Paradebeispiel für dieses Extrem ist wohl der sogenannte Facharzt für Viszeralchirurgie. Diese Mediziner machen von Anfang an nichts anderes, als sich mit den operablen Krankheiten des menschlichen Bauchraumes zu beschäftigen. Sie spezialisieren sich hochgradig auf dieses kleine Gebiet, wissen im Umkehrschluss aber auch alles darüber. Oder nehmen Sie nur die Augenärzte, oder die Spezialisten für Hals-, Nasen- und Ohrenerkrankungen, oder, oder, oder …

Egal welchen Weg der junge Mediziner einschlägt, die Medizin bietet nahezu unbegrenzte Möglichkeiten der Selbstverwirklichung. Da ist eigentlich für jeden etwas dabei.

27. GRUND

Obwohl die meisten Menschen eigentlich nicht so gerne zum Arzt gehen

Wer kann schon von sich behaupten, gerne zum Arzt zu gehen? Ich jedenfalls nicht. Ganz im Ernst: Ich hasse es! Ich gehe nicht einmal gerne zum Zahnarzt, obwohl meine Eltern diesen Beruf ausüben und immer ganz besonders vorsichtig sind, wenn sie mich auf dem Stuhl haben. Aber auch zu anderen Ärzten bringen mich meist keine zehn Pferde. Zum einen liegt das daran, dass ich weiß, was für Krankheiten sich bei einem typischen Exemplar der Gattung Homo sapiens alles so einnisten können. Da wird der Salzfleck zum Plattenepithelkarzinom, der Leberfleck zum malignen Melanom, der Nebenhoden wird zum Hodenkrebs und so weiter und so fort. Schleppt man sich dann tatsächlich mal zum Arzt, muss man schon halb tot sein. Wenn nicht vorm Arztbesuch, dann danach. Denn die Kollegen, die ja bei Patienten aus der eigenen Berufsgruppe besonders vorsichtig sein wollen, überhäufen einen mit Empfehlungen à la Magen-Darm-Spiegelung, CT oder, Kontrolle in sechs, besser noch in drei Monaten, sodass man abends im Bett liegt und nicht einschlafen kann, weil einem einfach kein guter Spruch für den bald fälligen Grabstein einfällt.

Na, wie gesagt: Ich hasse Arztbesuche. Irgendwie drängt sich mir immer der Vergleich mit einer Autowerkstatt auf. Wenn man hinmuss, ist irgendetwas kaputt. Allerdings gibt es da ja noch den halbjährlichen Reifenwechsel (so man ihn nicht selbst durchführt). Der muss halt gemacht werden, der Besuch in der Werkstatt bedeutet also nicht zwangsläufig, dass das liebste Stück (das Auto) einen Schaden hat. So ähnlich ist das auch mit dem Termin beim Hausarzt. Einmal im Jahr geht man halt, auch wenn man bei bester Gesundheit ist. Und wenn man es nur tut, um bei bester Gesundheit zu bleiben. Da wären so viele Dinge zu besprechen: der Impfstatus für den nächsten Urlaub, die Blutwerte, der Blutdruck, eventuell anstehende Vorsorgeuntersuchungen – und ehe man sichs versieht, ist es auch schon wieder vorbei. Halb so wild also.

Und tatsächlich gibt es sogar einige Leute, die gerne zum Arzt gehen, zumindest wenn es sich um einen Routinetermin handelt. Für ältere Menschen stellt der Arztbesuch häufig sogar das Wochen- oder Monatshighlight dar, wird ihnen in der Praxis doch Aufmerksamkeit und Zuwendung zuteil, etwas, worauf viele von ihnen im Alltag verzichten müssen, weil sie von unserer Gesellschaft zunehmend marginalisiert werden. Auch darüber lohnt es sich nachzudenken, wenn immer mehr Praxen schließen müssen und immer mehr Menschen auf der Strecke bleiben.

28. GRUND

Weil es keine Praxisgebühr mehr gibt

Erinnern Sie sich noch an die Zeit, als Sie beim Arztbesuch in jedem neuem Quartal von der Sprechstundenhilfe nicht nur um die Versicherungskarte, sondern auch um zehn Euro Praxisgebühr gebeten wurden? Nachdem der genervte Patient den Obolus entrichtet hatte, wanderte der nicht etwa, wie der Name eigentlich vermuten ließ, in die Praxiskasse und wurde dafür verwandt, neue Anschaffungen und dergleichen zu tätigen, nein – das Geld musste eins zu eins an die Krankenkassen weitergegeben werden. Somit war diese bekloppte Abgabe nichts anderes als eine äußerst plump verdeckte Erhöhung der Krankenkassenbeiträge. Und das auch noch auf Kosten derjenigen, die nicht aus dem Vollen schöpfen können. Denn wo die Krankenkassenbeiträge prozentual erhöht werden, müssen die Mehrverdiener logischerweise auch mehr einzahlen. Bei der Praxisgebühr hingegen musste jeder Patient immer den gleichen Betrag abdrücken, was meiner Meinung nach unfair und wenig sozial war.

Und nicht nur der klassische Arztbesuch einmal im Quartal schlug zu Buche. Auch Notfalleinsätze kosteten einmalig zehn Euro. Da überlegt man sich doch zweimal, ob man den Notdienst anruft oder zur Vorsorge geht.

Letzten Endes wurde diese unglaublich dämliche Fehlentscheidung glücklicherweise wieder abgeschafft und den Praxen damit eine Menge Bürokratie erspart. Und so kommt es, dass die Patienten heute wieder gerne ihre Versicherungskarte bei der Sprechstundenhilfe abgeben, und sich nicht vorher fragen müssen, ob sie sich den Besuch beim Hausarzt diesen Monat noch leisten können. Ich finde es toll, dass es keine Praxisgebühr mehr gibt!

29. GRUND

Weil man kein Heil- oder Chiropraktiker werden musste

Zugegeben, das ist ein provokantes Statement. Aber mal ganz ehrlich, kennen wir nicht alle das typische Klischee, dessen Inkarnation Alan Harper aus der Serie *Two and a Half Men* ist? Letzterer hat es nicht geschafft, ein Medizinstudium abzuschließen, und ist deshalb Chiropraktiker geworden. Dennoch legt er viel Wert darauf, mit »Dr. Alan Harper« angesprochen zu werden, damit auch jeder denkt, er konsultiere einen richtigen Doktor (da haben wir ihn wieder – den »richtigen Doktor«). Es mag ungerecht sein, allen Heilpraktikern vorzuwerfen, sie wären eigentlich viel lieber Ärzte geworden und hätten ihren Beruf nur ergriffen, weil ihnen das Medizinstudium zu schwer war, als Ausweichmöglichkeit sozusagen. Es ist aber nun einmal so, dass ich persönlich von diesem paramedizinischen Berufszweig ziemlich wenig halte. Ich möchte gerne erklären, warum das so ist.

Nehmen wir an, Sie haben schlechte Erfahrungen mit Ärzten gemacht. Das mag verschiedene Gründe haben. Vielleicht ist Ihr

Partner schwer erkrankt und die Ärzte konnten ihm nicht helfen. Vielleicht sind Sie Opfer eines ärztlichen Fehlers geworden, was selten, aber doch vorkommt, denn wir Ärzte sind auch nur Menschen. Vielleicht denken Sie auch, die Ärzteschaft wird von der Pharmaindustrie und ihrer Lobby gesteuert und die meisten verschriebenen Medikamente sind sowieso nicht notwendig. All diese Erfahrungen mit oder Einstellungen zu meinem Berufsstand sind in der Bevölkerung weit verbreitet. Und leider gehen wir Ärzte darauf oft zu wenig oder nicht sachlich genug ein – sicher auch, weil wir uns gekränkt fühlen. Einer meiner alten Chefs hat zu Patienten, die seinen Rat nicht akzeptierten oder eine zweite Meinung einholen wollten, immer gesagt: »Gegenüber ist ein Steinmetz. Da können Sie sich Ihren Grabstein selbst aussuchen.«

Solche Trotzreaktionen führen dann logischerweise dazu, dass das Vertrauen in den Arzt rapide abnimmt – und damit assoziativ oft auch das Vertrauen in die moderne Medizin per se. Diese Unsicherheit nutzen Heilpraktiker – so empfinde ich es jedenfalls – schamlos aus. Klar, es gibt wie immer auch gegenteilige Beispiele, und ich kann nur von meinen Erfahrungen berichten. Aber es kommt leider viel zu oft vor, dass dieser Berufszweig (ein Ausbildungsberuf, wohlgemerkt) sich anmaßt, Tatsachen infrage zu stellen und Empfehlungen zu widersprechen, die Fachärzte mit teils jahrzehntelanger Berufserfahrung schwer kranken Patienten gegeben haben. So ist Krebs eben nicht ein »Ungleichgewicht aus guter und böser Energie«, sondern meist das Produkt eines genetischen Informationsübertragungsfehlers. Und die Krankheit kann auch nicht durch entschlackende Säfte geheilt werden, sondern lässt sich oft nur durch Operationen und eine aggressive Chemotherapie in den Griff bekommen. Das sagen wir Ärzte nicht, weil wir davon überzeugt sind, dass wir die Weisheit mit Löffeln gefressen haben, und erst recht nicht, weil die Pharmaindustrie uns dazu nötigt, sondern weil wir bisher keine bessere Herangehensweise kennen.

Das ärztliche Handeln ist seit vielen Jahren strengen Regeln unterworfen. Die Devise lautet: Tu nur das, von dem du weißt, dass es einen positiven Effekt auf den Patienten hat. Die Betonung liegt hier auf dem *Wissen*, also auf nachvollziehbaren und vor allem reproduzierbaren Forschungsergebnissen.

Heilpraktiker hingegen gehen häufig ähnlich wie die Wunderheiler im Mittelalter vor: Sie tun Dinge, weil sie *glauben*, dass sie funktionieren *könnten*. Und die Patienten fallen leider nur allzu oft darauf herein. Gerade solche Patienten, denen das naturwissenschaftliche Hintergrundwissen fehlt und die von den Möglichkeiten der modernen Medizin enttäuscht sind oder Vorbehalte dagegen haben, lassen sich gern ködern, wenn man ihnen das Blaue vom Himmel verspricht. Denn darin sind wir Ärzte zugegebenermaßen manchmal nicht so besonders gut. Und je schwerer die Erkrankung, desto öfter hören Patienten nur noch das, was sie hören wollen.

Natürlich möchte ich bei allen Vorbehalten, die ich gegen Heilpraktiker habe, auch fair sein. Es spricht überhaupt nichts gegen sie, wenn sie die Grenzen ihres Tuns kennen. Solange der Patient begleitend behandelt wird und die ärztlichen Diagnosen und Therapieansätze nicht durch einen nicht-ärztlich Tätigen infrage gestellt werden, ist gegen einen Besuch beim Heilpraktiker sicher nichts einzuwenden. Aber bitte: Suchen Sie bei gesundheitlichen Problemen als Allererstes Ihren Arzt auf!

30. GRUND

Weil es Patienten nach dem Arztbesuch besser geht als davor

So sollte es zumindest sein. Okay, ich gebe zu, dass es eventuell Sinn macht, hier zu differenzieren. Ein Patient, der wegen einer harmlosen Verstopfung zur Magen-Darm-Spiegelung gegangen ist, nach der Untersuchung aber vom Arzt erfahren muss, dass sich ein Tumor in seinen Eingeweiden ausbreitet, wird dieser These nicht unbedingt zustimmen können.

Im Großen und Ganzen sollte ein Arztbesuch aber schon die erhoffte Erleichterung bringen. Dabei ist es ganz egal, von welcher Art Arzt wir sprechen, denn sowohl Allgemeinärzte als auch Psychiater oder Chirurgen sorgen dafür, dass Patienten eine Besserung ihrer Symptome erfahren. Dieses ärztliche Selbstverständnis ist sogar ein wichtiger Teil unseres Ethos, das besagt, dass wir Krankheiten heilen und, wo möglich, Leiden lindern sollen. Und mal ganz im Ernst – ist das nicht ein toller Grund, Arzt zu sein? Welche andere Stellenbeschreibung klingt denn schon so mächtig: »Krankheiten heilen und Leiden lindern«? Schon cool, oder?

Die ureigenen ärztlichen Aufgaben sind ein Musterbeispiel für Humanität und Solidarität. Sie können mir glauben, dass es ein tolles Gefühl ist, wenn man zum ersten Mal merkt, dass man mit dem erlangten Wissen wirklich etwas bewirken kann. Nehmen wir zum Beispiel die junge Mutter mit Migräne, die sich mit letzter Kraft in die Praxis schleppt. Wenn Sie Migräne haben, dann wissen Sie, welchem Leiden die Patienten ausgesetzt sind. Ich musste glücklicherweise noch nie einen Migräneanfall erfahren, habe mir aber sagen lassen, es sei, als ob man Vollrausch und Kater gleichzeitig erleben würde – nur schlimmer. Wenn man dieser jungen Frau mithilfe eines Cocktails aus zwei Medikamenten, die für jeden Arzt zur absoluten Basisausstattung gehören, zur Schmerzfreiheit verhelfen kann, dann ist der Tag ein guter!

Es spielt keine Rolle, um welches Leiden es sich handelt und welchen Arzt ein Patient aufsucht. Tatsache ist: Nach einem Arztbesuch geht es den Menschen fast immer besser. Ich würde sagen, der Umstand, dass man als Arzt Leiden lindern kann, ist einer der Hauptgründe, diesen Beruf zu ergreifen.

KAPITEL 4

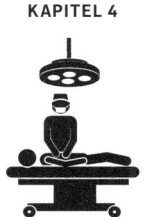

ZWISCHEN VISITE, OP UND BEREITSCHAFTSDIENST
IM KRANKENHAUS

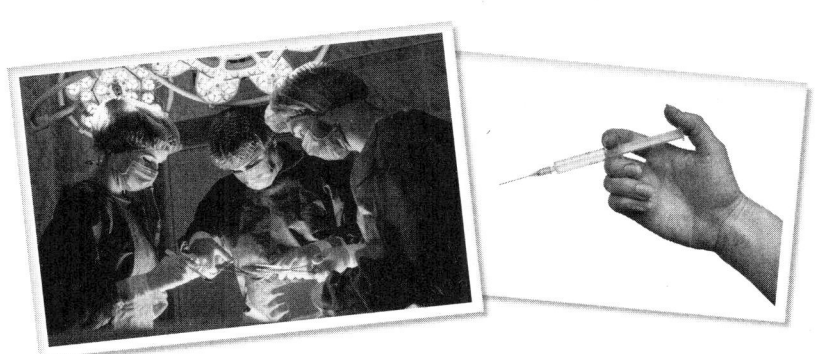

31. GRUND

Weil man trotz der enormen Arbeitsbelastung eine Menge Spaß bei seiner Tätigkeit haben kann

Krankenhausärzte schuften. Sie schuften wirklich, und das rund um die Uhr. Das hat aber auch Vorteile, denn die meisten Kollegen haben keine Probleme mit dem Straßenverkehr. Das gilt sowohl für den Weg zur Arbeit als auch für den Heimweg, denn in der Klinik beginnt der Tag sehr früh, und er endet ziemlich spät. Gerade Assistenzärzte haben diesbezüglich oft nichts zu lachen. Zwar haben sich die Dinge dank der neuen Arbeitszeitgesetze etwas zum Besseren gewendet, alles in allem ist der Job als Krankenhausarzt aber wirklich hart.

Früher schloss sich an einen normalen Zwölf-Stunden-Arbeitstag der Nachtdienst an, und auf den folgte ein weiterer normaler Tag. Die Kollegen waren also mindestens vier bis sechs Mal im Monat 36 Stunden lang ununterbrochen auf den Beinen. Dass die Arbeit in der 35. Stunde dann keinen Spaß mehr macht und eventuell sogar schwerwiegende Fehler passieren, ist ja wohl klar. Deshalb gehört diese Praxis der Vergangenheit an. Trotzdem haben es Ärzte im Krankenhaus nicht leicht, denn es ist wie überall – es gibt einfach zu wenige. Da müssen die, die übrig sind, eben die Arbeit alleine machen.

Gleichzeitig ist die Tätigkeit in einer großen Klinik sehr erfüllend. Die Arbeit in einem Krankenhaus hält nämlich ihre ganz eigenen Herausforderungen für den Mediziner bereit. Die meisten jungen Ärzte starten ihre Karriere hier, denn wegen der vielen unterschiedlichen Patienten kann man eine Menge Erfahrung sammeln. Außerdem ist immer ein Kollege da, den man fragen kann, wenn man selbst nicht weiterweiß. Und die Patienten sind in einem großen Krankenhaus kränker als in der Praxis. Das klingt jetzt ein bisschen fies, aber dem Mediziner erschließt sich dadurch nun mal die Möglichkeit, auch die Behandlung von schwer Erkrankten zu erlernen, zu üben und zu festigen. Sie werden verstehen, dass ein Arzt, bevor er selbstverantwortlich arbeitet, erst eine Reihe Untersuchungen und Therapien unter Aufsicht durchgeführt haben sollte. Und das geht fast nur in Krankenhäusern. So ist es durchaus erstrebenswert, dass der Chirurg, der Ihrem Kind den Blinddarm entfernt, kein Assistenzarzt im ersten Jahr ist, der erst seit ein paar Tagen seine Approbation besitzt. Nein, Übung macht den Meister. Und Erfahrung. Und beides können Ärzte im Krankenhaus zur Genüge sammeln.

Deshalb macht die Tätigkeit dort auch so viel Spaß. Auch wenn die Arbeitsbedingungen meist extrem hart sind und viele Kollegen bis an ihre Grenzen bringen. Ach ja, und mit einem intakten Familienleben sind sie oft auch nicht zu vereinbaren. Das ist schade. In einigen größeren Kliniken – und natürlich im nordeuropäischen Ausland – hat man sich dieser Problematik angenommen und eigene Kitas für das Klinikpersonal eröffnet. Ein, wie ich meine, richtiger und wichtiger Schritt. Denn nur wenn die Arbeitsbedingungen für junge Mediziner (und deren Familien) annehmbar werden, können auch in Zukunft noch genug Ärzte rekrutiert werden, die sich der Herausforderung, im Krankenhaus zu arbeiten, stellen.

32. GRUND

Weil Ärzte Menschen aufschneiden dürfen

Jetzt wird's blutig! Denn Ärzten wird Einblick in ein Heiligtum gewährt, dessen Unversehrtheit eine zentrale Rolle in vielen Religionen spielt und um das sich unvorstellbar viele Mythen und Mysterien ranken – den menschlichen Körper. Wie sehen wir von innen aus? Gibt es einen Unterschied zwischen toten und lebendigen Körpern, und wenn ja, welchen? Wie funktionieren wir? Was passiert, wenn wir nicht funktionieren, und warum ist das so?

All diese Fragen gingen mir durch den Kopf, als ich vor dem Anatomiesaal stand und im Begriff war, zum ersten Mal einen Menschen von innen zu sehen. Natürlich hatte ich mich vorher gründlich darauf vorbereitet, hatte Bücher gewälzt und Anatomie gebüffelt. Aber Bücher können die Realität nicht ersetzen. In Büchern sind die Arterien rot und die Venen blau. Die Bauchspeicheldrüse ist gelb, und die Muskeln sind braun. Die Realität sieht etwas anders aus. Mein erster Blick in einen toten Menschen war dann auch relativ ernüchternd. Denn die Konservierung des Körpers mit Formaldehyd raubt den humanen Überresten jede Farbe, jede Menschlichkeit. Zurück bleibt ein bräunliches Etwas, in dem sich Strukturen nur sehr schwer identifizieren lassen.

Anders ist das im Krankenhaus. Am Abend vor meinem ersten Chirurgiepraktikum konnte ich kaum einschlafen. Am nächsten Tag sollte es so weit sein: Ich würde Zeuge werden, wie tollkühne Männer und Frauen mit ihren Messern die Unversehrtheit eines Menschen zerstörten, in seine tiefsten Höhlen eindrangen und die Krankheit sprichwörtlich am Schopfe packten und rausschnitten. Allein die Prozedur, die es brauchte, damit man in den OP-Trakt vordringen durfte, war Respekt einflößend. Wir wurden in eine Schleuse geführt, in der wir uns bis auf die Unterwäsche entkleideten, um gleich darauf in grüne OP-Klamotten zu schlüpfen. Zum Outfit gehörten außerdem eine Haube und ein Mundschutz. Alles musste klinisch rein sein. Es durften keinesfalls Keime in den OP-Trakt gelangen.

Während wir versuchten, uns in der neuen Umgebung zurechtzufinden, beobachtete ich die Ärzte, wie sie einer nach dem anderen und viel schneller als wir die Prozedur durchliefen. Das nötigte mir natürlich einen unglaublichen Respekt ab. Nach einer gefühlten Ewigkeit hatten auch wir es endlich geschafft, uns umzuziehen. Einige von uns hatten die OP-Hauben falsch rum aufgesetzt, wieder andere trugen den inneren Teil des Mundschutzes nach außen. Ich weiß noch, dass ein Kommilitone im Eifer des Gefechtes sogar zwei unterschiedlich große Schuhe angezogen hatte. Wir waren vielleicht eine illustre Truppe! Und trotzdem – es war so unglaublich spannend. In dem mir zugeteilten OP wurde gerade eine Bauchspeicheldrüsenoperation durchgeführt. Obwohl ich noch Meilen davon entfernt war, selbst steril am OP-Tisch stehen zu dürfen, beobachtete ich fasziniert die Arbeit der Chirurgen. Da waren diese Männer und Frauen heute Morgen aufgestanden, hatten gefrühstückt, vielleicht die Kinder in die Schule gebracht, um dann in dem Wissen zur Arbeit zu fahren, dass sie gleich einen Menschen aufschneiden würden. Noch Jahre später durchfährt mich ein wohliger Schauer, wenn ich an diese Erfahrung denke.

Auch als ich später selbst am Tisch stand, ging die Faszination nicht verloren. Wir öffneten die Körperhöhlen kranker Menschen, versuchten, sie von dem in ihnen befindlichen Übel zu befreien, und fügten dann alles wieder so zusammen, dass ein Weiterleben möglich war. Wenn das nicht ein Grund ist, Arzt zu sein, dann weiß ich auch nicht.

33. GRUND

Weil Ärzte eine eigene Geheimsprache haben

Ich verdiene meinen Lebensunterhalt mit dem Retten von Menschen aus medizinischen Ausnahmesituationen. Diese Arbeit macht mir sehr viel Spaß, ist aber auch oft sehr anspruchsvoll. Besonders schwierig wird es, wenn wir zu Menschen gerufen werden, die eine lange und komplexe medizinische Vorgeschichte haben, viele Medikamente einnehmen und bei denen vielleicht schon eine ganze Menge Untersuchungen durchgeführt wurden, die die eine oder andere Krankheit entweder ausgeschlossen oder auch bestätigt haben. Bei einem solchen Patienten können bestimmte Symptome, also Beschwerden, eine ganz andere Wertigkeit haben als bei einem gesunden, jungen Sportler, der in seinem Leben keine anderen Medikamente eingenommen hat als von Zeit zu Zeit mal eine Ibuprofen.

Was in einer solchen Situation Gold wert ist, ist das Vorhandensein eines Arztbriefes. Leider lautet die Antwort auf die Frage nach einem solchen Dokument oft: »Der letzte Arztbrief ist bei meinem Hausarzt. Ich versteh doch sowieso nicht, was drinsteht.«

Ich muss dem Patienten dann immer recht geben, denn tatsächlich sind die ärztlichen Dokumente mit Absicht in einer Sprache verfasst, die es uns erlaubt, komplexe Informationen in kürzester Zeit zu erfassen. Und genau deshalb sollte jeder Patient eine Kopie des letzten Entlassungsbriefes zu Hause haben. So können wir uns ganz schnell einen Überblick über die bekannten Probleme des Patienten verschaffen, denn die meisten wissen tatsächlich gar nicht so genau, was ihnen fehlt.

Auch auf den Stationsfluren, in den Arztzimmern oder in der Krankenhauskantine versteht ein Laie meist nur Bahnhof. Da wird über Dinge wie Exazerbationen gesprochen, für die es nicht einmal ein normaldeutsches Pendant gibt. Oder über Myokardinfarkte mit ST-Hebungen in den Vorderwandableitungen. Oder ERCPs mit Stenteinlage. Oder Laserablationen. Manchmal geht es auch um tiefe anteriore Rektumresektionen im Rahmen eines T2bN1M0 Karzinomrezidivs, um neoadjuvante Radiochemotherapien oder palliative Behandlungsansätze. Und wenn die Sprache dann auf Medikamente wie Dimenhydrinat, Butylscopolamin, Suxamethonium, Metronidazol, Metamizol, Bevacizumab oder Dimethylaminophenol kommt, dann steigen die meisten völlig aus.

Eine solche Art der Verständigung scheint für viele Menschen sehr befremdlich zu sein. Sie ist für uns aber wichtig, ja im Prinzip essenziell. So erschließen sich dem geübten Auge beziehungsweise Ohr aus ein paar Wörtern und einer kurzen Kombination aus Zahlen Tumorstatus sowie Prognose eines Krebspatienten, die die weitere Behandlung maßgeblich bestimmen. Wenn es das Fachchinesisch nicht gäbe, müssten wir in umständlichen Texten miteinander konferieren und könnten uns nicht auf die wichtigen und für uns maßgeblichen Faktoren in der Behandlung unserer Patienten konzentrieren. Dass dieses Medizinerlatein auf manche verunsichernd und unter Umständen sogar arrogant wirkt, ist ein nicht so schöner Nebeneffekt, der sich aber vermeiden lässt, wenn man die Patienten in engen Gesprächen aufklärt und sie angemessen in den Diagnose- und Behandlungsprozess einbindet.

34. GRUND

Weil Bereitschaftsdienste eine tolle Sache sind

Jetzt hat der Typ vollständig den Verstand verloren!, werden Sie bei dieser Überschrift vermutlich denken. Auch ich war in Bezug auf Bereitschaftsdienste anfänglich ziemlich skeptisch. Da geht man also irgendwann nachmittags ins Krankenhaus, arbeitet die Dinge nach, die während der Tagschicht liegen geblieben sind, nimmt unter Umständen an der Nachmittagsbesprechung teil und schaut dann zu, wie sich das Arztzimmer nach und nach leert, bis nur noch man selbst, der arme, einsame Dienstarzt, im Hause ist. Es dauert auch nicht lange, bis sich der Pieper oder in moderneren Kliniken eventuell auch das Telefon meldet und mitteilt, dass irgendwo irgendwer die Hilfe des Dienstarztes bitter nötig hat. Meist handelt es sich um einen neuen Patienten in der Notaufnahme oder ein Hilfsgesuch der Intensivstation. Und so geht das dann die ganze Nacht.

Ist man als Chirurg tätig, so kann es sein, dass man irgendwann um kurz vor Mitternacht den OP betritt und bis frühmorgens nicht mehr rauskommt. Und als wäre das alles nicht genug, kommt noch hinzu, dass der Dienstarzt, besonders in kleineren Kliniken, die komplette medizinische Verantwortung trägt. Zwar gibt es immer einen Hintergrunddienst, der nächtigt aber meist zu Hause. Im Notfall kann man sich also nur auf sich selbst verlassen.

So, jetzt habe ich Ihnen lang und breit erklärt, wie anstrengend und anspruchsvoll so ein Bereitschaftsdienst ist. Aber hieß es in der Überschrift nicht, dass Bereitschaftsdienste eine tolle Sache sind? Sind sie! Denn all die Dinge, die ich gerade aufgezählt habe, können durchaus auch positiv ausgelegt werden. Man arbeitet allein, hat also seine Ruhe. Man arbeitet eigenverantwortlich – ist es nicht das, was die meisten Menschen so dringend wollen? Verantwortung übernehmen und damit zeigen, dass sie ihren Job beherrschen, der Chef ihnen etwas zutrauen kann? Die Arbeit ist heterogen. Es heißt, auf alles gefasst zu sein. Während im Tagdienst bürokratische Aufgaben 60–80 Prozent der Dienstzeit in Anspruch nehmen, kann sich der Bereitschaftsarzt auf seine Kernkompetenz konzentrieren: die Medizin.

Zu all dem kommt noch ein ganz wesentlicher Positivfaktor hinzu. Ist nichts los, kann man nämlich auch ganz gemütlich im Bereitschaftsraum abhängen und schlafen, fernsehen oder sonst was machen. Kennen wir nicht alle die Geschichten aus Bereitschaftszimmern? Hier sollen schon ganze Familien gegründet worden sein. Wenn also das Nachtdienstteam passt, dann kann die Arbeit richtig Spaß machen.

So, das sind ja jetzt doch eine Menge Argumente pro Bereitschaftsdienst. Eines fehlt aber noch! Sie werden es vielleicht schon erraten haben: Die Dienste sind ziemlich gut bezahlt. Dabei kommt es ganz darauf an, ob man als angestellter oder als Honorararzt für die Klinik tätig ist. Bei ersterem Arbeitsverhältnis bekommt der Arzt »lediglich« die üblichen Nachtzuschläge. Viele Kliniken können die Dienste aber aufgrund des Ärztemangels gar nicht mehr mit Stammpersonal besetzen. Diese Häuser müssen dann wohl oder übel auf Honorarärzte zurückgreifen. Und die werden richtig gut bezahlt. Bereitschaftsdienste sind wirklich eine coole Angelegenheit. Man muss die Sache nur aus dem richtigen Blickwinkel betrachten.

35. GRUND

Weil der Arztberuf so schöne Rituale mit sich bringt

Der Klinikalltag ist voller Rituale. Das fängt morgens an und zieht sich bis in die frühen Abendstunden. Diese Rituale sind wie ein Ablaufplan, der den ganzen Arbeitstag mehr oder weniger strukturiert. Während der erste Kaffee die dringend benötigten Koffeinreserven wenigstens zu Teilen wieder auffüllt, versucht sich der gewissenhafte Mediziner einen Überblick über die Station, die nächtlichen Zugänge und die Tagesaufgaben zu verschaffen. Bei den Anästhesisten, also den Narkoseärzten, ist das ein bisschen einfacher, denn die haben meist keine Station, die sie betreuen (Intensivstation ausgenommen), und können sich so während der ersten Tasse des Tages ausführlich mit den neusten Schlagzeilen der lokalen oder überregionalen Tageszeitungen beschäftigen.

Hat der Arzt sich dann einen Überblick verschafft, geht es sofort weiter zur Visite. So schnell wie möglich werden die 20 bis 40 Patienten visitiert, um zur darauffolgenden Frühbesprechung up to date zu sein. Ein wesentlicher Unterschied zwischen Internisten und Chirurgen liegt darin, dass von Ersteren vor der Frühbesprechung meist keine Visite durchgeführt wird, weil sie in der Regel viel länger dafür brauchen und ihnen der ganze Vormittag dafür zur Verfügung steht. Schließlich ist es das Kerngeschäft von Internisten, die bei der Visite erlangten Kenntnisse in diagnostische und therapeutische Überlegungen zu integrieren – sie müssen nicht den ganzen Tag im OP stehen.

Die Frühbesprechung selbst ist meist der Dreh- und Angelpunkt des Tages. Hier werden komplizierte Patienten besprochen,

Röntgen- und CT-Bilder begutachtet und Behandlungspläne diskutiert. Die chirurgisch tätigen Kollegen sprechen den OP-Plan durch, und von Zeit zu Zeit darf sich ein in Ungnade gefallener Mediziner den obligatorischen Rüffel vom Chef abholen. Dies geschieht natürlich in aller Regel vor versammelter Kollegenschaft, damit jeder im Raum auch genau weiß, wer das Alphatierchen ist und welch unangenehme Konsequenzen ein Abweichen vom Protokoll haben kann. In dieser Hinsicht gibt es frappierende Ähnlichkeiten zwischen dem Sozialgefüge einer Klinik und dem einer Schimpansenherde.

Nachdem die Verhältnisse geklärt und die Tagesordnungspunkte besprochen sind, geht's endlich an die Arbeit. Es wird untersucht, operiert, geheilt, kathetert, anamnestiziert, aufgenommen, visitiert, aufgeklärt und intubiert. Briefe werden geschrieben, Patienten entlassen. Es wird codiert und diskutiert. Und immer wenn das Tässchen leer ist, wird selbstverständlich Kaffee nachgeschüttet. Am Ende des Tages hat der viel beschäftigte Arzt trotzdem den Eindruck, heute kaum Kaffee zu sich genommen zu haben. Ein kurzes Zusammenzählen der Nachfüllungen offenbart dann aber meist ein Volumen, das eigentlich selbst einen Elefanten ungefähr drei Tage am Schlafen hindern müsste. Trotzdem fühlt man sich nachmittags müde und abgearbeitet.

Die nicht chirurgisch tätigen Mediziner kommen irgendwann zwischen zwölf und ein Uhr mittags zum schönsten Ritual des Tages, dem Mittagessen, zusammen, das in den meisten Kliniken leider aus ziemlich ungesundem Zeug besteht. Aber bekannterweise folgen Ärzte ja oft ihren eigenen Empfehlungen nicht. So gibt es unter den Medizinern überdurchschnittlich viele Raucher. Ähnlich ist es mit dem Essen. Unregelmäßige Essenszeiten führen zu Heißhunger – und was wirkt besser dagegen als ein schönes, fettes Schnitzel mit Pommes? In den größeren Kantinen kann man heute zwar auch eine mediterrane oder vegetarische Mahlzeit bekommen, die wird aber von den meisten links liegen gelassen.

Nach dem Essen geht's dann weiter. Wieder Visite, Besprechung, Übergabe und der eine oder andere Kaffee. Wenn alles geschafft ist, bleibt oft kaum noch Kraft, um den Feierabend sinnvoll zu nutzen. Hauptsache, man bekommt genug Schlaf, denn der nächste Morgen naht und mit ihm ein neuer Tag voller alter Rituale.

36. GRUND

Weil man immer einen Kollegen fragen kann, wenn man selbst nicht weiterweiß

Hierbei handelt es sich wohl um einen der besten Gründe, als Arzt im Krankenhaus oder zumindest in einer größeren Praxisgemeinschaft zu arbeiten. Denn es gibt, gerade in unserem Beruf, nichts Besseres, als wenn man jemanden fragen kann, sollte man selbst nicht weiterwissen.

Als Notarzt stehe ich vor einem Patienten mit einem Problem, das umgehend gelöst werden muss, und habe nur das eigene Wissen, mehr nicht. Deshalb sind die Ausbildung und die Prüfung zum Notfallmediziner auch so langwierig. Im Notfall muss einfach jeder Handgriff sitzen. In der Klinik hat man es da leichter. Klar, auch hier muss jeder Handgriff am Patienten sitzen. Fehler dürfen einfach nicht passieren, denn es geht um Menschenleben. Klar ist aber auch: Bevor der Arzt ein Medikament verschreibt, eine OP durchführt oder irgendetwas anderes unternimmt, was die Gesundheit seines Patienten beeinflusst, kann er, sollte er sich der Maßnahme nicht zu 100 Prozent sicher sein, noch mal nachfragen. Mittlerweile wird dieses Thema auch sehr liberal behandelt. Früher war man geächtet, wenn man durch Fragen eingestand, dass man etwas nicht wusste. In den letzten Jahren aber hat ein Umdenken stattgefunden. Gerade in Hochrisikogebieten, wie beispielsweise der Anästhesie, der Chirurgie oder der Geburtshilfe, sind Rückfragen eindeutig erwünscht. Läuft da nämlich irgendetwas schief, so ist es praktisch unmöglich, den Fehler zu korrigieren, und das ursprünglich gut gemeinte Handeln kann im schlimmsten Fall in einer Katastrophe münden.

So hat sich das Fehlermanagement und hierbei speziell die Vorbeugung zu einem integralen Bestandteil einer Kultur entwickelt, die den Patienten in der Hauptrolle unserer Bestrebungen sieht und dessen Interessen höchsten Stellenwert einräumt. Einen Kollegen zu fragen, gilt also schon lange nicht mehr als Zeichen der Schwäche, sondern vielmehr als Symbol der Stärke. So erlebe ich immer häufiger, dass auch ältere Kollegen die jüngeren fragen, und zwar dann, wenn es um Probleme geht, bei denen es stark auf aktuelles Wissen ankommt. Andersherum können selbstredend die Jüngeren von der Erfahrung der Älteren profitieren, sodass letzten Endes eine optimale Symbiose aus Erfahrung und State-of-the-Art-Behandlung entsteht.

So, jetzt liest sich das Ganze zugegebenermaßen wie ein Werbeflyer für Krankenhaussicherheit. Mir ist schon klar, dass diese Mechanismen noch nicht überall angekommen sind und immer noch Kliniken existieren, in denen der oberste Silberrücken den Ton angibt und keine Kritik zulässt, in denen es verpönt ist, Fragen zu stellen. Aber diese Negativbeispiele werden immer mehr zur Ausnahme, und Sie als Patient merken das auch ganz schnell am Verhalten der Mitarbeiter. Ich bin mir jedenfalls ziemlich sicher, dass sich diese Arbeitsweise bald selbst abschaffen wird. Denn als junger Arzt geht man doch viel lieber dorthin, wo man etwas beigebracht bekommt, wenn man fragt.

37. GRUND

Weil das medizinische Wissen und das ärztliche Handeln in den letzten Jahren einen enormen Schritt nach vorne gemacht haben

Dieser Grund knüpft praktisch lückenlos an die vorherige Argumentation an. Folgen Sie mir ein paar Jahre in die Vergangenheit! Vor ungefähr fünf Jahrzehnten funktionierte die medizinische Arbeit wie folgt: Ein junger Arzt begab sich in die Hände eines erfahrenen Mediziners und absolvierte bei ihm die Facharztausbildung. Er profitierte von der Erfahrung und den Lehren des Alten und gab diese Fertigkeiten später seinerseits an seine Schüler weiter. Dabei war es gut möglich, dass der Kardiologe in Hamburg bei der gleichen Erkrankung einen gänzlich anderen Behandlungsansatz wählte als der in München. Selbstredend auch mit anderem Erfolg für den Patienten.

Natürlich gibt es auch heute noch verschiedene Herangehensweisen an ein und dasselbe Problem. Allerdings existieren, wie Sie gleich sehen werden, bestimmte Empfehlungen, in deren Rahmen sich das ärztliche Handeln bewegen sollte. Früher hingegen war Medizin fast ausschließlich Erfahrungssache. Irgendwann kamen ein paar kluge Köpfe auf die Idee, dass es doch besser wäre, wissenschaftlich zu kontrollieren, ob bestimmte etablierte Methoden funktionierten oder nicht. Und siehe da: Die ein oder andere Therapie verlor schnell jede Bedeutung. Teilweise zeigte sich sogar, dass den Patienten jahrelang geschadet worden war. Beispiele hierfür gibt es zuhauf. Stellen Sie sich nur vor, dass man erhöhten Blutdruck früher mit Aderlass bekämpfte. Gegen manche psychische Leiden sägte man Patienten den Kopf auf und trennte beide Gehirnhälften voneinander. Dieser Praxis frönte man übrigens noch vor ein paar Jahrzehnten (Stichwort: Lobotomie). Warum das so war? Ganz einfach. Die Arztkunst (die halbe Erklärung steckt schon in diesem völlig unpassenden Wort) berief sich in ihrem Handeln auf die Erfahrungen Einzelner. Diese Praxis ist aus nachvollziehbaren Gründen aber völlig unverantwortlich, denn solides Wissen kann nur entstehen, wenn man die Wirkung einer Maßnahme bei einer großen Gruppe von Menschen beobachtet und mit einer anderen, der sogenannten Kontrollgruppe, vergleicht.

Als diese Erkenntnis offenbar wurde, begannen die Wissenschaftler, die Methoden der verschiedenen medizinischen Schulen auf den Prüfstand zu stellen, und entwickelten für verschiedene Krankheitsbilder Leitlinien. Diese Schriften fassen im Großen und Ganzen alles zusammen, was es zu einem Beschwerdebild zu wissen gibt, und berücksichtigen dabei eine Vielzahl von Studien. Aus diesen Leitlinien werden dann von klinisch tätigen Forschern Standard Operating Procedures, kurz SOPs, abgeleitet – also Handlungsempfehlungen für die Praxis. Das bedeutet, dass der Patient heutzutage nach den neuesten, modernsten und, was am wichtigsten ist, auf ihre Wirksamkeit untersuchten Maßgaben behandelt wird.

Noch nie war es für Menschen sicherer, krank zu sein, als heute. So wichtig die individuelle Erfahrung eines Arztes ist, sie darf nicht die alleinige Grundlage unseres Handelns bleiben, denn nicht jeder kann darauf zurückgreifen. Ich beispielsweise bin noch sehr jung und kann von meinen etwas über fünf Jahren Berufserfahrung nicht so stark profitieren wie manch älterer Kollege von seiner jahrzehntelangen Praxis. Zum anderen ist Erfahrung mitunter ein trügerischer Begleiter. Vertraut man ihr zu sehr, dann läuft man Gefahr, dem sogenannten Halo-Effekt zum Opfer zu fallen. Dabei handelt es sich um einen Denkfehler, der dazu führt, dass man aus individuellen Beispielen Schlüsse für die Allgemeinheit zieht. Und das kann richtig gefährlich werden.

Das beste Beispiel hierfür ist die unsägliche Impfdebatte. Schaut man sich dann diejenigen Ärzte an, die sich gegen Impfungen aussprechen, so wird man feststellen, dass deren Meinung (und letzten Endes auch medizinischer Rat) keine wissenschaftliche Grundlage hat, sondern lediglich auf Erfahrung beruht. Wurden bereits ein oder zwei Impfzwischenfälle beobachtet, was bei den vielen zu Impfenden keine große Zahl ist, so kann daraus nicht geschlossen werden, dass die Nachteile der Impfung deren Vorteile überwiegen. Zumal man Letztere ja nur passiv und nie aktiv wahrnimmt. Wenn diese Einzelschicksale aber dann als Handlungsempfehlung für andere Patienten gegeben werden, so ist das mehr als bedenklich. Denn schaut man sich die wissenschaftlich erhobenen Zahlen an, so stellt man fest, dass das Verhältnis von verhinderten Erkrankungen (die insbesondere bei den Röteln frappierende Ausmaße im Sinne von schrecklichen Geburtsfehlern annehmen können) zu Impfzwischenfällen (hierbei handelt es sich meist um Schmerzen im Arm) völlig zu Ungunsten der Impfzwischenfälle ausgeht. Dass manche Ärzte das ignorieren oder nicht hören wollen, ist für mich persönlich nicht mit dem medizinischen Ethos vereinbar. Und dem Argument, medizinische Studien seien sowieso alle von der Pharmaindustrie beeinflusst, ist aufgrund seiner Lächerlichkeit nichts zu entgegnen.

Aber zurück zur Patientensicherheit. Halten wir fest, dass es heutzutage nicht mehr notwendig ist, aufgrund der Erfahrung Einzelner eine Therapieentscheidung zu treffen. Die moderne, wissenschaftlich orientierte Medizin hilft uns Ärzten, den Patienten eine fundierte Beratung anzubieten und die Behandlung so sicher wie möglich zu machen.

38. GRUND

Weil den Götterrunden eine ganz eigene Magie innewohnt

Wenn meine Oma im Krankenhaus liegt und ich sie anrufe, um zu erfahren, was die Ärzte gesagt haben, dann erhalte ich nicht selten die Antwort: »Die Visite war noch nicht da.«

Ja, die Visite. Für manche Ärzte eher lästiger Alltag, für die meisten Patienten absoluter Höhepunkt des Tages – der Moment, in dem über ihr Schicksal entschieden wird, so empfinden es jedenfalls viele. Untersuchungsergebnisse, weitere Tests, Diagnosen, Behandlungsmöglichkeiten und auch Prognosen werden im Optimalfall ausführlich mit dem Patienten besprochen. Dabei kann so eine Visite ganz unterschiedlich aussehen. Es gibt orientierende Visiten, Tagesvisiten, Oberarztvisiten, und über allem thront die allseits gefürchtete Chefarztvisite, bei der nicht nur über das Schicksal der Patienten, sondern auch über das der angestellten Ärzte entschieden wird. Hier kann wirklich jeder in Ungnade fallen.

Ich selbst war mir als ganz junger Arzt nicht im Geringsten klar darüber, wie wichtig und bedeutungsschwanger so ein Besuch des Ärzteteams am Patientenbett ist. Bewusst wurde mir das erst, als wir eines Tages eine junge Frau behandelten, die an einer chronischen entzündlichen Darmerkrankung, der Colitis ulcerosa, litt. Dabei spielt der Dickdarm urplötzlich verrückt und läuft Amok. Richtiger gesagt ist es gar nicht der Darm, der sich gegen den Körper wendet; es ist vielmehr so, dass das Immunsystem versucht, den Dickdarm loszuwerden. Wie und warum das genau geschieht, weiß man bis heute nicht so richtig. Es ist aber durchaus bekannt, dass diese gemeine Erkrankung eine Vorstufe zum Darmkrebs sein kann, weshalb man unter bestimmten Voraussetzungen empfiehlt, den betroffenen Darmabschnitt zu entfernen. Diese Prozedur ist für den Patienten zwar mit einer gewissen Einschränkung der Lebensqualität verbunden, das Risiko, an Darmkrebs zu erkranken, ist damit aber aus der Welt geschafft.

Die besagte Patientin hatte sich, nach ausführlicher Aufklärung unsererseits, dafür entschieden, lieber den Rest ihres hoffentlich noch langen Lebens ohne Dickdarm zu verbringen. Wir verbrachten den Vormittag damit, die Frau von ihrer Krankheit zu befreien. Als der Darm raus war, fiel dem zuständigen Oberarzt auf, dass sich der Muskelschlauch an einigen Punkten komisch anfühlte. Die feingewebliche Untersuchung bestätigte den Verdacht. Unsere Behandlung kam zu spät. Es hatte sich bereits Krebs gebildet. Am nächsten Morgen während der Visite galt es, die Patientin über unsere Entdeckung aufzuklären. Leider sind chirurgische Visiten oft etwas hektisch, und es bleiben nur ein paar Minuten Zeit, um Dinge zu sagen, für die eigentlich Stunden in Anspruch genommen werden müssten. Der damalige Operateur war zudem nicht unbedingt der Inbegriff eines sensiblen Mannes. Und so kam es, dass er der jungen Frau ohne Umschweife erklärte, dass sich nun doch ein Tumor gezeigt habe und man in einigen Wochen mit der Chemotherapie beginnen werde. Sie können sich vielleicht vorstellen, wie es der Patientin ging.

Der Oberarzt konnte es nicht und war bereits mit den Gedanken beim nächsten Patienten. Als die Visite beendet war, schritt unsere Visitenprozession in Richtung Frühbesprechung, aus der ich als Stationsjüngster wenige Minuten später herausgeklingelt wurde, weil die junge Frau versucht hatte, aus dem Fenster zu springen. Zum Glück hatte eine Schwester den Selbstmordversuch vereitelt. Seit diesem Erlebnis ist mir die Bedeutung der Visite als Plattform der Patientenkommunikation viel bewusster.

Besonders vorbildlich, ja nahezu religiös wird die Patientenrunde von den meisten Internisten zelebriert. Hier nimmt der Rundgang oft den gesamten Vormittag in Anspruch. Es wird jeder Patient ausgiebig untersucht, Gespräche werden geführt und Therapiepläne ausgearbeitet. Aber leider trifft uns auch in diesem wichtigen Teil des Arbeitsalltages der Ärztemangel hart. Denn neben der Visite müssen die medizinischen Funktionsabteilungen besetzt werden, um sicherzustellen, dass die Patienten dringend benötigte Untersuchungen wie Ultraschall oder Belastungstests erhalten, es muss operiert werden, es müssen Entlassungsbriefe diktiert werden, kurzum: Es muss Medizin gemacht werden. Und leider müssen wir Ärzte, wenn die Personalnot groß ist, an dem sparen, was sich nicht unmittelbar und sofort auf die Patienten auswirkt. Und das ist oft die Visite.

Die Konsequenzen sind mitunter frappierend. Ich erlebe es in meinem Alltag als Notarzt immer wieder, dass die Patienten, denen ich begegne, sehr wenig über die eigenen Erkrankungen oder die verschriebenen Tabletten wissen. Das liegt natürlich zum einen daran, dass es für Nichtmediziner schwierig ist, sich in der Vielfalt an Therapiemöglichkeiten zurechtzufinden. Außerdem wollen viele Menschen sich nicht mit dem leidigen Thema Gesundheit auseinandersetzen. Auf der anderen Seite führt aber sicher auch die immer dünner werdende Personaldecke in den Kliniken dazu, dass wir Ärzte es einfach nicht schaffen, den Patienten die Informationen mit auf den Weg zu geben, die sie eigentlich benötigen. Denn genau deshalb haben sich Visiten überhaupt etabliert – um Gespräche zwischen Arzt und Patient zu ermöglichen.

39. GRUND

Weil man in der Notaufnahme arbeiten kann

Notfallmedizin ist so was von cool! Der Notfallmediziner ist in der Lage, Krankheiten, die so schnell fortschreiten, dass sie den Patienten binnen Minuten oder Stunden umbringen würden, aufzuhalten oder sogar zu heilen. Natürlich hat das seine Limitierungen und funktioniert nicht immer. Tatsächlich können aber auch Patienten mit richtig gefährlichen Traumata, wie beispielsweise Hirnblutungen, für eine endlich lange Zeit am Sterben gehindert werden. Diese Zeit muss dann genutzt werden, um den Patienten so schnell wie mögliche einer definitiven Versorgung, also meist einer Operation oder einer Herzkatheteruntersuchung, zuzuführen. Nur wenn diese beiden Aspekte wie Zahnräder ineinandergreifen, ist es möglich, Krankheiten in ihrem Fortschreiten aufzuhalten, die vor ein paar Jahrzehnten oder sogar nur Jahren noch tödlich gewesen wären.

Aber Ärzte in Notaufnahmen können noch viel mehr leisten. Im Prinzip werden in dieser Abteilung alle wegweisenden Untersuchungen durchgeführt oder zumindest in die Wege geleitet. Denn die Patientenklientel besteht bei Weitem nicht nur aus Halbtoten und Schwerverletzten. Die meisten Menschen, die in einer Notaufnahme Hilfe suchen, haben ein Problem oder leiden unter Beschwerden, die nicht unbedingt lebensbedrohlich sind. Es ist die Aufgabe des Notaufnahmearztes, gefährliche Ursachen für derartige Beschwerden auszuschließen und wahrscheinliche Ursachen zu bestätigen. So kann ein Patient, der mit Bauchschmerzen und Verstopfungen vorstellig wird, unter Erkrankungen verschiedenster Organsysteme leiden. Begonnen beim Kopf, wo Hirn oder Psyche für die Schmerzen ursächlich sein können, bis hin zu Erkrankungen der Gefäße, des Herzens oder natürlich der Bauchorgane selbst sind den Optionen kaum Grenzen gesetzt.

Diese Vielzahl an möglichen Erkrankungen, die alle hinter ein und demselben Symptom stecken können, stellt den Notaufnahmemediziner vor enorme Herausforderungen. Und genau hierin liegt auch der Reiz der Arbeit in dieser Fachabteilung. Dabei ist die Besetzung der Notaufnahmen von Klinik zu Klinik unterschiedlich geregelt. Eine einheitliche Regelung, auch in Bezug auf die Qualifikation der dort arbeitenden Ärzte, gibt es leider nicht. Das ist erstaunlich angesichts der vielen anderen Vorschriften im Gesundheitswesen. So ist in jedem unserer Bundesländer einheitlich und vor allen Dingen streng festgelegt, wer auf dem Beifahrersitz eines Notarztautos sitzen darf. Die benötigte Qualifikation für diese anspruchsvolle Tätigkeit bedarf meist sogar einer eigenen Prüfung vor der Landesärztekammer. Schließlich vertrauen die Patienten den Notärzten ihr Leben an – ob sie wollen oder nicht. Sogar die freie Arztwahl wird im medizinischen Notfall außer Kraft gesetzt.

Sie können sich vorstellen, dass die Arbeit der Ärzte in Notaufnahmen zum Teil noch anspruchsvoller als die von Notärzten sein kann. Denn das Spektrum der möglichen Erkrankungen und auch der zur Verfügung stehenden Diagnosemöglichkeiten ist gewaltig. So wird der Arzt im Krankenhaus sowohl mit Patienten konfrontiert, die keine Lust haben, beim Hausarzt ewig auf einen Termin zu warten, als auch mit solchen, die seit vielen Stunden unter Brustschmerzen leiden und denen es unangenehm ist, einen Rettungswagen anzurufen, die also lieber selber in die Notaufnahme kommen und dann im Wartezimmer praktisch einen Herzinfarkt erleiden – live sozusagen.

Die Schwierigkeit besteht nun darin, zwischen beiden Gruppen zu unterscheiden. Außerdem ist es nicht immer einfach, über die richtigen diagnostischen Maßnahmen zu entscheiden. Braucht jeder Patient mit Bauchschmerzen eine Untersuchung im Computertomografen oder gar eine Magen-Darm-Spiegelung? Muss jeder Patient mit Fieber sofort aufgenommen und antibiotisch abgedeckt werden – selbst wenn es sich vielleicht nur um eine einfache Grippe handelt? Aber wann handelt es sich nur um eine Grippe, und wann steckt hinter dem Fieber eine lebensgefährliche Lungenentzündung? Um all diese Fragen ausreichend beantworten zu können, ist eine Menge Erfahrung im Umgang mit Diagnostik und Notfallsituationen notwendig. Weil, wie bereits mehrfach erwähnt, der Ärztemangel speziell in den kleineren Krankenhäusern massiv um sich greift, können die Notfallaufnahmen teilweise leider nur in Bereitschaft mit einem Facharzt besetzt werden. Die Hauptaufgaben übernehmen hier oft junge Assistenzärzte, die noch nicht einmal die Prüfung zum Notarzt abgeschlossen haben. In dieser Hinsicht benötigen wir dringend eine neue Regelung, finde ich.

Doch ganz unabhängig davon: Die Arbeit in einer Notaufnahme ist fantastisch und gehört zu den herausforderndsten Tätigkeiten, denen sich ein Arzt stellen kann.

40. GRUND

Weil die Patientenbetreuung im Krankenhaus eine runde Sache ist

Die meisten jungen Ärzte beginnen ihre Ausbildung in einem Krankenhaus. Es kommt ziemlich selten vor, dass man einen unerfahrenen Assistenzarzt in einer Arztpraxis antrifft. Das liegt zum einen daran, dass Arztpraxen, viel mehr als große Krankenhäuser, wirtschaftlich arbeitende Einrichtungen sind, in denen der Chef (in diesem Fall der Praxisinhaber) keine Zeit hat, sich um einen unerfahrenen Kollegen zu kümmern. Er muss Patienten behandeln, sonst gibt es kein Geld.

Auf der anderen Seite brauchen Ärzte Erfahrung im Umgang mit Krankheiten. Es ist unmöglich, die an der Universität vermittelt zu bekommen. Nach dem Studium ist der Novize mit dem notwendigen Rüstzeug ausgestattet. Nicht mehr und nicht weniger. Als frischgebackener Arzt weiß man in der Regel zwar, welche Krankheit wie erkannt, diagnostiziert oder behandelt wird – praktische Erfahrungen fehlen diesbezüglich aber oft. Ein Beispiel: Patienten mit erhöhtem Blutdruck können mit verschiedenen Medikamenten behandelt werden. Man beginnt häufig damit, den Betroffenen eine sogenannte Monotherapie zu verschreiben, versucht also, den Druck mit einem einzelnen Medikament in den Griff zu bekommen, denn jedes Arzneimittel hat schließlich auch Nebenwirkungen, und die versucht der gute Mediziner so gering wie möglich zu halten. Klappt die Einstellung des Druckes nicht, so versucht man, ein oder zwei weitere Medikamente zu verschreiben.

So viel zur Theorie. In der Praxis steht der Arzt aber vor ganz anderen Problemen. Wann ist denn der Blutdruck überhaupt erhöht? Klar, auf dem Papier gibt es dafür bestimmte Normwerte. Jedoch sind die meisten Patienten relativ aufgeregt, wenn sie den Arzt besuchen. Das treibt den Blutdruck aber in die Höhe. Wie ist es dann? Könnte der Patient möglicherweise völlig gesund sein und nur beim Arzt unter einer kurzzeitigen Störung der Bluthydraulik leiden? Und wäre dann das Verschreiben von Blutdruckmedikamenten nicht gänzlich falsch? Wie also vorgehen?

Das nötige Wissen und die Erfahrung im Umgang mit (chronisch) kranken Menschen eignet sich der Assistenzarzt im Krankenhaus an. Denn hier werden die Patienten häufig durch den gesamten Zyklus einer Erkrankung oder auch Komplikationen derselben begleitet. Erst wenn ein selbstständiges Weiterleben ohne permanente ärztliche und pflegerische Hilfe möglich ist (beziehungsweise eine häusliche Krankenpflege organisiert wurde), kann der Mensch nach Hause entlassen werden.

Nehmen wir zum Beispiel an, ein Fußballspieler hat sich beim samstäglichen Gerangel um den Ball den Knöchel gebrochen. Er wird also vom Rettungsdienst in die Notaufnahme gefahren, wo er vom diensthabenden Arzt, nennen wir ihn Jürgen, gesichtet und dann umgehend in die Röntgenabteilung überwiesen wird. Nachdem die Bilder angefertigt und von Jürgen kritisch beäugt worden sind, steht die bereits als Verdacht vorformulierte Diagnose: Fraktur des oberen Sprunggelenkes. Aufgrund der klinischen Situation entscheidet Jürgen, dass die Verletzung zwar operiert werden muss, die Maßnahme jedoch noch ein paar Tage warten kann. Da hat das Gewebe sogar noch Zeit, ein bisschen abzuschwellen. Jürgen nimmt den Fußballer auf seine Station auf, ordnet Bettruhe und Schmerzmittel an und kümmert sich um den nächsten Patienten. Am Montag darauf operieren Jürgen und sein Chef den Kicker, und weil Jürgen bereits ziemlich erfahren ist und sich während der OP gut angestellt hat, verlässt der Chefarzt den OP-Tisch vorzeitig und erlaubt ihm, den Rest des Eingriffs alleine durchzuführen. Als alles fertig ist, tippt unser Assistenzarzt den OP-Bericht und formuliert postoperative Anweisungen.

Von nun an wird Jürgen den Heilungsprozess des Sprunggelenkes jeden Tag bei der Visite kritisch unter die Lupe nehmen.

Schließlich möchte er nicht, dass sein Chef die gute Meinung, die er über ihn hat, wieder revidiert. Nach und nach können die Schmerzmittel reduziert werden, und eine Rehamaßnahme wird mit dem unglückseligen Fußballspieler besprochen. Mit der Kickerei ist es für eine Weile vorbei. Vier Tage nach der OP diktiert Jürgen den Entlassungsbericht. Während des Abschlussgespräches vereinbaren beide einen Termin zur Entfernung des Plattenmaterials, das der Fußballspieler nun für ungefähr ein halbes Jahr mit sich herumtragen muss und das ihn bei jedem Flug eine Extrarunde bei der Flughafensecurity einbringen wird.

Sehen Sie, was ich meine? War die Behandlung des Spielers nicht eine runde Sache? Und auch für Jürgen ist etwas dabei herausgesprungen. Der hat nämlich gelernt (falls er es noch nicht wusste), wie die Behandlung einer solchen Verletzung genau vonstattengeht. Beim nächsten Patienten mit einem gebrochenen Sprunggelenk wird er sicher von diesem Wissen profitieren.

KAPITEL 5

ICH KAM, SAH UND INTUBIERTE

IM NOTFALL

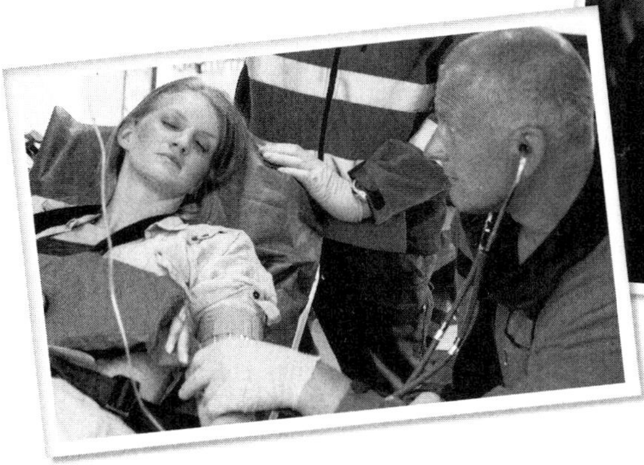

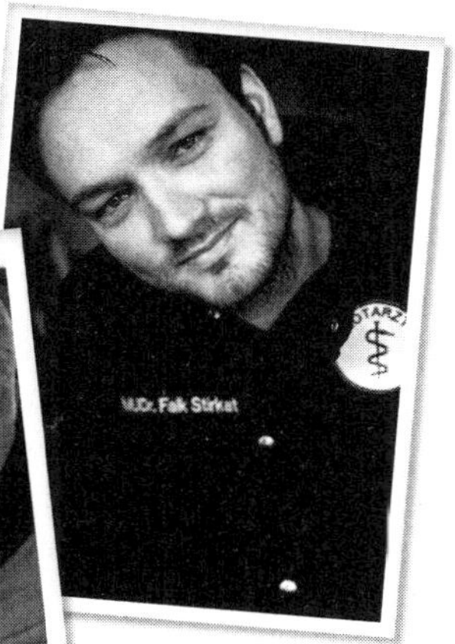

41. GRUND

Weil Ärzte im Ernstfall einen kühlen Kopf bewahren

Was ist eigentlich ein medizinischer Notfall? Diese Frage scheint auf den ersten Blick leicht zu beantworten, handelt es sich doch um eine Situation, in der ein Mensch so schlimm erkrankt ist, dass er ohne Zutun einer qualifizierten Person (darunter fallen bei Weitem nicht nur Ärzte) die nächsten 24 Stunden wahrscheinlich nicht überleben wird. So oder so ähnlich könnte man, denke ich, einen medizinischen Notfall ganz gut definieren. Aber wie sieht das dann im Einzelnen aus?

Vor Kurzem wurde ich zu einem Waldarbeiter gerufen, der während seiner Arbeit vom Anhänger seines Traktors gefallen war. Die Fallhöhe wurde mit ungefähr zwei Metern angegeben. Nach dem Sturz war der Mann selbstständig nach Hause gelaufen. Seine besorgte Ehefrau hatte beschlossen, den Rettungsdienst zu rufen. Handelt es sich hierbei um einen medizinischen Notfall? Der Arbeiter war quietschfidel, es ging ihm gut. Er klagte weder über Schmerzen noch über Schwindel oder Übelkeit. Das Einzige, was ihn störte, war, dass da plötzlich vier Typen mit roten Jacken in seinem Wohnzimmer standen. Und trotzdem entschied ich mich dafür, den Patienten wie einen sogenannten Schockraumpatienten zu behandeln, das heißt, ihn genau so zu versorgen, wie ich auch das Opfer eines Motorradunfalls versorgt hätte. Wieso?

Zum einen muss man zu den zwei Metern Anhängerhöhe noch die Körpergröße hinzurechnen. Da sind wir dann schon bei vier Metern. Dann war der Bursche auf die Halswirbelsäule und auf den Kopf gefallen. Der Körper schüttet in einer solchen Situation eine so große Menge an Endorphinen und Katecholaminen (das sind witzig kleine Stresshormone, die den Fluchtreflex in Fahrt bringen und einen Menschen vergessen lassen, dass er Schmerzen hat. Die werden übrigens auch beim Sex ausgeschüttet, denn sonst wäre das wohl eine ziemlich schmerzhafte Angelegenheit und niemand hätte Spaß daran) aus, dass es unmöglich ist, von den Beschwerden des Verunfallten auf das tatsächliche Verletzungsmuster zu schließen.

Genau aus diesem Grund hat man sich international auf bestimmte Versorgungsrichtlinien für verschiedene Krankheitsbilder geeinigt. Damit wird sichergestellt, dass ein Typ, der von einem Anhänger stürzt, auf Sylt genauso gut behandelt wird wie in München oder anderswo. Die Notfallmedizin und die Anästhesie sind Vorreiter in dieser Herangehensweise. Sobald man also als Notarzt auf ein bestimmtes Verletzungsmuster oder Symptom trifft, handeln alle Kollegen mehr oder weniger gleich. Natürlich gibt es die sogenannte Therapiefreiheit, und im Prinzip kann jeder Doktor machen, was er will. Da es sich aber als ziemlich unvorteilhaft erwiesen hat, wenn jeder Notarzt bei schweren Verletzungen sein ganz persönliches Süppchen kocht, folgen die allermeisten ebenjenen Versorgungsrichtlinien.

In unserem Fall bedeutete das, dass der Verletzte die Schockraumbehandlung nicht aufgrund des Verletzungsmusters, das wir anfangs gar nicht einschätzen konnten, sondern aufgrund des Verletzungsmechanismus bekam. Es gibt eine genaue Liste der verschiedenen Mechanismen, die auf einen gesunden Körper einwirken können, und der entsprechenden Handlungsempfehlungen. Auf die Spitze getrieben wird das Prinzip der »medizinischen Mustervorlagen« im sogenannten Schockraum, dem Ort, der für die innerklinische Versorgung der Verletzten oder auch der nichttraumatisch erkrankten Patienten zur Verfügung steht. Hier geht es im Prinzip zu wie bei der Formel 1 in der Boxengasse. Jeder Schritt, jede Handbewegung ist vorher trainiert und geplant. Auf dem Fußboden kann man bisweilen aufgeklebte bunte Fußabdrücke sehen. Jede Farbe steht für eine bestimmte Fachrichtung und zeigt an, wo sich der entsprechende Kollege während der Versorgung aufzuhalten hat. Wird der Patient dann vom Notarzt und dem Rettungsteam in die Klinik gebracht, kommt keine Hektik auf. Absolut ruhig und nach dem streng vorgegebenen Muster werden die wichtigen Daten und Fakten dem gesamten Team übergeben. Erst dann wird der Verunglückte von der Rettungs- auf die Krankenhaustrage umgelagert, um dann, wiederum genau vorgeschriebenen Diagnostik- und Therapieschritten folgend, die Behandlung in die Wege leiten zu können.

Obwohl diese Vorgehensweise von einigen älteren Kollegen manchmal wegen der fehlenden individuellen Patientenbetrachtung kritisiert wird, halte ich sie in Bezug auf (potenziell) schwer erkrankte Patienten für eine der besten und modernsten Errungenschaften der Medizin. Es wird sichergestellt, dass jeder Patient nach einheitlichen Standards und neuestem Wissen behandelt wird. Die persönliche Erfahrung des Arztes, die in Notfällen manchmal ein trügerischer Freund sein kann, findet hier wenig Beachtung.

Mein allererster Patient, den ich als frisch examinierter Notarzt zu behandeln hatte, war vom Dach gestürzt und fiel damit genau in die Kategorie »potenziell schwer verletzt«. Ich konnte auf einen Erfahrungsschatz von null zurückgreifen. Trotzdem musste ich den Mann eigenverantwortlich und qualitativ genauso hochwertig behandeln, wie ein sehr viel erfahrener Kollege es getan hätte. Dabei halfen mir und dem Verunglückten die eben erläuterten Algorithmen – und zwar ziemlich gut. Der Bursche überlebte, und ich fasste das erste Vertrauen in meine eigenen Fähigkeiten.

42. GRUND

Weil man als Arzt Notarzt werden kann

Notarzt sein ist super! Es ist so super, dass die Geschichten, die man während des Dienstes erlebt, ganze Bücher füllen können. Aber dazu später mehr. Haben Sie sich schon einmal gefragt, wer diese Typen eigentlich sind, die mit Blaulicht und Martinshorn um die

Ecke gebrettert kommen, wenn Menschen in schwere Not geraten? Die selbst dann cool bleiben, wenn sie versuchen, einen Menschen wiederzubeleben? Wer setzt sich freiwillig dieser Adrenalindauerbefeuerung, die mit ständiger Bereitschaft, Leben zu retten, einhergeht, aus?

Notärzte tun das, was sie tun, in den seltensten Fällen als hauptberufliche Beschäftigung. Viel öfter wird die Aufgabe der rasenden Lebensretter von Ärzten übernommen, die sich eine ganz »normale« medizinische Spezialisierung ausgesucht haben, die Haushaltskasse von Zeit zu Zeit auffüllen wollen beziehungsweise müssen oder einfach Spaß am Lebenretten haben. Dabei sind die Voraussetzungen, die es für junge Mediziner zu erfüllen gilt, wenn sie auf dem Sozius des Notarzteinsatzwagens Platz nehmen wollen, in den letzten Jahren viel strenger geworden.

Früher durfte so gut wie jeder Arzt, der ein paar Mal auf dem Rettungswagen mitgefahren war, die Fachkunde Rettungsdienst beantragen und dann regelmäßig Dienste übernehmen. Heute geht dem eigenverantwortlichen Einsatz in freier Wildbahn eine lange und anstrengende Ausbildungszeit voraus. Weil dem ein oder anderen der ganze Stress einfach zu viel ist (viele junge Ärzte gründen in dieser Lebensphase gerade eine Familie), geht leider auch den Notfallmedizinern der Nachwuchs aus – mit verheerenden Folgen. Wenn es so weitergeht, wird das deutsche Rettungssystem, das eines der besten der Welt ist, weil jeder Bürger ein Recht auf eine sofortige ärztliche Behandlung hat, nicht mehr lange aufrechtzuerhalten sein.

Schon jetzt können einige, vorwiegend ländliche Regionen den Bedarf an Notärzten nur mithilfe von Vermittlungsagenturen decken. Gerade in den neuen Bundesländern kommt es von Zeit zu Zeit vor, dass überhaupt kein Mediziner für den Notfall zur Verfügung steht. Diesen Missstand auf die verschärften Zulassungsvoraussetzungen für Notärzte zu schieben würde der Problematik aber nicht im Geringsten gerecht. Denn es ist mehr als sinnvoll, den Arzt, der »draußen« allein für das Leben seines Patienten verantwortlich ist, ohne die Möglichkeit zu haben, einen Kollegen um Rat zu bitten, einer gründlichen Prüfung zu unterziehen. Tatsache ist aber leider auch, dass sich immer weniger Kollegen dieser Herausforderung stellen wollen. Und das, wo es doch eines der schönsten Dinge der Welt ist, als rasender Lebensretter unterwegs zu sein.

Deshalb rangiert Grund 42 auf meiner ganz persönlichen Top-Ten-Liste der besten Gründe, Arzt zu sein, ganz weit vorne. Für einige angehende Mediziner ist es vielleicht sogar der Grund schlechthin.

43. GRUND

Weil die Notfall- und Akutmedizin ein sehr junges Fach ist, in dem es noch viel zu erforschen gibt

Ärzte sind im Grunde genommen Naturwissenschaftler. Zumindest haben sie eine stark naturwissenschaftlich geprägte Ausbildung genossen. Das war nicht immer so. Erst im Laufe des letzten Jahrhunderts entwickelte sich die evidenzbasierte Medizin. Hierunter versteht man die wissenschaftliche Orientierung des Diagnose- und Heilprozesses. Ärzte sollten dementsprechend nur solche Behandlungen ausführen, für deren Wirksamkeit oder Mehrwert es eindeutige Beweise gibt, die mit den Mitteln der Naturwissenschaft erlangt wurden. Sprich, man soll als Arzt nur das tun, von dem man weiß, dass es wirkt. Weil die Notfall- und Akutmedizin noch ein sehr junges Fachgebiet und wissenschaftliche Forschung aus moralischer Sicht extrem schwer zu realisieren ist (schließlich ist es kaum vertretbar, einem Erstickenden das lebenswichtige Medikament vorzuenthalten, nur um zu beweisen, dass es auch wirklich wirkt – oder in diesem Fall, dass ein Nicht-Geben auch wirklich zum Ersticken führt), können wir durch intelligente Studien noch sehr viel lernen und Menschen in einigen Jahren wahrscheinlich noch wesentlich besser helfen als heute.

Im großen Spektrum der medizinischen Fächer (wir werden später noch konkreter darauf zu sprechen kommen) existieren einige Fachrichtungen, die man im Grunde genommen als »fertig« bezeichnen könnte. Das Paradebeispiel hierfür ist die Anatomie. Bis auf ganz wenige, sehr spezielle Fragestellungen gibt es, zumindest was die Makroanatomie des menschlichen Körpers angeht, nicht mehr viel zu entdecken. Alles, was es über unseren Aufbau zu wissen gibt, wissen wir. Fachgebiete wie die Chirurgie oder die Innere Medizin wiederum, in denen unser aktuelles Wissen nicht ansatzweise vollständig ist, werden seit Jahren erforscht, sodass sich innerhalb dieser Spezialisierungen weitere Subspezialisierungen entwickelt haben, um die enormen Mengen an Wissen überhaupt noch beherrschen zu können.

In der Notfallmedizin ist das nicht der Fall. Im Grunde tritt das Gebiet erst jetzt in den Fokus des wissenschaftlichen Interesses. Wie bereits erwähnt, liegt das mitunter daran, dass aussagekräftige Studien sich nicht immer mit dem moralischen Verständnis einer Gesellschaft vereinbaren lassen. Eine wissenschaftliche Studie funktioniert, vereinfacht dargestellt, immer mehr oder weniger nach dem gleichen Prinzip: Nachdem eine Fragestellung definiert wurde, beginnen die Forscher zu überlegen, wie sie die daraus resultierende These beweisen könnten.

Nehmen wir als Fragestellung ganz einfach mal die Wirksamkeit eines Medikamentes bei einer bestimmten Krankheit. Die Frage lautet also, ob dieses spezielle Arzneimittel in der Lage ist, die Krankheit zu heilen. (Man müsste sich dann natürlich weiter fragen, durch welche Parameter eine Heilung definiert ist und so weiter und so fort. Aber das führt hier zu weit.) Weil man aus einem einzigen Patienten keine Schlüsse für die Allgemeinheit ziehen kann, müssen entsprechend immer größere Gruppen miteinander verglichen werden. Man einigt sich also auf bestimmte Parameter, die allen Patienten der Studie zu eigen sein müssen, und ordnet die verschiedenen Teilnehmer dann zufällig entweder derjenigen Gruppe zu, die das Medikament bekommt, oder der, die es nicht bekommt, dafür aber meist ein Placebo verabreicht kriegt. Dann untersucht man, ob der vorher definierte Endpunkt, also Heilung ja oder nein, in einer der beiden Gruppen häufiger vorkommt, das Medikament also hilft oder nicht. Die Erkenntnisse aus diesen Studien werden dann im besten Fall zu Handlungsempfehlungen für die Praxis. Ach so, ja – um Studien international anerkennen zu lassen, müssen die Studienteilnehmer der ganzen Sache zustimmen. Und genau hier liegt der Hund begraben.

Übertragen wir diese Erkenntnis doch jetzt mal auf die Notfallmedizin. Ist es ethisch vertretbar, einen Patienten im Herz-Kreislauf-Stillstand einer Gruppe zuzuteilen, um zu testen, ob das Medikament, in das wir unsere allerletzte Hoffnung stecken, wirklich wirkt? Was, wenn es das tut und wir den Menschen mit unserer Entscheidung, das Medikament nicht zu geben, umbringen? Natürlich ohne dass er eingewilligt hat, denn zum einen konnte er das nicht, zum anderen hätte er seine allerallerletzte Chance, sein Leben fortzuführen, sicher nicht der Wissenschaft geopfert.

Die modernen Erkenntnisse in der Notfallmedizin stammen, man muss es leider so unverblümt sagen, hauptsächlich aus den großen Kriegen der letzten Jahrzehnte. Auf dem Schlachtfeld entwickelt sich die Notfallmedizin prächtig, was natürlich für zivile Mediziner manchmal eine ziemlich unpopuläre Tatsache ist, greift man doch auf Erkenntnisse zurück, die aus moralisch nicht zu rechtfertigenden Experimenten stammen.

Aber Notfallmedizin heißt ja nicht nur Reanimation und katastrophale traumatische Verletzungen. Die notfallmedizinischen Krankheitsbilder der großen Fächer wie beispielsweise der Inneren Medizin werden zunehmend erforscht. Und das mit ganz zivilen und ethisch einwandfreien Methoden. So wurde kürzlich der Beitrag, den ein bestimmtes Medikament auf die Entwicklung des akuten Herzversagens leisten kann, von einer Forschergruppe aus Bayern unter die Lupe genommen. Das Ergebnis war beeindruckend und beeinflusst mein persönliches Handeln im Umgang mit dieser Patientengruppe ganz maßgeblich – mit tollem Erfolg!

Ich diskutiere oft mit den Kollegen im Rettungsdienst über medizinischen Fortschritt. Weil sich in den letzten Jahren so unglaublich viel verändert hat, fühlen sich einige ältere Kollegen manchmal etwas abgehängt. Die Frage, ob manche Behandlungen vor 20 Jahren eine schlechtere Qualität hatten als die heutigen, muss ich dann aus meiner ganz persönlichen Warte mit einem klaren »Ja« beantworten. Und genau das werden die Kollegen in 20 Jahren auch über uns sagen – wahrscheinlich schon in zehn, denn unser Wissen steigt exponentiell. Aber so ist das nun einmal, wenn man sich der Herausforderung stellt, in einem jungen und noch zu erforschenden Gebiet zu arbeiten. Man muss sich ständig weiterbilden, denn das, was wir heute noch als Maß aller Dinge betrachten, wird in ein paar Jahren wahrscheinlich schon eine alte Kamelle sein.

Ein perfektes Beispiel hierfür ist der Einsatz bestimmter Infusionslösungen, sogenannter Volumenexpander. Noch vor drei Jahren gab man diese Medikamente bei Patienten, die beispielsweise durch einen Unfall große Mengen Blut verloren hatten und deren Körper es kaum möglich war, mit dem restlichen Blutvolumen die lebenswichtigen Organe mit Sauerstoff und anderen Nährstoffen zu versorgen. Mithilfe der Volumenexpander ließen sich buchstäblich alle körpereigenen Flüssigkeitsreserven, die ja teilweise auch in den einzelnen Zellen gespeichert sind, mobilisieren, um den Blutdruck auf Gedeih und Verderb aufrechtzuerhalten. Das funktionierte wunderbar. Über Jahrzehnte. Irgendwann gewannen Wissenschaftler dann aber die überraschende Erkenntnis, dass sich der Blutdruck der Schwerverletzten auf den ersten Blick zwar steigern ließ und entsprechend mehr Patienten lebend in die Klinik kamen, dass die Nebenwirkung dieser Volumenexpander aber so schwer war, dass die Kontrollgruppe der Studie, also diejenigen Patienten, die das Zeug nicht bekommen hatten, eine höhere Überlebensrate aufweisen. Heute ist das Medikament verpönt. Es wurde von allen mir bekannten Rettungsmittellisten genommen und wird nicht mehr zum Einsatz gebracht.

Sehen Sie, was ich meine? Haben die Kollegen 30 Jahre lang eine schlechte Notfallmedizin betrieben? Ganz sicher nicht! Aber mit zunehmendem Wissen ändert sich unsere Sichtweise, und wir können mit jedem Tag und mit jeder neuen Erkenntnis noch besser werden.

44. GRUND

Weil die interessanten Aspekte fast aller medizinischen Disziplinen in der Notfallmedizin gebündelt sind

Was ist Notfallmedizin? Was ein medizinischer Notfall ist, haben wir ja bereits in aller Ausführlichkeit besprochen. Es kann also nicht ganz so schwer sein, eine vernünftige Beschreibung für das Fach Notfallmedizin zu finden. Ist es aber doch. Denn letzten Endes bündelt die Spezialisierung alle »Notfälle« aller medizinischen Disziplinen. So muss ein guter Not- oder Notaufnahmearzt sich um die Erstversorgung einer penetrierenden Augenverletzung genauso kompetent kümmern können wie um einen Patienten mit Herzinfarkt oder jemanden, der einen schweren Verkehrsunfall erlitten hat. Auch organisatorische Aspekte, wie sie in der Katastrophenmedizin eine Rolle spielen, sind wichtig. Was zum Beispiel, wenn plötzlich ein Bus mit über 50 Menschen darin die Böschung herunterrollt? Wie organisiert man die Rettung der Opfer? Wer wird zuerst behandelt, und welche Verletzten kommen in das nächste Krankenhaus, welche kann man in weiter entfernte Kliniken verlegen? Wen nimmt der Hubschrauber mit? All die Fragen und Aufgaben muss ein Notfallmediziner beantworten beziehungsweise bewerkstelligen.

Man kann also davon ausgehen, dass Notfallmediziner im Studium ganz gut aufgepasst haben, denn die gesamten Grundlagen der Humanmedizin sind notwendig, um sich in diesem Fachgebiet sicher zu bewegen. Für viele Ärzte macht diese Herausforderung den Job gerade attraktiv. In einer Zeit, in der sich Ärzte in immer spezialisiertere Nischen zurückziehen, ist es erfrischend, als medizinischer Allrounder entweder im Notarztauto oder in der Notaufnahme tätig zu sein. So kommt es durchaus vor, dass der Notfallmediziner, gleich nachdem er ein Baby entbunden hat, zu einem Schlaganfallpatienten gerufen wird. Danach ein Herzinfarkt, Hörsturz, Vergiftung, Amputation und so weiter.

Klar, für jeden ist das nichts. Es gibt Menschen, die brauchen die Sicherheit des Alltags – und das ist auch gut so. Ich persönlich finde es toll, mit so vielen Krankheitsbildern aus den unterschiedlichsten Disziplinen zu tun zu haben.

45. GRUND

Weil Menschen sich die unterschiedlichsten Gegenstände in die unterschiedlichsten Körperöffnungen stecken

Als Notarzt muss man emotional ganz schön abgehärtet sein. Sie müssen im schlimmsten Chaos einen kühlen Kopf bewahren, kranken oder sogar todkranken Menschen erläutern, dass es keine therapeutischen Optionen mehr für sie gibt. Nächtelanges Durcharbeiten und Stressbewältigung gehören da schon eher zu den leichten Aufgaben des notfallmedizinisch tätigen Arztes. Die eigentliche, wirklich wirklich große Herausforderung aber besteht darin, in bestimmten Situationen eine ernste Miene zu wahren. Hauptsächlich gilt dies natürlich für die allseits beliebten Sexunfälle. Nicht lachen, auf keinen Fall lachen, wenn Männer erklären, sie wären auf die Taschenlampe gefallen, die da in ihrem Anus steckt. Wenn Medizinstudentinnen fragen, wie es möglich ist, eine ganze Gurke zu schlucken, die dann unverdaut im Enddarm ankommt. Versuchen Sie mal, in einer solchen Situation ernst zu bleiben.

Es ist wirklich unglaublich, was sich Menschen so alles in ihre Körperöffnungen stecken – und zwar auch in solche, von deren Existenz man gar nicht wusste oder von denen man annehmen würde, sie wären zu klein, um sie für sexuelle Spielchen zu gebrauchen.

Erst kürzlich wurden wir zu einem Patienten gerufen, bei dem eine Blutung aus der Harnröhre aufgetreten war. Nun kommt so etwas öfter vor, und ich dachte mir nichts weiter dabei. Wahrscheinlich ein älterer Mann, vielleicht mit einem Urindauerkatheter, der Gefahr lief, ein Prostataleiden oder eine Infektion des Urogenitaltraktes zu erleiden – Routine. Ich hatte unrecht. Außer bei der Sache mit dem Katheter, da lag ich richtig. Bereits am Einsatzort, im dritten Stock eines Sozialbaus, wurden wir von einer jungen, ganz in Weiß gekleideten Dame abgefangen und gebeten, ihr schnell und ohne großes Aufsehen zu erregen zu folgen. Der äußere Anschein trog nicht. Die Frau war eine, wie sagt man heute so schön, »Sexarbeiterin« und der junge Mann – er war wirklich noch nicht besonders alt, vielleicht so um die 30 – ihr Kunde. Sofort drängte sich mir die Frage auf, wieso der Bursche nicht auf normalem Weg zu Beischlaf gekommen war, denn so furchtbar sah er gar nicht aus. Meine Antwort bekam ich umgehend, als ich bemerkte, welche Art von Sexspielchen hier getrieben wurden.

Ganz offenkundig war der Patient ein Katheterjunkie, was nichts anderes bedeutet, als dass er darauf stand, sich Urinkatheter und Einläufe verpassen zu lassen. Als ihm das simple Einführen der Plastikschläuche nicht mehr zur Befriedigung reichte, musste die – wie mir jetzt klar wurde – als Krankenschwester verkleidete Professionelle den Katheter ungeblockt wieder ziehen. Ich werde dem nicht medizinisch Fachkundigen gerne erklären, was das bedeutet. Besteht bei einem Menschen die Notwendigkeit, einen Urindauerkatheter einzuführen, was aus verschiedensten Gründen der Fall sein kann, so muss sichergestellt werden, dass der sich in der Blase befindliche Urin auch nur durch den Katheter nach außen gelangt, weil es sonst ziemlich suppt. Deshalb wird am Ende des kleinen Gummiröhrchens ein kleiner Ballon aufgeblasen. Damit ist auch gewährleistet, dass der Katheter nicht rausrutscht.

Nun hat dieser Ballon den mehrfachen Durchmesser einer männlichen Durchschnittsharnröhre. Sich so ein Ding ungeblockt aus der Blase ziehen zu lassen ist also mit einigen Schmerzen verbunden und erklärte die Blutung aus dem Penis des jungen Burschen ganz gut. Aber er stand offenbar darauf, denn es war laut seinen Angaben nicht das erste Mal, dass er entsprechende Spielchen über sich ergehen lassen hatte. »Sonst hat das doch auch nie geblutet!« Dem ist wohl nichts mehr hinzuzufügen!

46. GRUND

Weil die Erlebnisse eines Notarztes ganze Bücher füllen

Notfallmedizin ist so spannend, dass man darüber ganze Bücher schreiben kann. Wahnwitziges, Skurriles, Lustiges, aber auch Nachdenkliches aus dem Leben eines Notarztes lässt sich prima auf Papier bringen, denn es gibt so viel davon. Zum Teil sind die Geschichten, die ein Notarzt tagtäglich erlebt, so abgefahren, dass man sie einem Schriftsteller nicht abnehmen würde, wenn er sie in Form eines Romans niederschriebe. Notärzte, aber auch Rettungsdienstpersonal und Feuerwehrleute hingegen können sagen: »Hey, das hab ich mir nicht ausgedacht, das haben wir erlebt!«

Man muss sich nur mal vorstellen, dass die bürokratische Aufarbeitung eines Einsatzes sowieso ein hohes Maß an schriftstellerischer Ausdauer erfordert, denn um der deutschen Bürokratie Genüge zu tun, reicht es oft nicht aus, nur ein Protokoll mit Daten zu füllen. Oft müssen die gleichen Informationen wieder und wieder in ganz unterschiedliche Schriftstücke eingefügt werden. Und was passiert dann mit den in Form gebrachten menschlichen Schicksalen, die teils dramatischer nicht sein könnten? Sie werden abgeheftet und nur rausgeholt, sollte es mal Rückfragen geben oder, Gott bewahre, zu einem Prozess kommen. Da fragt man sich wirklich manchmal, für wen man das Ganze eigentlich protokolliert. Gerade weil die Formulierung der tragischen Umstände oft mehr Zeit in Anspruch nimmt als der Rettungseinsatz selbst.

Ein paar wenige Notärzte und Rettungsassistenten haben dann irgendwann für sich beschlossen, den ganzen Schreibkram noch einmal mehr zu machen, um das Erlebte einer breiten Öffentlichkeit zugänglich zu machen. Dabei geht es nicht etwa um Effekthascherei, ganz im Gegenteil. Denn aus dem Erlebten lassen sich oft sehr interessante und zum Teil auch wichtige Schlüsse für das tägliche Leben ziehen. Allen voran beispielsweise, dass selbiges unendlich wertvoll ist und von einer auf die andere Minute vorbei sein kann. Aber auch profanere Konsequenzen lassen sich aus den Erlebnissen des Rettungsteams durchaus ableiten.

Und hierbei geht es keinesfalls immer nur um Medizin – im Gegenteil: Das Medizinisch-Fachliche ist nur oberflächlich betrachtet der Protagonist. Gräbt der Leser ein bisschen tiefer, so wird er feststellen, dass Rettungspersonal oft mit Situationen konfrontiert ist, die sich am absoluten Rande unserer Gesellschaft abspielen. Da wären Menschen, deren letzte Möglichkeit die 112 ist und deren Leiden nicht selten eher sozialer als medizinischer Natur sind. Alte, Einsame oder Behinderte, aber auch Kinder, die von ihren Eltern vernachlässigt, nicht geliebt oder gar misshandelt werden. Eskalieren diese sozialen Konstrukte, so ist der Rettungsdienst der erste Ansprechpartner, und die daraus resultierenden Geschichten vermitteln eine ganz eigene Botschaft. Und das ganz ohne für sich den Anspruch zu erheben, von wissenschaftlicher Korrektheit zu sein. Getreu dem Motto »Schaut her! Das erleben wir, der Leser kann seine eigenen Schlüsse ziehen!« sind Bücher, geschrieben von Rettungsfachpersonal, oft auch Zeitzeugnisse beziehungsweise Zeugnisse von Missständen, die viel zu selten diskutiert werden, weil sie schlicht unangenehm sind. So bin ich mir sicher, dass es nicht allzu lange dauern wird, bis die ersten Kollegen von ihren Erlebnissen in Erstaufnahmeeinrichtungen für Flüchtlinge berichten; ideologisch ungefärbt. Und so glaube ich, bei aller Sensationsgier, die uns Menschen nun einmal zu Menschen macht und meines Erachtens ein wichtiger Kaufgrund für derartige Bücher ist, dass die Erlebnisse von Notärzten und Rettungsassistenten, niedergeschrieben und zum Verkauf feilgeboten, auch ihren ganz eigenen Beitrag zum Verständnis derjenigen leisten können, von denen der Normalbürger wenig weiß, weil Wegschauen doch so viel einfacher ist.

47. GRUND

Weil man im Notfall echt coole Sachen machen kann

Das klingt jetzt komisch, oder? Coole Sachen? Ist so ein Notfall nicht etwas Bitterernstes? Nun ja – für die Patienten schon. Den meisten Notärzten und auch den meisten Rettungsassistenten machen ihr Beruf und die damit verbundenen Tätigkeiten aber Spaß. Insofern versteht sich das »cool« hier eher aus der Sicht des Anwenders und nicht der des Patienten.

Wie, fragen Sie sich vielleicht, kann man es gut finden, wenn anderen Menschen schlimme Dinge zustoßen? Das kann man natürlich nicht. Trotzdem muss ich gestehen, dass an manchen ereignislosen und langweiligen Arbeitstagen dem einen oder anderen schon mal die Worte rausrutschen: »Oh, ich schlaf gleich ein! Jetzt wär doch ein großer VU 'ne tolle Sache.« VU steht für Verkehrsunfall. Es ist eine Art Zwickmühle: Natürlich findet es niemand super, wenn zwei Autos ineinanderkrachen und Menschen verletzt werden. Und unbedachte Äußerungen wie die oben stehende mögen etwas pietät- und auch geschmacklos erscheinen. Gleichzeitig wird wohl jeder lieber von einem motivierten Notarzt betreut, der seinen Job liebt, als von einem, der kaum sieht, was er tut, weil ihm die Mitleidstränen kontinuierlich die Sicht trüben.

Was sind denn das aber nun für »echt coole Sachen«, die man als Notarzt so macht?

Fangen wir beim Intubieren an. Obwohl man diese wirklich gefährliche Prozedur auf keinen Fall auf die leichte Schulter nehmen darf, macht sie doch eine Menge Spaß. Letztendlich verabreicht man dem Patienten Medikamente, die ihm sämtliche Schutzreflexe nehmen und ihn in einen tiefen Dornröschenschlaf fallen lassen, der leider auch zum Einstellen der so wichtigen Atmung führt. In diesem Moment hat der Notarzt nur noch wenig Zeit, dafür zu sorgen, dass dem Patienten Sauerstoff zukommt. Mithilfe eines sogenannten Laryngoskops macht er die Stimmlippen des Patienten sichtbar und führt einen Beatmungsschlauch zwischen ihnen hindurch, direkt in die Luftröhre des Patienten. Am Ende des Schlauches befindet sich ein kleiner, aufblasbarer Ballon, der mit Luft gefüllt wird, um ein geschlossenes Beatmungssystem aufzubauen. Nun kann die künstliche Beatmung starten.

Damit der Patient nicht munter wird und sich gegen die Maßnahmen wehrt, müssen kontinuierlich Medikamente verabreicht werden, die das künstliche Koma aufrechterhalten. (Stellen Sie sich mal vor, Sie wachen plötzlich auf, und jemand hat Ihnen einen Beatmungsschlauch in den Hals geschoben. Zum einen führt das dazu, dass Sie sich mit an Sicherheit grenzender Wahrscheinlichkeit übergeben müssen, zum anderen werden Sie ordentlich Panik bekommen.) Hat sich der Notarzt einmal dazu entschlossen, einen Patienten zu intubieren, so gibt es also kaum ein Zurück, und die Maßnahme muss ordnungsgemäß durchgeführt werden. Das ist auch der Grund, weshalb die Indikation, also die medizinische Rechtfertigung, vorher genau überdacht werden muss. Es gibt nichts Schlimmeres, als einen Patienten durch die eigenen Maßnahmen zusätzlich zu schädigen und im Nachhinein feststellen zu müssen, dass die Intubation vielleicht gar nicht notwendig war. In der Ausbildung zum Notfallmediziner werden diese Dinge aber ausführlich besprochen, weshalb Sie als Patient davon ausgehen können, dass, sollten Sie einmal einen Notarzt benötigen, dieser weiß, was er wann und wie zu tun hat.

Es gibt aber noch andere coole Sachen, die Notärzte machen. Stellen Sie sich vor, Sie können plötzlich kaum mehr atmen. Mit jedem Atemzug wird es schwieriger, sodass Sie umgehend den Notruf absetzen. Mittlerweile ist Ihnen auch ganz schummrig zumute, und Sie haben das Gefühl, jeden Moment ohnmächtig zu werden. Glücklicherweise braucht das Rettungsteam nicht sonderlich lange, und bevor bei Ihnen die Lichter ausgehen und Sie mit dem Gefühl, jetzt endgültig zu ersticken, in die Bewusstlosigkeit abgleiten, hört der Notarzt kurz Ihre Brust ab. Was dann passiert, müssen Sie wohl einer durch Sauerstoffmangel bedingten Halluzination zuschreiben. Der Arzt nimmt eine vier bis fünf Zentimeter lange Nadel und sticht Sie Ihnen ohne Vorwarnung ins Herz. Kurz darauf klappt die Sache mit der Atmung wieder wesentlich besser. Langsam werden Sie wieder klar im Kopf. Allerdings müssen Sie feststellen, dass die Halluzination keine war, denn tatsächlich steckt Ihnen eine Nadel im Brustkorb. Allerdings spritzt daraus nicht, wie bei einer Punktion des Herzens eigentlich zu erwarten, unablässig Blut. Eigentlich kommt überhaupt nichts raus. Sie können nur wieder besser atmen.

Was der Notarzt da gemacht hat, nennt sich Entlastungspunktion. Sie kommt bei einem Spannungspneumothorax zum Einsatz, einem Krankheitsbild, bei dem Luft in den Brustraum eindringt und dann wegen eines Ventilmechanismus nicht mehr entweichen kann – Einbahnstraße sozusagen. Die einzige Möglichkeit, einen Patienten zu retten, ist, dessen Lunge mithilfe einer Nadel zu entlasten. Ist die akute Gefahr gebannt, muss in einem zweiten Schritt eine sogenannte Minithorakotomie erfolgen. Im Rettungswagen macht der Mediziner einen kleinen Schnitt unterhalb der Brustwarze und eröffnet damit den Brustkorb des Patienten, um eine dauerhafte Ausheilung zu gewährleisten. Wenn das nicht cool ist, weiß ich auch nicht.

Es gibt noch eine ganze Latte weiterer richtig spannender Dinge, die Notärzte im Laufe ihrer Ausbildung beigebracht bekommen. Schnell und richtig eingesetzt können sie Leben retten. Denn je invasiver und gefährlicher die Maßnahme, desto schwerwiegender und lebensbedrohlicher der Zustand, den sie heilt. Und so sind diese ganzen »coolen Sachen« letzten Endes dazu gedacht, Menschen, die in Not geraten sind, das Leben zu retten.

48. GRUND

Weil einem Notfallmediziner Menschen, die ihn gar nicht kennen, bedingungslos vertrauen

Wenn man krank ist, geht man zum Arzt. Allerdings nicht zu irgendeinem, sondern in der Regel zum Mediziner des Vertrauens. Zumindest meistens, denn in Zeiten des Ärztemangels kann man sich den einen oder anderen Facharzt leider nicht immer aussuchen. Trotzdem – ein gewisses Maß an Vertrauen muss schon bestehen, denn schließlich bespricht man mit dem Arzt die intimsten Dinge, auch solche, die man nicht einmal dem eigenen Ehemann oder der eigenen Ehefrau anvertrauen würde. Gerade wenn es um schwerwiegende Probleme geht, ist ein vertrauensvolles Verhältnis zwischen Arzt und Patient absolut unerlässlich. Wer würde sich schon von einem zwielichtigen Chirurgen operieren lassen? Wer würde seine Kinder zu einem Pädiater schicken, der nicht voll und ganz das elterliche Vertrauen genießt? Wenn es um unsere Gesundheit oder gar das Leben derjenigen geht, die wir lieben, dann ist uns oft kein Weg zu weit, um die bestmögliche Behandlung zu garantieren.

Doch ausgerechnet im schlimmsten aller Fälle, dann, wenn es wirklich schlecht um uns steht, können wir uns den Arzt nicht frei aussuchen. Denn derjenige, der da kommt, wenn wir die 112 gewählt haben, ist uns meist völlig unbekannt. Der Patient muss sich in die Hände eines Menschen begeben, den er noch nie im Leben gesehen hat. Trotzdem erlebe ich eigentlich täglich, dass der Rettungsdienst und dessen Mitarbeiter mit einem enormen Vertrauensvorschuss empfangen werden.

Das hat mehrere Gründe. Zum einen haben die Betroffenen meist keine andere Wahl. Eine junge Mutter, deren Tochter gerade vom Pferd gefallen ist, muss dem Notfallteam vertrauen und hoffen, dass dessen Mitglieder wissen, was sie tun. Aber es ist nicht nur die Zwangslage, in der sich die Patienten befinden, die sie dazu bringt, ihr Leben in die Hände völlig Fremder zu legen. Die verschiedenen Rettungsorganisationen, wie beispielsweise das Rote Kreuz oder auch andere in Deutschland tätige Hilfsverbände, haben in der Bevölkerung meist einen extrem guten Ruf. Der Umstand, dass der Arzt beispielsweise für das Rote Kreuz arbeitet, weist ihn dementsprechend oft schon als vertrauenswürdige Person aus.

Hier liegt der Ball dann natürlich auf unserer Seite, denn es wäre fatal, wenn wir als Retter dieser Erwartung nicht gerecht würden. Und so haben auch wir eine doppelte Motivation, unsere Arbeit ordentlich zu machen. Zum einen versteht es sich aus humanitären und berufsethischen Gründen von selbst, dass wir nur das Beste für unsere Patienten tun. Zum anderen haben wir als Notärzte auch eine gewisse Verantwortung der Hilfsorganisation gegenüber, für die wir arbeiten. Denn deren Ruf ist die Grundlage unserer Arbeit.

Es ist toll zu wissen, dass man das Vertrauen seiner Patienten genießt. Allerdings darf man eines nie vergessen: Aus Vertrauen wächst Verantwortung.

49. GRUND

Weil es in vielen Krankenhäusern richtige Notfallteams gibt

Notfallmedizin ist etwas für Profis. So viel dürfte aus den letzten Seiten hervorgegangen sein. Weil aber nicht jeder Arzt ein Fachmann für medizinische Notfälle ist, haben größere Krankenhäuser, zum Teil auch die kleinen Kliniken, spezielle Notfallteams ins Leben gerufen.

Die Abläufe während der Versorgung von akut erkrankten Patienten sind eigentlich immer mehr oder weniger gleich. Nehmen wir zum Beispiel die Reanimation, also die Herz-Lungen-Wiederbelebung. Diese Prozedur, obwohl alle fünf Jahre aufgepeppt, sollte überall auf der Welt einheitlich durchgeführt werden. Jeder professionelle Retter ist in der Lage, auch mit ihm völlig unbekannten Kollegen zu arbeiten, selbst wenn diese nicht einmal die gleiche Sprache sprechen wie er. Ähnlich ist das bei allen anderen Notfällen auch. Ob Verkehrsunfall, Herzinfarkt oder Lungenembolie. Die Notfallversorgung funktioniert ähnlich dem Boxenstopp in der Formel 1. Jeder hat seine ganz genau definierte Aufgabe. Um dieser auch gerecht zu werden, ist regelmäßiges Training unerlässlich.

Weil aber nicht jeden Tag ein Patient einen Herz-Kreislauf-Stillstand erleidet und es sogar sein kann, dass längere Zeit vergeht, ohne dass in einer Klinik überhaupt irgendein Notfall geschieht, müssen diejenigen, die handeln, wenn es dann doch so weit ist, genau geschult und ausgebildet sein. Ganz viele Krankenhäuser haben das mittlerweile verstanden und umgesetzt.

So kann es gut sein, dass ein Handchirurg (nichts gegen Handchirurgen, die machen einen tollen Job), der sich extrem auf dieses Fachgebiet spezialisiert hat, die neuesten Notfallrichtlinien nicht mehr kennt, ja das letzte Mal vielleicht im Studium reanimiert hat – oder noch nie. Gerät dann doch einmal ein Patient auf der handchirurgischen Station in Gefahr, dann muss der Kollege sich nur um die Standardmaßnahmen kümmern und kann dem Notfallteam den Rest überlassen. Besetzt sind diese Teams meist mit Internisten oder Anästhesisten mit Notfall- und intensivmedizinischer Erfahrung. Für sie ist die Versorgung Schwerkranker Routine, wie für den Handchirurgen die Versorgung von Handverletzungen Routine ist. So macht jeder das, was er am besten kann, und die Notfallversorgung wird auch im Krankenhaus immer mehr professionalisiert.

Klar, die Sache mit den Notfallteams ist nicht in jeder Klinik so organisiert wie gerade beschrieben. In kleineren Häusern ist es oft so geregelt, dass nur die Ärzte am Bereitschaftsdienst teilnehmen dürfen, die über ein ausreichendes Know-how in Sachen Notfall- und Intensivmedizin verfügen. Nicht jedes Minikrankenhaus kann sich schließlich ein eigenes Rea-Team leisten.

Trotzdem – wenn es so ein Team gibt, dann ist das schon ganz schön cool. Ich selbst habe beide Organisationsformen kennengelernt und muss sagen, dass es schon nicht schlecht ist, wenn im Fall der Fälle ein hochprofessionalisiertes Back-up-Team zur Verfügung steht.

50. GRUND

Weil Notfallmedizin einfach Spaß macht

Dass Notfallmedizin Spaß macht, können Sie sich nach den letzten neun Gründen vermutlich denken. Wobei es hier natürlich Einschränkungen gibt, denn nicht jeder Arzt ist so begeistert von der Behandlung akut Kranker. Aber das ist ja gerade das Tolle daran, Arzt zu sein. Dieser Beruf hält für jeden etwas bereit. Wer es mag, zu furchtbaren (und weniger furchtbaren) Unfällen gerufen zu werden, um zu retten, was zu retten ist, wer auch im größten Stress die Nerven behält und gerne im Team arbeitet, der ist in der Notfallmedizin vermutlich ganz richtig (na ja, man muss auch Blut sehen können). Wer das scharfe Denken bevorzugt, der sollte scharf darüber nachdenken, Internist zu werden, und wer gern für sich ist und mit Menschen nicht so viel am Hut hat, der könnte sein Seelenheil in der Pathologie oder der Gerichtsmedizin finden. Denken Sie nur mal an K. F. Boerne aus dem Münster-*Tatort*. Können Sie sich den am Patientenbett vorstellen, wie er dem Patienten einen halbstündigen Vortrag hält, wie dumm und unzulänglich der ist? Wohl eher nicht. Aber er ist ein hervorragender Rechtsmediziner.

Jedem also das, was ihm oder ihr Spaß macht. Ich persönlich finde nichts befriedigender (arbeitstechnisch), als zu einem Notfall zu fahren und zu versuchen, einen Menschen, dessen letzte Hoffnung mein Team und ich sind, zu retten. Auch wenn sich die wenigsten später an den Arzt erinnern, der sie behandelt hat, genieße ich die Dankbarkeit der Patienten und ihrer Familien sehr. Und obwohl die Bindung, die ich als Notarzt zum Patienten aufbauen kann, oft nur sehr oberflächlich ist, so ist sie doch von einem Vertrauen geprägt, das aufzubauen außerhalb dieser Extremsituationen eines enormen Zeitaufwands bedürfte.

Ein weiterer Punkt, der die Notfallmedizin für mich so attraktiv macht, ist der Umstand, dass wir als Notfallteam, egal ob im Krankenhaus oder »in freier Wildbahn«, Menschen am Scheideweg begleiten und helfen können. Als ich vor nicht allzu langer Zeit eine gute Freundin anrief, weil ich nach einem Einsatz nicht ganz sicher war, ob meine Therapie die wirklich beste für meinen Patienten war, erklärte sie mir, hinterher sei man immer schlauer. Im Moment des Notfalls aber ist der Notarzt oft die letzte Bastion zwischen Leben und Tod und kann sich nicht auf die Hilfe eines Kollegen verlassen. Es gilt also zu tun, was man kann! Mehr geht nicht ... Ist das wirklich ein Argument, das belegen kann, dass Notfallmedizin Spaß macht? Ich denke schon – denn Herausforderungen können etwas sehr Angenehmes sein.

Ein weiterer positiver Aspekt der Notfallrettung sind die technischen und medizinischen Möglichkeiten, die uns dieses Fach mittlerweile bietet. Die Tätigkeit als Notarzt ist in keiner Weise mit der des Mediziners in einer Praxis oder einer Klinik zu vergleichen, wo man von Bett zu Bett oder OP zu OP zieht und seiner Arbeit nachgeht. Denn manchmal kommen wir als Notfallteam nicht einmal an die Patienten heran, die unsere Hilfe so dringend brauchen, müssen uns im Gelände einen Behandlungsplatz schaffen und geraten nicht selten auch selbst in Gefahr.

Auch ist mein Beruf kaum planbar. Steht ein Chirurg morgens auf, so weiß er: heute eine Hernie, dann eine laparoskopische Fundoplicatio, Mittagessen und dann noch eine Ileozökalresektion. Danach Golf, Lions Club und morgen wieder mehr oder weniger das Gleiche. Ich weiß nicht, was mich erwartet, wenn ich morgens aus dem Haus gehe. Vielleicht habe ich den ganzen Tag gar nichts zu tun, vielleicht rette ich auch fünf Menschenleben – oder verliere sie.

Für mich ist diese Arbeitsweise ziemlich spannend. Dem Umstand, dass ich auch nachts lediglich eine Minute habe, um aus dem süßen Land der Träume ins Notarzteinsatzauto zu kommen, um dann unter Umständen eine Minute später Leben zu retten, wohnt ein ganz besonderer Reiz inne. Klar, das mag an meinem Alter liegen. Vielleicht habe ich mit 50 oder 60 Jahren auch keinen Bock mehr auf so was und wünsche mir ein ruhigeres Leben. Aber wer sagt, dass man immer das Gleiche tun muss?

KAPITEL 6

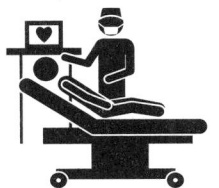

VON A WIE ANÄSTHESIST BIS Z WIE ZAHNARZT

DIE SPEZIALISTEN

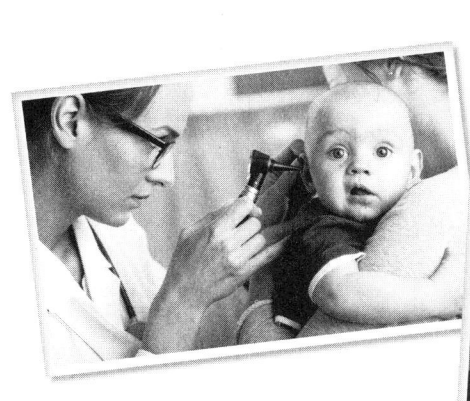

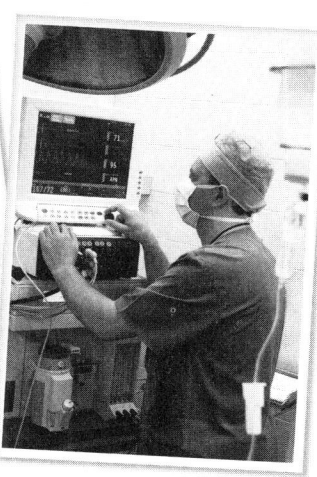

51. GRUND

Weil die beruflichen Möglichkeiten in der Medizin fast keine Wünsche offen lassen

Es ist vielleicht schon angeklungen – als Arzt kann man im Grunde tun und lassen, was man will. Klar, im Rahmen seiner Möglichkeiten und Kompetenzen, aber die kann man ja im Laufe seines Lebens entwickeln oder anpassen. Ich kenne Kollegen, denen waren der tägliche Stress, die zwangsweise vorhandenen Hierarchien, die Bezahlung oder andere Kehrseiten der Arztmedaille einfach zu viel. Aber auch diese Mediziner müssen kein Leben als Barkeeper oder Reinigungskraft fristen, denn es gibt auch für nicht-klinisch tätige Ärzte unzählige Möglichkeiten des Broterwerbs, ja sogar der Karriereförderung. Und die sind manchmal sogar lukrativer als der Arztjob. Als Beispiele sind die Tätigkeit in der Pharmaindustrie oder der Beratungsbranche zu nennen.

Mediziner, die Ärzte sein wollen, wiederum können sich für eine Vielzahl von Arbeitsplatzmodellen entscheiden. Zum einen ist die klassische Karriere im Krankenhaus möglich: Assistenzarzt, Facharzt, Oberarzt, Chefarzt. Wessen Geschmack das nicht wirklich trifft, der macht halt eine Praxis auf oder bietet seine Dienste als selbstständiger Honorararzt an. Es soll sogar den einen oder anderen Kollegen geben, der sich als Autor versucht.

Das Gute ist: Im Prinzip stehen all diese Türen immer offen. Es gibt genug Mediziner, die sich mitten im Berufsleben entscheiden, noch einen zusätzlichen Facharzt zu machen oder ihr Arbeitsmodell komplett über den Haufen zu werfen. Wir leben heute glücklicherweise in einer Zeit, in der berufliche Werdegänge nicht mehr so rigide vorgeschrieben sind. Wenn meine Oma von früher erzählt und auf dieses Thema kommt, dann bekomme ich immer zu hören, dass es unsittlich war, wenn man ständig seine Arbeitsstelle gewechselt hat – vom Tätigkeitsfeld ganz zu schweigen. Heute ist das kein

Problem mehr, ja es gilt teils sogar als vorteilhaft, denn Erfahrung und variable Einsatzmöglichkeiten sind durchaus attraktive Einstellungsargumente.

Ich selbst habe nach zwei Jahren chirurgischer Tätigkeit festgestellt, dass mich dieses Fach, obwohl unglaublich interessant, nicht vollends befriedigt. Ich wollte einfach mehr wissen, mehr können, mehr tun, als täglich von früh bis spät im OP abzuhängen. Das ist überhaupt keine Kritik an Chirurgen – ich habe Hochachtung vor den Jungs, die das täglich durchziehen –, nur war das Ganze für mich persönlich zu eintönig, weshalb ich mich entschied, andere Wege zu gehen. Ein guter Freund von mir lernt gerade für seine Facharztprüfung im Fach Chirurgie. Nachdem er sie hoffentlich erfolgreich abgelegt hat, wird er sich in einem anderen Fach bewerben – vielleicht in der Anästhesie, vielleicht in der Inneren Medizin. Er möchte mehr erleben, sich nicht einengen lassen.

Irgendwann muss man aber doch mal sesshaft werden, oder? Wie auch immer man diese Frage für sich selbst beantwortet, eines ist klar: Nach erfolgreich abgelegtem Staatsexamen bietet die Medizin unzählige Möglichkeiten. Man muss in seiner persönlichen und beruflichen Entwicklung nie stehen bleiben, kann sich immer neuen Herausforderungen stellen. Und selbst wer sich dafür entscheidet, in einem speziellen Fach sesshaft zu werden, ist damit keineswegs zum Stagnieren verurteilt. Das medizinische Wissen vermehrt sich täglich, und was noch vor fünf Jahren State of the Art war, ist heute manchmal schon veraltet. Kontinuierliche Fortbildungen sind somit nicht nur ein Recht, sondern sogar eine Pflicht für Ärzte. Denn ein guter Arzt ist nur der, der seinen Patienten immer die neuesten und besten Therapien anbieten kann.

Sie sehen also, dass es nie langweilig wird, dass Ärzte sich frei und in so gut wie alle Richtungen entwickeln können. Im Folgenden werde ich die größten Fachrichtungen kurz vorstellen. Klar, es gibt unzählige Fachrichtungen, Spezialisierungen und Subspezialisierungen, auf die ich nicht sämtlich eingehen kann. Aber das

Buch heißt ja auch nicht »111 medizinische Fachrichtungen, die Sie unbedingt kennen müssen«, also konzentriere ich mich auf die Spezialisierungen, von denen ich denke, dass sie die Topscorer sind, die Grundlage für die abwechslungsreiche Arbeit als Arzt.

52. GRUND

Weil man Anästhesist werden kann

Narkoseärzte haben den Ruf, gemächlich, ruhig und eher entspannt zu sein. Klassische Witze über Anästhesisten beschäftigen sich mit Kreuzworträtseln, übermäßigem Kaffeegenuss und stundenlangem Sich-den-Hintern-wund-Sitzen im OP. Üblicherweise verbindet man mit dem Anästhesisten also jemanden, der die Narkose überwacht und ab und zu mal ein Medikament hier oder ein Mittelchen dort spritzt, im Grunde aber eher für das laue Nichtstun zuständig ist.

Diese Sichtweise wird den Kollegen der Narkosemedizin allerdings in keiner Weise gerecht, denn bei der Anästhesie handelt es sich um einen der spannendsten, wenn nicht den spannendsten Berufszweig für in der Klinik tätige Ärzte. Die legendäre mentale Ruhe der Narkoseärzte liegt wohl vielmehr darin begründet, dass deren Aufgabe zum Teil so schwierig ist und in so kritische Momente der Patientenversorgung eingreift, dass eine gewisse Grundgelassenheit dafür unumgänglich ist. Ein Anästhesist muss immer den Überblick bewahren.

Erst heute morgen war ich im OP des städtischen Krankenhauses, in dessen Nähe unsere Notarztwache liegt, um mich im Intubieren fit zu halten. Jeder weiß schließlich: Übung macht den Meister. Ich war einer älteren Fachärztin für Anästhesie zugeteilt, die mir mehr oder weniger freie Hand ließ. Bei der Patientin handelte es sich um eine ältere Dame, die sich bei einem Sturz den Oberschenkel gebrochen hatte. Es galt nun, den angerichteten Schaden im wahrsten Sinne des Wortes wieder geradezubiegen. Dafür musste die Patientin aber in eine Narkose versetzt werden, die eine künstliche Beatmung unabdingbar machte. Und hier kam ich ins Spiel.

Zusammen mit der Anästhesistin verabreichten wir die nötigen Medikamente, um die ältere Dame in den Schlaf der Gerechten zu versetzen. Als sie keinen Mucks mehr von sich gab, begann ich mit der Beatmung mittels Mund-Nasen-Maske. Trotz intensiver Sauerstoffgabe fiel die gemessene Sättigung, das heißt der Anteil des sauerstofftragenden Moleküls Hämoglobin im Blut, immer weiter ab.

»Liegt bestimmt am Druck«, sagte die Narkoseärztin seelenruhig und betätigte die Blutdruck-messen-Taste des Überwachungsmonitors. Und tatsächlich! Der gemessene Wert lag bei 40/28 mmHg, normal ist 120/80 mmHg. Völlig entspannt kommentierte die Anästhesistin, dass man da wohl ein kreislaufstabilisierendes Medikament hinzugeben müsse und wir ja mal intubieren könnten, um den Druck ein wenig anzuregen. Dazu muss man sagen, dass ein Blutdruck in diesem Bereich schon wirklich niedrig ist – besorgniserregend niedrig. Grund dafür ist die Kombination aus Medikamenten, die der älteren Dame zum Einschlafen verabreicht wurden. Das kann schon einmal vorkommen. Ich bin mir auch sicher, dass die Narkoseärztin ebenfalls beunruhigt war. Trotzdem ließ sie sich nichts anmerken und schien völlig gelassen – die Situation war unter Kontrolle.

Klar, auch wir Notärzte, die meistens übrigens auch Anästhesisten sind, müssen in kritischen Situationen ruhig bleiben. Trotzdem ist die Gelassenheit der Narkoseärzte immer wieder bewundernswert für mich.

Die Anästhesie ist auch deshalb so interessant, weil die sogenannte Intensivmedizin, also die Behandlung von überwachungspflichtigen, sehr kranken Patienten, ein Teil dieser Fachrichtung ist. Jeder Anästhesist muss im Laufe seiner Weiterbildung zum Facharzt mindestens ein Jahr lang auf einer Intensivstation arbeiten. Hier wird oft Hightech-Medizin betrieben. Alles, was in extremen Situationen möglich ist, lernt der junge Mediziner hier. Sogar ganze Organe können während des Aufenthalts auf der ITS (kurz für Intensivtherapiestation) ersetzt werden. Und dabei beschränkt sich die ärztliche »Kunst« nicht nur auf Nierenersatztherapien. Auch die Funktionen der Leber, ja sogar der Lunge und des Herzens können heutzutage teilweise oder ganz übernommen werden. All diese Dinge liegen im Aufgabenbereich des Narkosearztes. In Anbetracht dieser wichtigen und verantwortungsvollen Tätigkeit der Anästhesisten scheint es mir sogar etwas abwertend, von »Narkoseärzten« zu sprechen. Klar, auch Ärzte anderer Fachrichtungen betreiben Intensivstationen. In vielen Krankenhäusern sind es aber tatsächlich die Anästhesisten, die den Laden schmeißen.

Kurzum: Die Kollegen der Narkosemedizin sind für die Aufrechterhaltung der vitalen Funktionen, also des Kreislaufs und der Atmung zuständig. Und obwohl sie selten primär therapeutisch tätig sind (will heißen, man kann nicht zu ihnen kommen, sich ein Rezept abholen und wieder gehen), ist ihr Job doch einer der interessantesten, die es im Krankenhaus gibt.

53. GRUND

Weil man Chirurg werden kann

Chirurgen schneiden. Eigentlich reicht dieser Satz schon aus, um die Kernkompetenz der Kollegen im OP zu beschreiben. Nein, nur Spaß ... Natürlich können Chirurgen noch wesentlich mehr, als Menschen von Körperteilen zu befreien, die sie nicht mehr brauchen. Und auch im Bereich der Chirurgie gibt es eine Menge Spezialisierungen, in denen sich die handwerklich interessierten Kollegen so richtig austoben können. Außerdem muss sich der Chirurg, bevor er schneidet, erst einmal Klarheit darüber verschaffen, ob das, was im Fokus seines Interesses liegt, überhaupt weggeschnitten werden muss.

Nehmen wir als Beispiel einen 42-jährigen Mann und nennen ihn Peter. Peter hat sich im Rahmen der ganz normalen Vorsorge beim Hausarzt vorgestellt. In der sogenannten IP01, der klassischen Blutuntersuchung in diesem Fall, hat der Hausarzt leicht erhöhte Leberwerte festgestellt. »Ist wahrscheinlich nichts!«, versucht er, Peter zu beruhigen. »Vielleicht liegt es am Dorffest letzten Samstag. Da haben Sie doch bestimmt eine Menge getrunken.«

Peter muss zugeben, dass es am Wochenende schon recht feucht-fröhlich zugegangen ist. Trotzdem, um sicherzugehen, empfiehlt der Hausarzt eine Ultraschalluntersuchung des Bauchraumes, im Speziellen der Leber. »Nur für alle Fälle«, begründet der Mediziner seine Empfehlung. Peter stimmt zu. Nur für alle Fälle. Nachdem der Arzt den Ultraschallkopf über der Leber aufgesetzt hat, schwindet allerdings der gelassene und entspannte Gesichtsausdruck aus seinem Gesicht und weicht einer besorgten Miene, die Peter so nicht kennt.

»Da ist ein kleiner Knubbel in Ihrer Leber«, erläutert der Hausarzt Peter den Grund seiner Besorgnis. »Ist wahrscheinlich nichts Schlimmes. Aber wir sollten das besser abklären lassen. Nur für alle Fälle.«

Nur für alle Fälle.

In der darauf folgenden Nacht schläft Peter schlecht. Er muss ständig daran denken, dass irgendetwas in seinem Bauch wächst, und die Angst davor, dass es Krebs ist, lässt ihn sich von einer zur anderen Seite werfen. Die ganze Nacht lang, die Nacht danach und auch die danach. Bis endlich der nächste Montag anbricht – der Tag, an dem Peter einen Termin im Krankenhaus hat, wo man mithilfe einer Biopsie der wahren Natur des »Knubbels« auf die Schliche kommen will. Peter wird auf die chirurgische Station aufgenommen, am nächsten Tag wird der Tumor (als Tumor bezeichnet man eine Schwellung, muss nicht unbedingt etwas Fieses sein) biopsiert und unter dem Mikroskop untersucht.

Wieder muss Peter ein paar Tage warten, denn die Auswertung des Materials dauert. Das Gewebe muss in verschiede Chemikalien eingelegt und dann noch genauestens analysiert werden. Hierfür stehen ziemlich viele moderne Methoden zur Verfügung, die eine sehr genaue Klassifikation von Geweben möglich machen. Währenddessen wird Peter wieder aus dem Krankenhaus entlassen. Dann, wiederum eine Woche später, kommt der sehnsüchtig erwartete Anruf: »Wir müssen Ihnen leider mitteilen, dass sich bei der Biopsie gezeigt hat, dass es sich um einen bösartigen Befund handelt. Wir müssen Sie so schnell wie möglich operieren.«

Für Peter bricht eine Welt zusammen. Eine Woche später muss er erneut in der Klinik vorstellig werden und sich einer Hemihepatektomie, also einer teilweisen Entfernung der Leber, unterziehen. Die OP glückt, und zwei Wochen später kann Peter aus dem Krankenhaus entlassen werden. Nun folgen Chemotherapie, Nachsorge und regelmäßige Kontrollen.

Die Kollegen der schneidenden Zunft müssen nicht nur ihr Handwerk beherrschen, sie müssen auch sichergehen, dass die von ihnen geplanten Eingriffe auch wirklich notwendig sind und sie nicht ohne Grund einen Menschen aufschneiden. Ich habe großen Respekt vor diesen Ärzten, die für das Wohlergehen anderer auch ein Stück weit ihre eigene Gesundheit opfern. Denn fast jeder Chirurg bekommt irgendwann Probleme mit dem Rücken. Es ist ein absolut aufzehrender Beruf, der, obwohl sehr befriedigend, gerade weil man das Resultat der eigenen Arbeit sehr schnell und eindrucksvoll zu Gesicht bekommt, einen extrem hohen persönlichen Einsatz fordert.

Sie haben ja gesehen: Bevor der Chirurg mit der Operation beginnen konnte, mussten erst einmal Untersuchungen durchgeführt werden, die dem Arzt die Gewissheit geben, dass ein so großer und natürlich auch gefährlicher Eingriff überhaupt gerechtfertigt und notwendig ist. Denn es gibt durchaus auch Befunde, die nicht zwingend eine OP nach sich ziehen würden. Hier zu unterscheiden ist eine Kernkompetenz des Chirurgen und erfordert genauso viel Können und Feingefühl wie die OP an sich. Auch an der Planung der Diagnostik sowie der sich anschließenden Chemotherapie, der Rehabilitation sowie der Nachsorge ist der Facharzt für Chirurgie, zumindest in diesem Fall, maßgeblich beteiligt. Lediglich handwerklich begabt zu sein reicht also bei Weitem nicht aus, um Chirurg zu werden. Außerdem muss ein »schneidender Arzt« auch noch extrem belastbar sein.

54. GRUND

Weil man Internist werden kann

Wenn man die sozialen Gruppen im Krankenhaus mit denen in einer Schule vergleichen würde, dann wären die Internisten die Mitglieder des Schachklubs. Die Chirurgen wären die Sportler und die Anästhesisten die Computernerds.

Das ist jetzt vielleicht ein bisschen plakativ dargestellt, aber tatsächlich sind es die Internisten, die über den menschlichen Körper in seiner Gesamtheit nachdenken, die diagnostizieren, analysieren, testen, Hypothesen aufstellen, Hypothesen verwerfen, um dann schlussendlich eine individuelle Therapie zu erdenken. Dr. House wäre Internist – vorausgesetzt, Medizin würde so funktionieren, wie in dieser amerikanischen Fernsehserie suggeriert wird. Tatsächlich ist dem nicht so, denn die Geschichten sind voller medizinischer Fehler, bei denen sich mir manchmal die Nackenhaare sträuben. Dazu aber später mehr.

Zurück zu den Internisten. Auch in dieser Fachrichtung gibt es wieder unzählige Subspezialisierungen. Nachdem sie den Facharzt für Innere Medizin abgelegt haben, können sich Internisten auf die verschiedensten Dinge spezialisieren. Ob Kardiologie, Gastroenterologie, Rheumatologie, Nephrologie oder Pneumologie. Im Prinzip gibt es für jedes Organ einen Spezialisten, der sich nur mit selbigem, seinen Krankheiten und den Auswirkungen auf den Rest des Körpers beschäftigt. Klingt irgendwie langweilig? Für mich wäre das auch nichts, den ganzen Tag nur Diabetiker oder Rheumatiker zu behandeln. Aber ein guter Freund von mir geht beispielsweise total darin auf, sich von früh bis abends mit nichts anderem als den hormonbildenden Drüsen des Menschen zu beschäftigen. Auch gut – wenn's ihm Spaß macht. Solche Ärzte braucht es schließlich auch! Und wenn man als Internist keine Lust hat, sich immer weiter und weiter zu spezialisieren, dann macht das auch nichts. Es gibt genug Kollegen, die »breiteninternistisch« tätig sind. Das heißt, sie kümmern sich entweder im Krankenhaus oder als Niedergelassene um Patienten mit Blutdruckproblemen, Lungenentzündungen oder anderen internistischen Problemen.

Ein weiterer Punkt, der den Beruf des Internisten durchaus attraktiv macht, ist der Umstand, dass diese Fachärzte neben den Anästhesisten zu den einzigen (es gibt überall Ausnahmen) gehören, die ihre eigenen Intensivstationen betreiben. Klar, das ist von Krankenhaus zu Krankenhaus verschieden, und es mag sicher auch irgendwo eine neurologisch oder chirurgisch geführte Intensivstation geben. In der Regel kümmern sich aber die Anästhesisten um intensivmedizinische Fragestellungen, wie die der Beatmung oder der Kreislauftherapie. Internistische Intensivstationen kommen jedoch meistens ohne anästhesiologische Hilfe aus, weil das Erlernen entsprechender Arbeitsweisen ein integraler Bestandteil der Weiterbildung zum Internisten darstellt. Und das Schöne daran: Der Facharzt für Innere Medizin kann sich in diesem Bereich austoben, er muss es aber nicht. Es gibt nämlich durchaus auch Ärzte, die es nicht besonders erstrebenswert finden, die Kränksten der Kranken zu behandeln und sich vor jedem ihrer Schritte überlegen zu müssen, ob er eventuell den Tod des Kranken nach sich ziehen könnte.

Die Innere Medizin ist wirklich ein breites, abwechslungsreiches und großes Fachgebiet, in dem jeder sein Seelenheil finden kann, der Interesse am Nachdenken über den menschlichen Körper hat. Böse Zungen behaupten, dass eigentlich jeder Internist in seinem Herzen gerne Chirurg geworden wäre. Schwachsinn, wenn Sie mich fragen, denn sonst hätte der entsprechende Arzt sich einfach für diesen Facharzt entschieden. Tatsache ist aber, dass einige Internisten mittlerweile auch invasive Betätigungsfelder für sich erschlossen haben. Und damit meine ich nicht den klassischen Herzkatheter, der eigentlich seit jeher Teil der Kardiologie und damit der Inneren Medizin ist. Ich denke vielmehr an Laparoskopien, also Bauchspiegelungen. Bei dieser diagnostischen Maßnahme wird dem Patienten ein kleines Loch in den Bauch geschnitten, durch das der Bauchraum inspiziert werden kann. Es ist sogar möglich, kleine Proben von Organen oder sogenannten Raumforderungen, also Tumoren, zu entnehmen. Notwendig wird eine solche Maßnahme, wenn anders nicht zu klären ist, auf was für eine Art Erkrankung die Beschwerden oder Blutwertveränderungen des Patienten zurückzuführen sind, weil beispielsweise Röntgen- oder CT-Bilder keinen genauen Aufschluss geben.

So vielfältig kann der Arbeitsalltag eines Internisten sein. Viele Mediziner, die nach dem Studium noch nicht genau wissen, wo sie später einmal landen werden oder landen wollen, wählen erst einmal diesen Weg, denn egal was man am Ende wirklich macht – das Wissen und die Erfahrung, die die Arbeit in einem internistischen Krankenhaus mit sich bringt, kann einem keiner mehr nehmen.

55. GRUND

Weil man Allgemeinmediziner werden kann

Er ist der klassische Arzt, und aus ihm sind mehr oder weniger alle Fachrichtungen erwachsen – der Allgemeinarzt, früher auch Praktischer Arzt genannt. Dieser »Urarzt« hat eine lange Tradition. Bereits in grauer Vorzeit gab es Heiler, die sich mit der Intention, zu heilen oder zumindest Leid zu lindern, um kranke und verunfallte Menschen kümmerten. Waren die westlichen Medizinmänner anfangs noch auf Jahrmärkten zu finden, so wurde ihre Arbeit mit der Zeit professionalisiert. Die großen Königshäuser konnten bereits auf einen Haus-und-Hof-Arzt zurückgreifen, und Napoleon hatte sogar einen Mediziner hinter der Front, der sich um verletzte Soldaten kümmerte. Hierbei spielten vermutlich nicht einmal humanistische Aspekte die Hauptrolle. Es war vielmehr sinnvoll zu retten, was zu retten war, und die Kämpfer dann wieder aufs Schlachtfeld zu schicken, denn die Ausbildung neuer Soldaten kostete Geld, und, was noch viel schlimmer war, Zeit. Nach und nach entwickelte sich die Heilkunst zu einem richtigen Beruf und der Arzt zu einer angesehenen Persönlichkeit.

Der momentane Zustand, in dem uns für jedes kleine Organ ein Facharzt und unglaubliche Methoden der Diagnostik und Therapie zur Verfügung stehen, ist Luxus. Früher war der Arzt eben der Arzt. Ob Diabetes, der übrigens anhand eines Uringeschmackstests diagnostiziert wurde, oder Bluthochdruck, den man durch Aderlass zu bekämpfen versuchte, ob Verletzungen oder Schlaganfälle (die früher sicher noch nicht so hießen) – alles wurde von ein und demselben Mediziner kuriert. Und dabei waren die Methoden der damaligen Heiler alles andere als orthodox oder gar einheitlich. Bereits weiter vorne im Buch bin ich auf die Entwicklung der wissenschaftlichen Medizin eingegangen. Früher tat der Arzt das, wovon man *glaubte*, dass es funktioniert. Es wurden Tees gegen Epilepsie gebraut und Kräuter gegen Schwellungen an der Brust verschrieben. Antibiotika lernte man erst im vorigen Jahrhundert kennen und gegen Schmerzen halfen Mohnblumen (gar nicht so dumm).

Nach und nach spezialisierte sich die Medizin immer mehr, und weil sich das Wissen über unseren Körper und dessen Krankheiten in exponentiellem Maße entwickelte, konnte niemand mehr alles wissen. Trotzdem musste sich irgendwer um die Patienten und die Therapieplanung kümmern.

Aus dieser Herausforderung entwickelte sich mit der Zeit der Beruf des Hausarztes. Ihm fällt die Aufgabe zu, den Patienten zu kennen und zusammen mit den Kollegen der anderen Fachrichtungen dessen Therapien zu koordinieren. Er leitet Rehamaßnahmen in die Wege und kontrolliert regelmäßig Blutwerte und Wohlbefinden seiner Patienten. Er verschreibt die notwendigen Medikamente und ist im Not- oder Krankheitsfall der primäre Ansprechpartner. Selbstredend ist er auch für Krankschreibungen und Überweisungen an andere Fachärzte zuständig. Aber auch die Diagnose neuer, dem Patienten bisher nicht bekannter Leiden fällt in den Aufgabenbereich des Allgemeinmediziners. Sein Repertoire muss sehr groß, er selbst breit aufgestellt und gut ausgebildet sein. Grundlegende Kenntnisse der Chirurgie sind genauso wichtig wie ein tiefes Verständnis der Inneren Medizin, der Kinderheilkunde, der Radiologie und anderer Fachrichtungen. Ein gut ausgebildeter Allgemeinmediziner kann seinen Patienten manchmal auch Krankenhausaufenthalte oder Überweisungen ersparen, sofern er die notwendigen diagnostischen oder therapeutischen Schritte selbst durchführen kann.

Die Bezeichnung »Praktischer Arzt« gehört mehr oder weniger der Vergangenheit an. Vor der Professionalisierung der Allgemeinmedizin konnte sich jeder Mediziner, der eine Zeit lang als solcher gearbeitet hatte, Praktischer Arzt nennen, ohne einen Leistungsnachweis im Sinne einer Facharztprüfung erbracht zu haben. Heute handelt es sich beim Allgemeinmediziner um einen anerkannten Facharzt, und die Gebietsbezeichnung darf nur von

Kollegen geführt werden, die sich einer ordentlichen Prüfung unterzogen haben.

Die Allgemeinmedizin ist nämlich eine nicht zu unterschätzende Herausforderung. Auch wenn die Kenntnisse der hausärztlich tätigen Ärzte in vielen Bereichen nicht so in die Tiefe gehen wie die der Spezialisten, so müssen sie doch ein schier unvorstellbar großes Gebiet abdecken und verfügen über ein enormes Wissen. Denn sie sind der erste Ansprechpartner für den Kranken und müssen ihm während der gesamten Behandlung mit Rat und Tat zur Seite stehen. Eine anspruchsvolle Aufgabe, oder?

56. GRUND

Weil man Proktologe werden kann – aber zum Glück nicht muss

Als Proktologie bezeichnet man die Lehre der Krankheiten von Arschlöchern. Nun kann diese Definition naturgemäß ziemlich zweideutig ausgelegt werden. Geht Ihr Chef, sollte er in die Kategorie gehören, zum Arzt, weil er sich das Bein gebrochen hat, so muss das nicht unbedingt bedeuten, dass der Mediziner auch ein Proktologe ist. Leidet der Mann aber an Hämorrhoiden und sucht sich für diese Unpässlichkeit einen geeigneten Arzt, so handelt es sich dabei tatsächlich um einen Proktologen, der nun die Aufgabe hat, zwei Arschlöcher zu behandeln, obwohl nur eines tatsächlich einer Therapie bedarf.

Der gemeine Proktologe ist ein eigenartiges Exemplar der Gattung Arzt. Ich frage mich seit jeher, was einem Menschen widerfahren sein muss, damit er sich mit dem Ausgang des menschlichen Entsorgungssystem beschäftigen will. Obwohl: Der Alltag eines Proktologen ist tatsächlich sehr abwechslungsreich. Neben digital-rektalen Untersuchungen, das heißt der Austastung des Enddarms durch den Finger, stehen auch Proktoskopien und Rektoskopien, also Popoloch- und Enddarmspiegelungen, auf dem Programm. Manche Proktologen sind sogar operativ tätig und entfernen mit einer an religiösen Eifer erinnernden Hingabe dicke Gefäßaussackungen aus dem Analbereich. Kurzum – ein wirklich schmissiger Job, zu dem sich jeder halbwegs normal denkende Mensch schon aus reinem Selbstverständnis hingezogen fühlen muss!

Sollte es dennoch irgendwann einmal einen Mangel an Proktologen geben, so empfehle ich folgende Stellenbeschreibung: »Sie haben einen Faible fürs Anale? Es gefällt Ihnen, bei Ihren Vorgesetzten ganz tief hinten drin zu stecken? Dann haben wir genau das Richtige für Sie! Werden Sie Proktologe!«

57. GRUND

Weil man Dermatologe werden kann

Wer nun denkt, es folgt eine Lobpreisung auf die Hautärzte, der täuscht sich – zumindest teilweise. Denn Dermatologie ist so viel mehr als die Lehre von mehr oder minder appetitlichen Hautleiden. Auch der große Themenbereich der Venerologie findet gemeinhin in der Dermatologie seine Anwendung. Und bei dieser Spezialisierung handelt es sich um nicht weniger als die Lehre der fiesesten aller Krankheiten. Derjenigen Leiden nämlich, die man sich in Momenten größter Freude holt. Sie ahnen es vielleicht schon; es handelt sich um die Lehre der Geschlechtskrankheiten.

Da die sexuell übertragbaren Krankheiten, kurz STDs genannt (= Sexually Transmitted Disease; auch vor der Medizin hat der Wahn, alles von den Amis zu übernehmen, nicht haltgemacht), sich des Öfteren auf der Haut zeigen, wird ihre Bekämpfung praktischerweise in die Hände derer gelegt, die sich mit diesem Organ am allerbesten auskennen.

Doch auch abseits der gemeinen Spaßverderber wie Syphilis, Tripper und Co. hat die Dermatologie eine Menge zu bieten. Zum einen muss ein Hautarzt ein extrem geschultes Auge haben. Wo es in der Inneren Medizin oder in anderen Fachgebieten Bluttests, Röntgen und andere moderne Hilfsmittel gibt, steht dem Dermatologen oft nur das eigene Wissen über das Aussehen von Krankheiten zur Verfügung. Alternativ gibt es natürlich noch die Möglichkeit, den Krankheitsherd einfach rauszuschneiden. Aber erklären Sie das mal einer 19-Jährigen mit einem flächendeckenden Ausschlag.

Die Haut wird von einer Vielzahl an Krankheiten heimgesucht. Ob Infektionen, Autoimmunkrankheiten wie der bei Dr.-House-Fans vollumfänglich bekannte Lupus, oder Herz- beziehungsweise Lungenkrankheiten – oft zeigen sich die ersten Symptome auf der Haut. Auch bösartige Tumore können auf unserer äußeren und wichtigsten Schutzhülle wachsen. Über Jahre und Jahrzehnte hinweg ist die Warnung der Ärzte vor den negativen Auswirkungen der UV-Strahlung verpufft. Erst nach und nach entwickelt sich eine gewisse Sensibilität im Umgang mit der gefährlichen Selbströstung. Und dabei ist der schwarze Hautkrebs, der sich als Folge von zu viel Sonne, zu viel Bräune und zu viel Schönheitswahn entwickeln kann, ein ganz fieser Bursche. Denn schon ein winziger Tumor, der für den Patienten nichts weiter ist als ein kleiner Fleck auf der Haut, kann sehr, sehr großen Schaden anrichten. Der schwarze Hautkrebs streut schnell und aggressiv, und ich habe junge Menschen daran elendig zugrunde gehen sehen. Mann kann auf die Notwendigkeit einer ordentlichen Vorsorge gar nicht ausdrücklich genug hinweisen.

Auch in dieser Hinsicht sind Hautärzte wahre Helden, denn sie retten effektiv Leben. Ein schwarzer Hautkrebs kommt nämlich nicht einfach so. Er entwickelt sich oft über verschiedene Vorstufen, die vom Fachmann als solche erkannt und entfernt werden können. Sind die kleinen Biester erst raus, dann verursachen sie keinen Schaden mehr, so sie denn frühzeitig erkannt wurden. Und genau das können die Hautärzte, weshalb ihre Bedeutung meiner Meinung nach oft massiv unterschätzt wird. Natürlich behandeln Hautärzte auch noch ganz andere Leiden – und manchmal auch ziemlich unappetitliche. Dass wir das oft so sehen, liegt aber daran, dass die Haut nun einmal unser Vorzeigeorgan ist. Sie können mir glauben: So eine Magen-Darm-Erkrankung sieht auch nicht lecker aus – nur ist unser Verdauungssystem gut versteckt, und keinem fällt's auf!

Die Haut ist eben unser Aushängeschild, unsere Visitenkarte. Und die Kollegen der Dermatologie kümmern sich mit viel medizinischem Sachverstand, einem extrem geschulten Blick, Salben und anderen Medikamenten darum, dass Sie auch mit 50 noch in den Spiegel schauen können, ohne danach den Notarzt rufen zu müssen.

58. GRUND

Weil man Pathologe oder Gerichtsmediziner werden kann

Wer kennt ihn nicht, den Lieblingspathologen/-gerichtsmediziner der Deutschen: Prof. Dr. Karl-Friedrich Boerne. Mit stolzgeschwellter Brust schafft er es durch seine Fachkenntnis und Liebe zum Detail, so gut wie jeden Mordfall zu lösen. Dabei obduziert er sich durchaus nicht nur mit medizinischer Genauigkeit und einem Wissen über jedes verfügbare Gift und jede nur denkbare Tatwaffe in die Herzen der Deutschen – nein, auch seine Selbstverliebtheit und nicht zuletzt Selbstdarstellung zaubern den *Tatort*-Fans regelmäßig ein Lächeln auf die Lippen.

Obwohl keiner der Pathologen, die ich selbst während der letzten Jahre kennengelernt habe, auch nur eine minimale Ähnlichkeit mit Boerne hatte, bin ich doch nie von der Zusammenarbeit mit den

»Leichenfledderern« enttäuscht worden. Für einen Laien mögen sich die Aufgaben und die damit verbundene Schlüsselrolle, die der Pathologe insbesondere im diagnostischen Prozess von Krankheiten hat, vielleicht nicht ohne Weiteres offenbaren. Tatsächlich ist dieser Arzt *die* Instanz, wenn es beispielsweise darum geht herauszufinden, ob ein Tumor gut- oder bösartig ist. Teilweise liefern die Pathologen innerhalb weniger Minuten Informationen, die dramatische Konsequenzen nach sich ziehen.

Wenn beispielsweise bei einem Patienten ein Knubbel am Oberschenkel entdeckt wird, dann ist es für den klinisch tätigen Arzt oft ziemlich schwer, genau und verlässlich zu entscheiden, um was es sich dabei handelt. Er wird vielleicht einen Ultraschall durchführen, danach eine Computertomografie oder ein MRT. All diese sogenannten bildgebenden Verfahren liefern zwar Informationen über die Lage, die Tiefe, die Homogenität und sogar über die mögliche Infiltration des Tumors in tiefere Gewebe. Was sie aber nicht zu sagen vermögen, ist, ob die Zellen des Knubbels nun gut- oder bösartig sind. Dieser Frage aber kommt eine entscheidende, wenn nicht gar *die* entscheidende Bedeutung zu.

Denn während gutartige Tumore zwar da sind und durch ihre Präsenz manchmal Probleme machen können – wenn sie beispielsweise auf einen Nerv drücken, der dann Schmerzen verursacht –, haben bösartige Tumore, also Krebsgeschwüre, die Eigenschaft, die umliegenden Gewebe zu infiltrieren, also zu zerstören, und sich in andere Organe als Metastasen abzusetzen. Es versteht sich also von selbst, dass sich die therapeutischen Konsequenzen ganz frappierend unterscheiden. Während man einen gutartigen Tumor einfach da lässt, wo er ist, oder ihn, sollte er stören oder ein Risiko darstellen, entfernt, ohne sich großartige Gedanken um die umliegenden Gewebe machen zu müssen, muss ein Krebsgeschwür unbedingt entfernt werden. Allerdings muss hier auch ein ordentlicher Sicherheitsabstand geschaffen werden, indem man gesundes Gewebe mit herausschneidet. Hinzu kommt, dass neben der Entfernung des eigentlichen Tumors auch noch nach Tochtergeschwülsten, also Metastasen, gesucht werden muss, und im schlimmsten Fall folgt der OP eine Chemotherapie.

Die Entscheidung, wie in Bezug auf den Tumor verfahren wird, hängt mehr oder weniger allein von der Aussage des Pathologen ab. Im Fall unseres imaginären Knubbels würde der behandelnde Arzt also eine Biopsie machen und diese dem Kollegen zusenden, der den Gewebszylinder, nachdem er ihn mit bestimmten Färbemitteln bearbeitet hat, unter sein Mikroskop legt, um dann genau zu sagen, um was für eine Art Gewebe es sich handelt. Manchmal reicht das Mikroskop gar nicht aus, um eine verlässliche Aussage treffen zu können, und spezielle andere Methoden finden ihre Anwendung. Auf jeden Fall steht am Ende der Untersuchung eine Aussage über die Tumorbiologie und damit letzten Endes über nicht weniger als das Schicksal des Patienten.

So wichtig sind also die Kollegen der Pathologie für den klinisch tätigen Mediziner und seine Patienten. Klassische Obduktionen, wie wir sie aus dem Fernsehen kennen, nehmen gar keinen so enorm großen Stellenwert in der täglichen Arbeit der Pathologen ein. Bei unklaren Todesfällen, oder wenn es von Ärzten und/oder Angehörigen gewünscht wird, kann die Obduktion, also die Leichenöffnung eines Verstorbenen, durchgeführt werden. Hier kann dann oft (bei Weitem nicht immer) eine Aussage über die Todesursache getroffen werden, was zum einen dem Qualitätsmanagement der behandelnden Ärzte zugutekommt, denn sie wissen dann, ob ihre Diagnosen und Therapien richtig waren, und zum anderen den Angehörigen in gewisser Weise die Möglichkeit gibt, mit dem Tod ihres Lieben abzuschließen.

Das Aufgabenspektrum des Gerichtsmediziners ist dem des Pathologen ähnlich, aber doch etwas anders gelagert. Job des Gerichtsmediziners ist es nämlich nachzuweisen, ob und wie ein unnatürlicher Tod eingetreten ist. Hierbei werden ebenfalls Obduktionen, laborchemische und feingewebliche Untersuchungen durchgeführt, die jedoch auf das Aufdecken einer unnatürlichen Todesursache ausgerichtet sind.

Die Pathologie und auch die Gerichtsmedizin sind unglaublich interessante Tätigkeitsfelder, die gerade Ärzten, die den Umgang mit Patienten vielleicht etwas scheuen, aber trotzdem Teil des klinischen Diagnose- und Therapieprozesses sein wollen, die Möglichkeit geben, sich voll und ganz einzubringen. Ohne die Kollegen mit dem Mikroskop wären wir total aufgeschmissen und die Medizin befände sich auf dem Stand von vor Hunderten von Jahren.

59. GRUND

Weil man auch einen ganz anderen Beruf ergreifen oder als ehrenamtlicher Arzt tätig sein kann

Erst einmal muss ich unter diesem Punkt wohl die vielen anderen Disziplinen erwähnen, die in meinen Erörterungen zu kurz gekommen sind oder überhaupt nicht besprochen worden. Da wären die Radiologie, die Kinderheilkunde, die Gynäkologie, die Neurologie und all die vielen anderen Facharztrichtungen, die von den verschiedenen Landesärztekammern anerkannt sind. Und als ob das nicht schon genug der Auswahl wäre, kann ein Arzt auch in ganz anderen Sparten arbeiten. Ob in der Forschung, der Wirtschaft oder als Fachberater bei Pharmaunternehmen. Dem motivierten Mediziner sind praktisch keine Grenzen gesetzt. Einige sind sogar unter die Journalisten, Fernsehmoderatoren oder Autoren gegangen. Einige Kollegen haben sich sogar in die Politik verirrt.

Es gibt also eigentlich keine Ärzte in Deutschland, die unfreiwillig arbeitslos sind. Irgendeine Aufgabe findet sich immer. Manche Kollegen verfassen Gutachten für Gerichte, andere fliegen mit kleinen und großen Flugzeugen um die Welt, um im Ausland Erkrankte wieder nach Hause zu holen. Alle sind sie aber irgendwie für ihre Mitmenschen unterwegs. An dieser Stelle möchte ich eine ganz besondere Gruppe Mediziner hervorheben, die alles hinter sich gelassen haben, um Menschen, die durch Krieg oder andere Unglücke ihre Lebensgrundlage verloren haben, zur Seite zu stehen. Ich möchte hier überhaupt keine Hilfsorganisation beim Namen nennen – es gibt glücklicherweise sehr viele. Der Umstand, dass manche Ärzte ungeachtet dessen, was sie bei uns zu Hause verdienen könnten, in ein Flugzeug steigen, um anderen, die im Elend leben, zu helfen, zeigt, dass es immer noch Menschen auf der Erde gibt, die Menschlichkeit leben. Ohne Wenn und Aber. Natürlich sitzen in diesen Maschinen nicht nur Ärzte. Auch Logistikern, Pflegekräften und Rettungsassistenten gebührt mein Respekt.

Natürlich soll das die Leistungen dieser Berufsgruppen im Inland überhaupt nicht mindern, denn auch die helfen anderen. Aber ich finde schon, dass man die Kollegen erwähnen sollte, die jeglichen Eigennutz ignorierend in Gebiete reisen, von denen sie nicht wissen, ob sie selbst dort sicher sind. Vielen Dank dafür!

60. GRUND

Weil man Mund-, Kiefer-, Gesichtschirurg werden und so zwei Doktortitel führen kann

Kennen Sie diese Ärzte, die stolz mit zwei Doktortiteln auf dem Namensschild ihres Kittels durch die Gegend laufen? Wenn Sie noch nie längere Zeit in einer Klinik verbracht haben und Ihnen auch noch niemand im Zuge einer handfesten Auseinandersetzung den Kiefer gebrochen hat, dann wissen Sie vermutlich nicht, wovon ich rede.

Es handelt sich bei dieser Gattung Arzt um die Mund-, Kiefer-, Gesichtschirurgen, die absoluten Nerds unter den Ärzten. Diesen Kollegen reicht das erfolgreiche Absolvieren eines Medizinstudiums mit darauffolgender Facharztausbildung nämlich nicht aus. Um einem Menschen im Gesicht herumschneiden zu dürfen, muss man nicht nur neben dem Medizin- ein Zahnmedizinstudium abschließen, sondern danach auch noch eine mindestens sechs Jahre dauernde Weiterbildungszeit über sich ergehen lassen, an deren Ende der Facharzttitel steht. Ambitioniert, oder?

An dieser Stelle eine kurze Erklärung für den medizinisch nicht so routinierten Leser: Dem Studium der Medizin folgt, wie Sie ja bereits erfahren haben, die Möglichkeit, sich in viele verschiedene Richtungen weiterzuentwickeln. Der Facharzt für Zahnheilkunde, also der Zahnarzt, gehört nicht dazu. Wer sich in diesem Bereich austoben möchte, der muss ein völlig anderes Studium, nämlich das der Zahnmedizin, absolvieren. Obwohl prinzipiell natürlich ähnlich aufgebaut wie das Medizinstudium, liegt der Fokus bei den »Zahnis«, wer hätte es gedacht, wesentlich stärker auf den Krankheiten der Mundhöhle. Ein Mund-, Kiefer-, Gesichtschirurg aber muss von beidem eine tief greifende Ahnung haben und entsprechend beide Studiengänge absolvieren. Vergleichbar ist das mit einem Anwalt für Medizinrecht, der zwar meines Wissens nicht unbedingt Medizin studiert haben muss, aber gut beraten ist, es dennoch zu tun.

Wer sich also hauptberuflich mit dem menschlichen Kiefer und seinen Nachbarn beschäftigen möchte, der hat ein hartes Stück Arbeit vor sich. Aber es geht ja auch um das Gesicht des Patienten. Ein kleiner Schnitt an der falschen Stelle, und die Wangen hängen für immer oder der Patient kann niemals wieder kauen. Denn im Kopf- und speziell im Gesichtsbereich drängt sich eine große Anzahl von Strukturen auf extrem kleinem Raum. Die Länge der Ausbildung ist also durchaus gerechtfertigt.

Und weil der ambitionierte Kollege nun mal Arzt *und* Zahnarzt ist, hat er auch die Möglichkeit, in beiden abgeschlossenen Studienfächern zu promovieren, also seine Doktorarbeit zu schreiben. Der Doktorgrad wird dann sowohl in der Medizin als auch in der Zahnmedizin verliehen. Und so kommt es, dass man ab und zu Kollegen mit wallenden weißen Kitteln durch die Flure schweben sieht, auf deren Brust vor dem Namen noch eine komplizierte Buchstaben-Zeichen-Kette zu lesen ist, die nicht nur die Leistungen des Mediziners, sondern auch seine Position in der Hackordnung wunderbar zur Geltung bringt.

KAPITEL 7

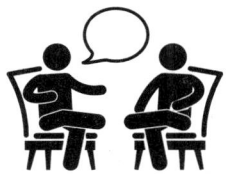

ZUHÖREN UND (MISS-) VERSTEHEN

ZWISCHENMENSCHLICHES

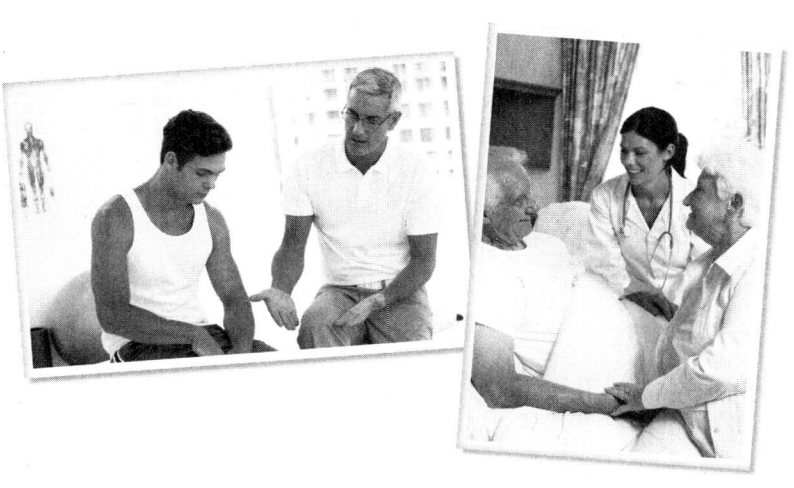

61. GRUND

Weil am Ende immer der Mensch im Mittelpunkt steht

Nachdem sich die vorherigen Kapitel dem Thema Arztsein zum Teil etwas humorvoll genähert haben, kommen wir nun zu einem durchaus ernsten Themenkomplex, nämlich dem Zwischenmenschlichen. Ein gutes Miteinander fällt vielen Menschen schon im Alltag manchmal ziemlich schwer – für Ärzte ist ein adäquater und respektvoller Umgang mit dem Gegenüber aber absolut essenziell und gehört zum wichtigsten Handwerkszeug, mit dem ein Mediziner ausgestattet sein sollte. Denn tatsächlich bedarf die Behandlung von insbesondere chronisch kranken Menschen, aber auch von Patienten, die sich ganz plötzlich und unerwartet einer schweren Erkrankung oder Verletzung stellen müssen, jede Menge Empathie und manchmal sogar Mut.

Nicht immer geht es nur darum, Krankheiten zu behandeln und den Patienten dann nach Hause zu schicken. Medizin ist kein mechanistisches Fachgebiet. Bevor man als Arzt auch nur anfangen kann, sich mit einer eventuellen Therapie der diagnostizierten Erkrankung zu beschäftigen, muss man eine ganz andere Frage klären, nämlich die nach den Wünschen des Patienten. Erst wenn beantwortet ist, was der eigentlich möchte, kann der umsichtige Mediziner tätig werden. Denn nicht immer entsprechen die Vorstellungen der Patienten denen der Ärzte. Ich erlebe das immer wieder. Erst vor Kurzem bin ich im Notarztdienst zu einem älteren Mann gerufen worden, der sich wohl schwindelig fühlte. Wir legten den kurzen Weg von der Notarztwache bis zum Haus des Patienten innerhalb kurzer Zeit zurück und wurden sogleich von seinem Sohn, der vor dem Gartentor des Einfamilienhauses auf uns wartete, in Empfang genommen. »Kommen Sie!«, sagte er. »Meinem Vater geht es nicht gut.«

Wir schnappten uns das Notfallequipment und folgten ihm. Der Patient befand sich im ersten Stock des Einfamilienhauses, im

Schlafzimmer. Eine kurze Befragung brachte zutage, dass sich der Mann – um die 60 Jahre alt – bereits seit dem Nachmittag schwindelig fühlte, seine Frau aber jetzt, da die Nacht bevorstand, doch lieber eine ärztliche Meinung einholen wollte. Der Patient selbst wollte einfach nur schlafen und maß der ganzen Sache wenig Bedeutung bei. Er sei sowieso sehr krank und wisse, dass er nicht mehr lange zu leben habe, sagte er.

Als ich etwas genauer nachfragte, offenbarte der Patient mir, dass er unter einem fortgeschrittenen Lungenkrebs litt, der bereits in anderen Organen Absiedlungen gebildet hatte. Seine Prognose war schlecht. Trotzdem – als Ursache für den Schwindel schien mir die Grunderkrankung keine ausreichende Erklärung zu sein. Letztere wurde mir nach Anlage des EKG, also der elektrischen Ableitung der Herzströme, dann aber auf dem Silbertablett geliefert. Die Herzfrequenz betrug 180 Schläge pro Minute. Ich fühlte schnell den Puls am Handgelenk. Die auf dem Monitor angezeigte Herzfrequenz kam ungefähr hin und erklärte den Schwindel gänzlich. Nach eingehender Betrachtung kam ich zu dem Schluss, dass es sich bei der Herzrhythmusstörung um eine sogenannte supraventrikuläre Tachykardie, eine in der Regel gut behandelbare Erkrankung, handelte.

Nun gibt es bei der Bewältigung dieser Störung mehrere Taktiken. Man kann es mit Medikamenten unterschiedlicher Schweregrade versuchen. Wenn die nichts nützen, dann hilft ein kleiner Stromschlag unter Kurznarkose, der das Herz im Prinzip einmal kurz neu startet. Ich klärte den Mann über die Art seiner Erkrankung und deren mögliche Behandlungen auf und versuchte als Erstes, das Herz mittels eines Medikamentes wieder normal schlagen zu lassen. Es funktionierte nicht im Geringsten. Als Nächstes war eine Substanz dran, die einen kurzen Herzstillstand bewirken sollte, der aber nur ungefähr sechs Sekunden andauert. Auch auf diese Weise kann man einen Neustart der elektrischen Herzaktivität herbeiführen, und meistens schlägt die Pumpe danach wieder normal.

»Lassen Sie das mal sein!«, forderte mich der Patient jedoch auf, als ich ihm die Maßnahme erklärte. Ich fragte den Mann, wie er das denn meine, und er erklärte mir, dass er keine Lust mehr auf derartige, wie er es nannte, »Spielereien« habe. Ich erklärte ihm, dass eine solche Herzrhythmusstörung auf Dauer tödlich sei.

»Ich habe Krebs im Endstadium. An irgendwas muss ich sterben. Und wenn es letzten Endes nicht der Krebs ist, umso besser«, antwortete er. Ich war baff. Was sollte man dem entgegenhalten? Hilfe suchend schaute ich seine Frau an, die sich bisher im Hintergrund gehalten hatte, und danach den Sohn des Mannes. Beide bestätigten mir, der Ehemann und Vater habe zusammen mit ihnen beiden beschlossen, nicht mehr ins Krankenhaus zu gehen. Somit war diese Option also vom Tisch. Auch eine elektrische Rückführung des Herzrhythmus lehnte mein Patient ab.

Ich unterhielt mich noch eine ganze Weile mit den dreien und versuchte, sie umzustimmen, aber je mehr mir der Patient seine Beweggründe erklärte, desto mehr stimmte *er mich* um. Ich verstand ihn. Er wollte gerne zu Hause im Kreise seiner Familie sterben. Ich ließ mir also die obligatorische Transportverweigerung unterschreiben, verabschiedete mich und ging in der Hoffnung, die Rhythmusstörung werde sich von alleine wieder zurückbilden.

Als das Rettungsteam und ich die Wohnung verließen, bekam ich noch mit, dass sich die Ehefrau neben ihren Mann legte und ihm versicherte, bis zum Ende für ihn da zu sein. Ich musste mit den Tränen kämpfen. Wie ich später erfuhr, verstarb unser Patient im Laufe der Nacht nicht an Krebs, sondern an einem plötzlichen Herzstillstand, während seine Frau neben ihm im Ehebett lag. Er verstarb nicht im Krankenhaus, nicht auf einer Intensivstation und nicht allein.

62. GRUND

Weil Herkunft oder Religion eines Patienten für Ärzte keine Rolle spielen

Die aktuellen weltweiten Krisen stellen unser Gesundheitssystem und die darin arbeitenden Menschen vor ganz neue Herausforderungen. Denn zu unserem Aufgabenspektrum gehört lange nicht mehr nur die Versorgung der großen Volksleiden wie Diabetes, Herzinfarkt oder Raucherasthma. Nein, tatsächlich müssen wir uns erneut mit Erkrankungen und Problemen beschäftigen, von denen wir glaubten, sie seien schon längst ausgestorben und würden uns in der Universität nur noch ihrer historischen Bedeutung wegen nähergebracht. Marasmus, also die chronische Unterversorgung mit lebenswichtigen Nährstoffen, Tetanus, Ebola und im absolut schlimmsten Fall die berüchtigten hämorrhagischen Fieber sind nur einige Beispiele für den Einfall von gefährlichen Erkrankungen in unseren so sicher geglaubten Wohlfühlbereich. In den letzten Monaten hat immer wieder das sogenannte MERS, eine akute Lungenerkrankung, ausgelöst von einem sogenannten Coronavirus, der wahrscheinlich von Kamelen auf Menschen übertragen wird, von sich reden gemacht.

All diese »neuen« Herausforderungen müssen vom medizinischen Personal bewältigt werden. Dabei kämpfen wir sozusagen direkt an der Front. Denn leider weiß man nicht, ob ein Zuwanderer aus dem afrikanischen oder arabischen Raum nur an einem Schnupfen oder an einer lebensbedrohlichen Infektionserkrankung mit pandemischem Potenzial leidet, wenn er sich wegen entsprechender Symptome bei uns vorstellt. Hinzu kommen oft die Sprachbarriere und die Angst aller Beteiligten vor einer Ansteckung. Aber trotzdem behandeln wir. Denn in unserem Beruf müssen wir derartige Risiken eingehen. Der humanitäre Auftrag steht an oberster Stelle.

Selbstredend ist der Eigenschutz unabdingbar – schon allein aus Gründen der präventiven Hygiene. Was aber nicht passieren wird, ist, dass Patienten nicht behandelt werden, weil sie aus dem Ausland kommen, eine andere Hautfarbe, Religion oder Sprache haben. Dabei spielt die persönliche Meinung des Arztes zur aktuellen Asylpolitik unserer Regierung oder zu bestimmten religiösen Gruppen absolut keine Rolle. Auch Patienten ohne Versicherung werden erst einmal behandelt. Alles andere kann man später sehen. In dieser Hinsicht sind wir einigen selbst ernannten Industrienationen auf der anderen Seite des großen Teiches um Längen voraus. Wo anderswo großspurig von Moral und Humanität gesprochen wird, werden diese Tugenden im deutschen Gesundheitssystem tatsächlich gelebt. Egal welche Kritik man auch hier anbringen mag – der Mensch kommt immer zuerst. Auf diese Einstellung bin ich als Arzt stolz.

Warum, denken Sie, werden Ärzte und medizinisches Assistenzpersonal in Krisengebieten bei entsprechender Kennzeichnung oft verschont? Weil sich jeder darauf verlassen können muss, dass wir neutral sind. In dem Moment, in dem sich mir ein Patient anvertraut, ist meine persönlichen Einstellung zu diesem Menschen völlig irrelevant. Nur mit dieser Philosophie kann der Arzt als grundsätzlich vertrauenswürdige Person angesehen werden.

Vielleicht sind Sie nach dem Lesen dieses Absatzes aufgebracht, weil Sie selbst andere Erfahrungen gemacht haben. Vielleicht haben Sie das Gefühl, es ginge nur ums Geld oder Sie würden schlechter behandelt, weil Sie schwarz, muslimisch, christlich, schwul oder lesbisch sind oder weil Ihr Arzt Sie schlicht nicht mag. Logisch – ausschließen kann man das nie. Es gibt immer schwarze Schafe, und kein Mediziner muss einen charakterlichen Eignungstest machen, bevor er seine Arbeitserlaubnis bekommt. Tatsache ist aber, dass so etwas nicht vorkommen sollte, und ich hoffe, dass fast niemand von Ihnen solche Erfahrungen gemacht hat.

Denn für uns Ärzte ist der Mensch vor uns einzig und allein ein Patient, den es so gut wie möglich zu behandeln gilt. Alle anderen, subjektiven Aspekte spielen keine Rolle. Jeder Mensch hat das gleiche Maß an Qualität verdient, egal welcher Glaubensrichtung er angehört oder welche Einstellung er vertritt. Darauf können Sie sich verlassen!

63. GRUND

Weil ein gutes Arzt-Patienten-Gespräch nicht mit Gold aufzuwiegen ist

Ein Hausarzt hat für den Kontakt mit einem Patienten ungefähr sieben Minuten Zeit. Danach geht er in die Miesen. »Kontakt« heißt hier auch: Begrüßung und Verabschiedung, notwendige diagnostische Maßnahmen, Erheben der Krankengeschichte und körperliche Untersuchung. Merken Sie etwas? Wenn Ihre Antwort lautet: »Das kann nicht funktionieren!«, dann liegen Sie richtig.

Ein weiteres Beispiel: Für die Versorgung eines Patienten in der Notaufnahme stehen dem Krankenhaus etwas über 60 Euro zur Verfügung. Diese Summe beinhaltet das Komplettpaket. Sie bekommen eine vollständige Blutuntersuchung, ein EKG, einen Arzt, der sich ausgiebig mit Ihnen beschäftigt (schließlich sieht er Sie in aller Regel zum ersten Mal und muss sich erst einmal ein Bild machen) und Sie untersucht, sowie unter Umständen Spezialmaßnahmen wie Röntgen, CT, MRT und Ähnliches. Auch diese Leistungen können wohl kaum von einem derart lächerlichen Betrag gedeckt werden, weshalb die Notaufnahme, also die Ersteinrichtung für Kranke, in aller Regel keine besonders attraktive Krankenhausabteilung ist.

Unterm Strich werden also speziell die Bereiche, in denen es auf eine gute und vertrauensvolle Kommunikation zwischen Arzt und Patient ankommt, von den Krankenkassen alles andere als angemessen finanziert. Es sind Orte wie die Notaufnahme oder die Hausarztpraxis, in denen lebenswichtige Entscheidungen von Kleinigkeiten abhängen können, die Patienten von Zeit zu Zeit auch zwischen den Zeilen oder in dem einen oder anderen kleinen Nebensatz erwähnen. Für ein differenziertes Arzt-Patienten-Gespräch bleibt in sieben Minuten allerdings kaum Zeit. Zeit, die für eine vernünftige Patientenversorgung dringend nötig ist.

Was also tun die Ärzte in aller Regel? Sie legen ein bisschen von ihrer eigenen Zeit obendrauf. Bei vielen Patienten reichen die sieben Minuten schlicht nicht aus, und der Arzt kann sich überlegen, ob er wirtschaftlich oder menschlich arbeiten möchte. Glücklicherweise entscheiden sich so gut wie alle Kollegen für die menschliche Variante. Und opfern damit einen Teil ihres eigenen Lebens, indem sie abends spät nach Hause kommen, defizitärer arbeiten als nötig und damit letzten Endes auch ihre Gesundheit aufs Spiel setzen. Es ist kein Geheimnis, dass die Selbstmord- und Substanzabhängigkeitsrate bei Medizinern besonders hoch ist. Das liegt nicht zuletzt an der persönlichen Aufopferung, mit der viele Kollegen ihre Berufung leben. Eine mangelhafte Patientenversorgung kommt für sie schlichtweg nicht infrage, was im Umkehrschluss heißt, dass in anderen Bereichen gespart werden muss – meist an der eigenen Substanz –, denn auch die Rechnungen eines Arztes müssen am Ende des Monats beglichen werden. Nun möchte ich mich nicht über das Gehalt meiner Zunft beschweren, denn es gibt viele, sehr viele Menschen auf der Welt, denen am Ende des Monats weitaus weniger bleibt als uns Medizinern. Setzt man die Leistungen und vor allen Dingen den persönlichen Einsatz der Kollegen aber ins Verhältnis zu anderen Berufen, so wird das Problem schnell klar.

Nach der Neuordnung der Entlohnung der Notärzte in einem großen süddeutschen Bundesland ging ein Aufschrei durch die Reihen der Kollegen. Die kassenärztliche Vereinigung des Landes halbierte in einigen Bereichen einfach die Entlohnung für einen gefahrenen Einsatz. So war den Bürokraten vor Ort ein gerettetes Leben um halb vier Uhr morgens plötzlich nur noch ungefähr

65 Euro wert. Die Ärzte hatten keine Möglichkeit, etwas dagegen zu tun, denn schließlich ist es ethisch nicht vertretbar, wenn (Not-)Ärzte streiken. Ganz abgesehen davon, dass den Kollegen, die sich, oft neben ihrem normalen Arbeitsalltag, die Nacht mit der Rettung von Menschen in Not um die Ohren schlagen, plötzlich wesentlich weniger Mittel zur Verfügung standen, stellt sich doch die Frage, welche Mitarbeiter anderer Professionen um halb vier für nicht einmal 100 Euro eine entsprechende Leistung erbringen. Wissen Sie, was der Schlüsseldienst von Ihnen haben will, wenn Sie ihn zu einer vergleichbaren Uhrzeit rufen? Sicher das Doppelte, wenn nicht das Dreifache.

Und doch wird der Notarzt nach wenigen Minuten vor Ort sein. Und doch wird sich Ihr Hausarzt ausgiebig mit Ihnen beschäftigen. Und doch werden Sie in deutschen Notaufnahmen immer auf offene Ohren und eine qualitativ hochwertige Medizin stoßen. Das ärztliche Selbstverständnis verbietet es nämlich, dringend notwendige Aufgaben dem Streben nach Profit hintanzustellen. Und genau deshalb sind wir im Prinzip erpressbar. Aber egal. Ich bin froh, dass es so ist und nicht anders. Denn sonst wären wir keine Ärzte, sondern Kaufleute und würden Dienstleistungen anbieten, statt zu heilen. Ich wehre mich nämlich bis heute vehement dagegen, ärztliches Handeln als Dienstleistung zu bezeichnen.

64. GRUND

Weil Ärzte dem Menschen dienen, nichts Besseres sind und sich keinesfalls dafür halten dürfen

Früher galt ein Arzt als eine Art Schutzpatron, ein ge-, wenn nicht verehrtes Mitglied der Gesellschaft, das nicht wegen der Qualität seiner Arbeit, sondern schlicht aufgrund der Mitgliedschaft im elitären Kreis der Heiler respektiert wurde. Ich denke, diese Zeiten sind vorbei. Gott sei Dank. Heute muss ein Mediziner sich hohen und für alle Menschen nachvollziehbaren Qualitäts- und Leistungsansprüchen stellen. Trotzdem kann man ärztliche Leistungen nicht ohne Weiteres als reine Dienstleistungen bezeichnen, denn sie gehen weit über das übliche Maß Letzterer hinaus. Damit sollte aber keinesfalls ein übersteigertes Selbstbewusstsein der Ärzte einhergehen. Vielmehr folgt daraus eine unglaublich große Verantwortung, der gerecht zu werden gar nicht so einfach ist. Entsprechend ist ein ganz wichtiger Charakterzug eines jeden Mediziners die Demut. Demut bei der Arbeit, den Mitarbeitern und vor allem den Patienten gegenüber.

Eine solche Demut zu erlangen ist aber gar nicht so einfach. So fühlt sich der junge Arzt gleich nach Abschluss seines Studiums meiner Erfahrung nach nahezu unbesiegbar. Obwohl ich damals wusste, dass ich eigentlich keine Ahnung von der praktischen Medizin habe, sondern lediglich den Kopf voll mit theoretischem Wissen, war ich überzeugt davon, jetzt etwas ganz Besonders, ja für die Gesellschaft Wichtiges zu sein. Pustekuchen. Denn es folgten weitere Lehrjahre, die vermutlich bis zur Rente andauern werden. Neben vielen fachlichen Erkenntnissen wurde mir eindrücklich klar, dass der Beruf des Arztes keiner für profilierungssüchtige Narzissten ist.

Obwohl man nicht leugnen kann, dass er für diese Gruppe durchaus attraktiv erscheint. Das liegt wohl vor allem am verkrusteten, aber immer noch vorherrschenden Bild der Mediziner als »Götter in Weiß«, die auf alle Fragen eine Antwort haben. Diese Verklärung unseres Berufsstandes herrscht vor allem bei älteren Menschen vor. In Gesprächen mit meinen Großeltern merke ich das zum Beispiel immer wieder. Dabei war die tatsächliche Qualifikation des Arztes früher nicht oder nur sehr eingeschränkt von Belang. Dank neuer Medien und der zunehmenden Fähigkeit der Menschen, sich in komplexe Fragestellungen einzuarbeiten, hat die unangetastete Allmacht des gemeinen Arztes aber nachgelassen.

In Internetforen kann jeder seinen Arzt bewerten. Ohne Probleme können sich Patienten über die ihnen angebotenen Therapieoptionen informieren, und auch das Einholen einer Zweitmeinung bei besonders problematischen Entscheidungen ist heute an der Tagesordnung.

All diese Dinge machen ärztliche Empfehlungen transparent und nehmen dem Arztberuf etwas von seiner teils unberechtigten Unantastbarkeit. So müssen wir uns kritischen und manchmal auch unangenehmen Fragen stellen. Im Prinzip ist das aber nichts Schlechtes, denn ständige Kontrolle durch die eigenen Patienten macht unsere Arbeit ohne Frage besser. In anderen Bereichen ist dieses Vorgehen schon lange die Regel. Niemand würde beispielsweise einen Architekten anstellen, von dem jeder weiß, dass seine Häuser einstürzen. Obwohl oder gerade weil die ärztliche Zuwendung, wie bereits angeklungen, nicht mit einer klassischen Dienstleistung vergleichbar ist, da die Fallhöhe bei Fehlentscheidungen einfach sehr hoch ist, sollte sich der Arzt selbst trotzdem mehr als Dienstleister, dessen Leistungen einer ständigen kritischen Kontrolle unterliegen, und nicht als Künstler verstehen.

Meiner Meinung nach gibt es keine schlimmere Umschreibung meiner Arbeit als »ärztliche Kunst«, denn Kunst hat immer etwas Subjektives und sogar Unzuverlässiges an sich. Und genau diese beiden Attribute sollten nicht auf einen Arzt zutreffen. Außerdem haftet Künstlern die Eigenschaft an, über den Dingen zu stehen. Auch das sollten Ärzte auf jeden Fall vermeiden. Mit beiden Füßen ganz fest auf dem Boden, sehe ich persönlich meine Zunft als eine, getreu dem Motto eines großen Wohltätigkeitsvereines, dem Menschen dienende.

65. GRUND

Weil Ärzte wirklich etwas bewirken können

Wir leben in einer Zeit, in der man sich nicht mehr auf das tägliche Fernsehprogramm verlassen kann. Zumindest startet aktuell keine 20:15-Uhr-Sendung mehr zu dieser Uhrzeit. *Brennpunkte* und Sondersendungen zum Thema Griechenland, Griechenland und Griechenland überschütten den eifrigen Fernsehfreund und versauern den Genuss pädagogisch wertvoller Abendunterhaltung. Neuerdings hat das Thema Flüchtlinge sowie das desolate Verhalten der Europäischen Union die Griechenlandkrise zwar abgelöst – geändert hat sich für den fanatischen Prime-Time-Fan aber nicht viel.

Grundproblem hierbei ist, wie so oft in holprigen Zeiten, dass sich zum einen keiner auf den anderen verlassen kann, und zum anderen die Möglichkeiten vieler Akteure begrenzt sind. Nicht nur manche zuständige Politiker, auch die verschiedenen Bevölkerungen haben oft das Gefühl, dass ihre Meinung nicht mehr viel zählt und Absprachen in den Hinterzimmern von Brüssel getroffen werden – Absprachen, die uns aber alle mehr oder weniger stark betreffen. Das Gefühl, abgehängt zu sein und keinen Einfluss mehr auf das Zeitgeschehen nehmen zu können, kennen viele sehr gut.

Genau deshalb bin ich dankbar, einer Zunft anzugehören, die meiner Überzeugung nach noch wirklich etwas bewirken kann. Klar, in die großen Fragen der Weltpolitik können sich Ärzte genauso wenig einmischen wie Bäcker oder Fleischer. Aber unsere Ausbildung ermöglicht es uns, da einzugreifen, wo Not am Mann ist. Und das muss nicht mal unbedingt im Ausland oder in Krisengebieten sein. Auch in unserem eigenen Land liegt genug im Argen, brauchen genügend Menschen Hilfe. Hiermit meine ich natürlich nicht die alltägliche Arbeit in Praxis oder Klinik. Viele deutsche und nicht-deutsche Ärzte engagieren sich ehrenamtlich und geben damit Menschen neue Hoffnung. Das Bild des weinenden Rentners in Griechenland, der verzweifelt war, weil er die Medikamente seiner Frau nicht mehr bezahlen konnte, kennt wohl jeder. Wenn Ärzte sich ehrenamtlich dazu bereit erklären, diesen Menschen, die alles und mehr verloren haben, zu helfen, dann bewirken sie für mich mehr als so mancher Verhandlungsführer, der doch nur das Optimum für seine Wähler und in letzter Konsequenz sich selbst herausholen will.

Auch die Ärzte und Pfleger, die ihr Leben in den Dienst von Gruppen wie den Ärzten ohne Grenzen oder dem Roten Kreuz stellen und ehrenamtlich in Krisengebiete fliegen, um den Menschen vor Ort zu helfen, ohne sicher sein zu können, dass sie nicht selbst zu Opfern werden, bewirken etwas. Ich denke hierbei beispielsweise an die mutigen Männer und Frauen, die nach Nepal aufgebrochen sind, um dort humanitäre Hilfe zu leisten, sich um Verletzte, aber auch chronisch Kranke, denen jede Möglichkeit der kontinuierlichen medizinischen Versorgung weggebrochen ist, zu kümmern.

Diese Menschen zögern nicht und diskutieren nicht. Sie handeln. Sie bewirken etwas für andere Menschen. Natürlich sind in diesen Teams auch immer Mitglieder vieler anderer Berufsgruppen, und auch sie leisten einen großen Beitrag. Ich bin überzeugt davon, dass man als Arzt für viele Notleidende wirklich etwas bewirken kann – und darauf können wir stolz sein.

66. GRUND

Weil es Ärzte (noch) schaffen, trotz immer irrsinniger werdenden Wirtschaftlichkeitsvorschriften ihre Patienten gut zu behandeln

Im Prinzip ist über Wirtschaftlichkeit in der Medizin schon eine Menge gesagt worden. Klar, das Gesundheitssystem gehört allen, weshalb es schon wichtig ist, mit den vorhandenen Ressourcen verantwortungsvoll und nicht verschwenderisch umzugehen. Das steht außer Frage. Etwas anderes ist es, wenn wir es in unserer Gesellschaft zulassen, dass Konzerne dieses System (aus)nutzen, um maximalen Gewinn zu machen, denn dann wird der Patient zur Ware (nicht zum Kunden) und der Arzt zum Instrument.

Leider entwickeln sich Krankenhäuser und andere soziale Einrichtungen zusehends in diese Richtung, was aus meiner Sicht ein riesiges Problem darstellt. Denken Sie einfach mal wie ein gewinnorientierter Klinikboss: Was hindert Sie daran, sich die Frage zu stellen, wie Sie mit einem Leberkrebspatienten, der Ihnen momentan 1.000 Euro bringt, in Zukunft das Doppelte verdienen können? Über die Kassen geht das nicht. Die zahlen nach ganz genau definierten Standards. Also muss in der Versorgung gespart werden. Vielleicht kann man ja hier eine Schwester entlassen und dort einen Arzt dazu verdonnern, noch vier Patienten mehr zu betreuen. Das funktioniert auch super, denn als Konzernboss können Sie wunderbar mit der moralischen Verpflichtung spielen, die Mitglieder sozialer Berufsgruppen ihren Patienten und Mitmenschen gegenüber empfinden. Denn letzten Endes spielen wirtschaftliche Interessen für diese Menschen in der Regel eine sehr untergeordnete Rolle. Kein Krankenpfleger würde einfach seine Arbeit ruhen lassen, nur weil er die Bedingungen, unter denen diese stattfindet, nicht befürwortet oder sich überfordert fühlt.

Dabei ist es genau das, was immer mehr Pflegende und auch Ärzte in den Wahnsinn treibt – die quantitative Überforderung. Da wird immer noch eine Schwester eingespart, noch ein Arzt weniger auf den Dienstplan gesetzt. Dem verbliebenen Personal bleibt nichts anderes übrig, als das Spiel mitzuspielen, denn sie können es nicht verantworten, dass ihre Patienten darunter leiden. Und genau das macht sie zu angreifbaren, aber sehr wertvollen Mitgliedern unserer Gesellschaft. Ob Ärzte, Pfleger oder andere Mitglieder sozialer Berufsgruppen – sie packen zu und versuchen, ihr Bestes zu geben, auch wenn die äußeren Bedingungen manchmal überhaupt nicht stimmen. Auch Hausärzte haben es diesbezüglich nicht viel besser. Sie müssen es schaffen, mit immer weniger Mitteln einen immer größeren Stamm an Patienten qualitativ hochwertig zu versorgen. Dabei haben sie nur wenige Minuten Zeit für diese Aufgabe. Ein ordentliches Gehalt können die Kollegen nur einfahren, wenn sie auf Masse arbeiten.

In den Qualitätsstandards einer kleinen Klinik, in der ich vor ein paar Tagen einen Patienten abgeliefert habe, ist mir folgender Satz aufgefallen: »Das Krankenhaus soll wirtschafts- und gewinnorientiert arbeiten.« Lassen Sie diesen Satz mal auf sich wirken. Ist das überhaupt möglich? Mit Kranken gewinnorientiert zu arbeiten? Ist es ethisch überhaupt vertretbar, ein Krankenhaus wie ein Börsenunternehmen zu führen, es zur Gewinnmaximierung zu zwingen? Wäre es nicht viel intelligenter, im sozialen Sektor eine gewisse Minusbilanz zu akzeptieren?

Wie auch immer. Auf jeden Fall müssen wir Ärzte uns den Vorgaben fügen und stellen trotzdem Tag für Tag sicher, dass unsere Patienten die qualitativ beste Versorgung bekommen, die uns bekannt ist.

67. GRUND

Weil Ärzte Patienten am Scheideweg ein kleines Stück begleiten können

Jeder Mensch kommt irgendwann an einen Punkt, wo er nicht mehr alleine weiterkommt. Einigen passiert das früher, andere kommen bis ins hohe Alter ohne fremde Hilfe klar. Wir Ärzte begleiten Menschen, wenn sie an diesem Punkt angekommen sind. Routine- und Vorsorgeuntersuchungen mal ausgenommen, erfolgt ein Arztbesuch in der Regel, wenn Patienten nicht weiterwissen. Es treten Beschwerden auf – wir nennen sie Symptome –, die entweder so schwerwiegend sind, dass sich mit ihnen nicht leben lässt, oder deren Deutung den Betroffenen vor ein ernsthaftes und Angst einflößendes Problem stellt. Hilfe suchen die allermeisten dann beim Arzt. Der sollte umgehend beruhigen, testen und behandeln, bis es dem Patienten wieder besser geht.

Ärzte begleiten in Not Geratene und bieten professionelle Hilfe an. Dieses berufliche Selbstverständnis ist für mich einer der Hauptgründe, weshalb ich den Beruf des Arztes gewählt habe. Ein naher Verwandter erkrankte vor Kurzem an schwarzem Hautkrebs. Seine Ehefrau hatte einen dunklen Fleck auf seinem Rücken entdeckt und glücklicherweise nicht lockergelassen, bis er sich beim Hausarzt vorstellte, der ihm die Entfernung des Muttermals empfahl. Der Befund der feingeweblichen Untersuchung kam ein paar Tage später: Der Fleck war bösartig.

Entsetzt, verängstigt und unsicher wandte mein Verwandter sich an mich und erbat meine Hilfe. Da ich mich eine Zeit lang intensiv mit der Behandlung dieser Erkrankungen beschäftigt habe, wusste ich genau, was zu tun war, und wichtiger: Ich wusste, in welchem Krankenhaus der Umgebung Spezialisten für derartige Erkrankungen arbeiteten. Ohne zu zögern, kontaktierte ich die Kollegen, machte Termine für Untersuchungen und koordinierte den gesamten Behandlungsablauf. Mein Verwandter wurde operiert, und es stellte sich heraus, dass der Befund nicht ganz so schlimm war wie anfänglich angenommen. Nach zwei Wochen war klar: Die Dinge würden wohl wieder ins Lot kommen.

Aber diese zwei Wochen waren eine schlimme Zeit, voller Bangen und Hoffen. In einer solchen Zeit brauchen Patienten Zuspruch und eine professionelle Führung. Diese Aufgabe ist eine ärztliche. Egal ob bei der Behandlung einer Krebsart oder bei der Einstellung des Blutdrucks oder Zuckerwertes. Ärztliche Aufgaben sind meist ziemlich komplex und für Laien schwierig zu verstehen. Deshalb ist ein kompetenter Ansprechpartner vonnöten, der die Notwendigkeit der Einnahme von Medikamenten oder der Durchführung bestimmter, teils vielleicht unangenehmer Therapien vernünftig begründen kann. Denn sonst passiert etwas, was wir Ärzte »fehlende Compliance« nennen. Dieses denglische Sprachkonstrukt beschreibt im Grunde lediglich die Situation, in der Patienten sich nicht an die Empfehlungen ihres Arztes halten und damit manchmal sogar ihr Leben gefährden.

Der Umstand, dass Ärzte ihre Patienten am Scheideweg begleiten, ist also nicht nur ein positiver Aspekt des Arztseins, sondern eine verantwortungsvolle Aufgabe, die es jeden Tag aufs Neue zu erfüllen gilt. Für mich gehört dieser Grund aber, wie gesagt, zu den wichtigsten und intensivsten. Er zeichnet den Arztberuf aus wie kein anderer. Gerade in ländlichen Gebieten kann man gut beobachten, wie intensiv diese Arzt-Patienten-Beziehung sein kann. Hier begleiten die Hausärzte ihre Patienten oft vom ersten Tag der Erkrankung über die anfänglichen Unsicherheiten und die folgende Therapie hinweg bis zur Heilung – und manchmal auch während des Sterbeprozesses.

68. GRUND

Weil Ärzte oft nicht nur für ihre Patienten, sondern auch für deren Angehörige da sind

Dieser 68. Grund schließt sich im Grunde genommen direkt an den vorherigen an. Denn wenn ein Arzt seinen Patienten begleitet, dann ist er automatisch auch der wichtigste Ansprechpartner für dessen Angehörige. Besonders bei schweren Krankheiten ist die Betreuung und Pflege der Angehörigen manchmal wichtiger als die des Patienten selbst. Oft akzeptieren Erkrankte ihr Schicksal wesentlich schneller als ihre Verwandten und Freunde.

Während meiner Ausbildung war ich ein halbes Jahr lang als Arzt auf der Intensivstation eingeteilt. Es ist wirklich hart, wenn ein Angehöriger auf der Intensivstation liegt. Der Partner ist erkrankt, oft auch noch plötzlich, und wird dann mehr oder weniger weggesperrt. Man selbst hat überhaupt keinen Einfluss auf das, was geschieht, ja manchmal weiß man nicht einmal, *was* genau geschieht. Viele Menschen, gerade ältere, zerbrechen förmlich daran, wenn ihnen die direkte Bezugsperson einfach so weggerissen wird. Nun ist es aber weder für Ärzte noch für das Pflegepersonal möglich, ständig Anfragen von besorgten Angehörigen zu beantworten, denn irgendwer muss sich schließlich auch um die Erkrankten kümmern. Und selbstverständlich sind Besuche nur eingeschränkt möglich, denn oft sind die Patienten in einer sehr schlechten Verfassung, im künstlichen Koma oder haben offene Wunden. Da ist eine Menge Ruhe nötig, und jede »Störung« von außen kann fatale Folgen haben.

Auf unserer Intensivstation gab es deshalb ein Angehörigentelefon, das zwei Stunden am Tag – eine morgens und eine abends – geschaltet war, und mithilfe dessen man sich darüber informieren konnte, wie es dem erkrankten Familienmitglied ging und was als Nächstes geplant war. Nachmittags bestand dann immer noch die Möglichkeit, die Patienten für ein paar Stunden zu besuchen, was, auch bei Schwerkranken, die im Koma lagen, sehr gerne angenommen wurde. Die Nachmittagsstunden nutzten wir Ärzte dann immer dazu, Angehörigengespräche zu führen und so gut wie möglich zu erklären, was passiert war und noch passieren würde. Am schlimmsten war das, wenn klar war, dass ein Patient nicht wieder genesen würde. Oft brauchten wir viele Tage, um die Nachricht zu vermitteln, die im Prinzip aus einem einfachen Faktum bestand, nämlich dem, dass der geliebte Mensch unsere Station nicht mehr lebend verlassen würde.

Trotz der vielen furchtbaren Schicksale, denen ich auf der Station Tag für Tag begegnete, machte mir die Arbeit, gerade mit den Angehörigen, große Freude. In abgewandelter Form müssen sich auch niedergelassene Mediziner dieser Herausforderung stellen, denn Angehörige wollen eigentlich immer wissen, was genau mit ihren Lieben nicht stimmt. Und während ein Erkrankter selbst oft ziemlich viel verdrängen kann, habe ich die Erfahrung gemacht, dass die Familie damit große Probleme hat. Ist ja irgendwie auch logisch, oder? Der Betroffene hat zumindest seinen Körper, der ihm in irgendeiner Weise eine Rückmeldung gibt – und wenn es nur die einfache Information »Mir geht es gut!« oder »Mir geht es nicht gut!« ist. Angehörige verzweifeln aber manchmal schier an ihrer Unfähigkeit, sich aktiv einzumischen.

Genau an diesem Punkt sind wir Ärzte gefragt, um auch diese Menschen, die nicht unmittelbar unsere Patienten sind, aufzufangen. Denn einen einzelnen Patienten gibt es nur auf dem Papier – nur für die Abrechnung. Ein medizinischer Fall, egal wie simpel oder kompliziert er auch ist, muss immer das soziale Gefüge berücksichtigen, in dem sich der Patient bewegt. Sich als Arzt dieser Herausforderung zu stellen ist unglaublich spannend, aber auch sehr anspruchsvoll und fordernd. Auf jeden Fall bekommt der Arztberuf mit der Betreuung der Angehörigen eine zusätzliche Dimension, die auf keinen Fall außer Acht gelassen werden darf!

69. GRUND

Weil man als Arzt auch mit Worten viel bewirken und manchmal sogar heilen kann

Was für eine Überschrift! Mit Worten heilen – ist das nicht eher etwas für Psychologen oder Naturheiler? Sollte der Arzt nicht durch jahrelang angeeignetes Wissen andere Alternativen, wie Medikamente, Operationen oder ganz neuartige Therapiemethoden, anbieten können?

Die Antwort lautet eindeutig: Ja. Allerdings bringt die beste und neueste Behandlungsmöglichkeit nichts, wenn sie dem Patienten nicht ordentlich vermittelt und gleichzeitig mit einer optimistischen Erfolgsaussicht verknüpft wird. Mein Pharmakologieprofessor hat immer gesagt, dass sich mindestens 40 Prozent der Wirkung eines Medikaments durch dessen intrinsischen Placeboeffekt erklären lassen. 40 Prozent! Das ist eine ganze Menge. Außerdem gibt es da noch die Compliance des Patienten. Bei diesem tollen neudeutschen Wort handelt es sich wie gesagt um die Bereitschaft eines Erkrankten, die empfohlene Therapie auch wirklich durchzuführen.

Ein Beispiel: Karl Müller-Krause bekommt durch seinen Hausarzt zwei Tabletten verschrieben, die dafür sorgen sollen, dass sich der Blutdruck des chronisch gestressten Verwaltungsangestellten wieder halbwegs normalisiert, um ihm auf diesem Wege einen doch recht unangenehmen Schlaganfall zu ersparen. Der Hausarzt erklärt das Ziel der Therapie, und anfangs ist der gute Herr Müller-Krause auch ganz Feuer und Flamme. »Na klar!«, sagt er, diese Gefahr müsse gebannt werden, und wenn das doch mit ein paar Pillen so gut geht, dann würde er sich einer entsprechenden Therapie natürlich nicht verweigern. Um die Erfolge dokumentieren zu können, besorgt sich der Mann ein Blutdruckmessgerät. Anfangs sind die gemessenen Werte tatsächlich ziemlich hoch, nach einiger Zeit pendeln sie sich aber genau in dem Bereich ein, in dem Hausarzt und Müller-Krause sie haben wollen. Super!

Nach und nach wird die Einnahme der Pillen zur Routine, und der Druck ist eigentlich überhaupt nie mehr erhöht. Doch dann sendet irgendein Fernsehsender eine schockierende Reportage über übermäßigen Medikamentenkonsum in deutschen Wohnzimmern. Auch Herr Müller-Krause ist entsetzt. Vielleicht braucht er die Tabletten gar nicht, die ihn angeblich vor einem Schlaganfall schützen sollen! Wenn er genau darüber nachdenkt, liegt doch der Druck im Normbereich. Klar, auch er ist betroffen, muss Medikamente nehmen, die er gar nicht braucht. Und dann noch zwei gegen eine einzige Krankheit. Bestürzt setzt der Mann die

Medikation ab. Auch er leidet unter der unglaublichen Profitgier der Pharmaindustrie, dessen verlängerter Arm, man muss es sagen, die Ärzteschaft ist.

Leider handelt es sich bei Herrn Müller-Krauses Bewertung der Situation um eine Fehleinschätzung. Noch in der Nacht wird er vom Rettungsdienst abgeholt. Zwar hat er keinen Schlaganfall erlitten, aber Puls und Blutdruck sind besorgniserregend in die Höhe geschossen. Denn tatsächlich war er beschwerdefrei nicht *trotz*, sondern *weil* er die verschriebenen Medikamente genommen hat. Hier zu vermitteln, zu erklären und auch ab und an zu kontrollieren ist die Aufgabe des Arztes.

Aber auch in anderen Bereichen sind die sogenannten »Soft Skills« wichtig. Nehmen Sie nur mal das Übermitteln einer fatalen Diagnose. Oder den Zuspruch vor einer Operation. Der Satz: »Das wird schon werden!« kann manchmal viel bewirken. Obwohl er keinen unmittelbaren Einfluss auf das Ergebnis der OP hat, kann wohl jeder nachvollziehen, dass eine ermutigende Phrase vom Anästhesisten etwas ganz anderes bewirkt, als wenn der sagt: »Na wenn das mal gut geht!«

Und dann wären da noch, wer hätte es gedacht, die notfallmedizinischen Krankheitsbilder. Gerade hier, wo man doch eigentlich erwarten würde, dass es um knallharte Medizin und schnell gefasste Entscheidungen geht, spielt das Zwischenmenschliche eine riesengroße Rolle. Das Paradebeispiel ist wohl die sogenannte Hyperventilation. Hierbei handelt es sich um eine, meist psychisch hervorgerufene, akute Beschleunigung der Atemarbeit, was dazu führt, dass viel zu viel Kohlendioxid ausgeatmet wird. Das wiederum findet der menschliche Körper so überhaupt nicht witzig und reagiert mit Gegenmaßnahmen, wie Kribbeln in den Händen und Füßen und im schlimmsten Fall sogar der Unfähigkeit zur Bewegung derselben. Diesen Zustand kann man als Notarzt wunderbar mit der sogenannten Talk-down-Methode durchbrechen, ohne dass dafür unbedingt Medikamente benötigt werden. Manchmal lässt sich deren Applikation nicht umgehen, aber oft schafft man es auch ohne sie.

Aber auch andere akute Zustandsverschlechterungen können gut mit ein paar beruhigenden und zuversichtlichen Worten abgefangen werden, denn neben den körperlichen Symptomen, die bei Erkrankungen auftreten, wie Atemversagen oder Herzinfarkt, wirkt sich auch die Stressreaktion negativ auf die Prognose aus. Ein ruhiges und selbstsicheres Auftreten vermittelt dem Patienten: Die Crew hat alles im Griff. Und das kann in Situationen, in denen Menschen Todesangst erleiden, manchmal den entscheidenden Unterschied machen.

KAPITEL 8

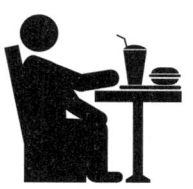

VON GOLF- UND ANDEREN BÄLLEN
DER ARZT ALS PRIVATPERSON

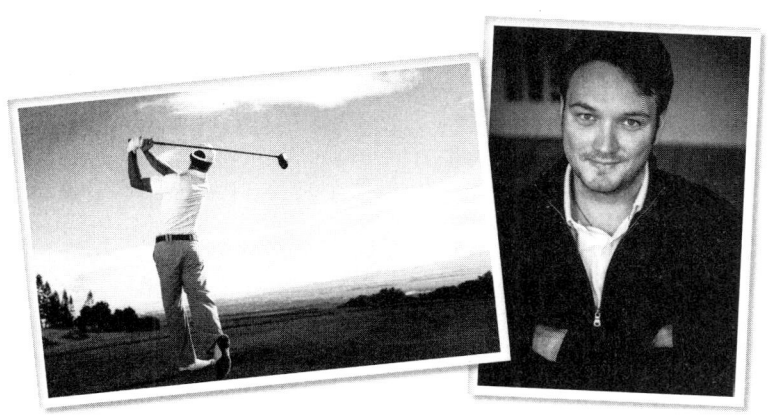

70. GRUND

Weil man sich als Arzt selbst krankschreiben kann

Ich erinnere mich noch gut an meine Schulzeit. Stand eine schwierigere Schulaufgabe an (in meinem Fall bezog sich das hauptsächlich auf Mathearbeiten), oder musste man befürchten, wegen eines Dummejungenstreiches gerügt zu werden, konnte es gut sein, dass man sich morgens ganz plötzlich irgendwie kränklich fühlte und keinesfalls in der Lage war, den extrem langen (in meinem Fall ungefähr 200 Meter) Schulweg anzutreten.

Nun galt es aber, mehrere Probleme gleichzeitig zu lösen. Neben den Eltern musste nämlich auch der Arzt überzeugt werden, dass es um die eigene Gesundheit alles andere als gut stand. Meist ging das schief. Nachdem der Arzt sich versichert hatte, dass weder die Körpertemperatur erhöht noch die Mandeln belegt waren, seine fast obligatorische Frage, ob denn heute eine wichtige Schulaufgabe anstehe, geklärt war und er einem die Wahrheit wie zähen Schleim aus der Nase gezogen hatte, musste man sich auf den Weg zur Schule machen, nur um gerade noch rechtzeitig zur dritten und alles entscheidenden Mathestunde zu erscheinen, ohne sich auch nur einen rudimentären Spickzettel geschrieben zu haben. Das Leben eines Schülers ist nicht lustig.

Aber irgendwann ist das alles mal vorbei, und das echte Leben startet. Und was ändert sich? Nichts. Okay, das Verstecken großer Mengen Rizinusöl im Mittagessen des Mathelehrers ist kein Kavaliersdelikt mehr, und auch der eine oder andere Jungenstreich wird mit weniger Toleranz bedacht als früher – aber seien wir ehrlich: Anfälle gelegentlicher Arbeitsunlust erleidet auch jeder Erwachsene von Zeit zu Zeit.

Während meiner gelegentlichen Praxistage in der Notfallsprechstunde erlebe ich dieses Phänomen zur Genüge. Da geht es einem seit gestern nicht so gut. Kopfschmerzen, aber die werden schon wieder besser. Gestern war's ganz schlimm. Aber Krankenhaus – auf keinen Fall. Weitere Untersuchungen: »Nicht nötig, Herr Doktor, ich kenne das schon! Das gibt sich von alleine wieder. Ich brauche nur ein paar Tage Ruhe.« Und natürlich der Klassiker: »Ich hatte gestern schlimme Bauchschmerzen und konnte nicht zur Arbeit gehen. Heute ist es aber wieder viel besser. Ja, im Prinzip schon ganz verschwunden.« Körperliche Untersuchung: Bauch weich, kein Druckschmerz, keine Auffälligkeiten. Die Schwierigkeit besteht darin, diejenigen, die sich im Internet schnell ein paar Befunde zusammengegoogelt haben, um nicht auf Arbeit erscheinen zu müssen, von denen zu unterscheiden, die tatsächlich krank sind und ihre Beschwerden herunterspielen. Hellhörig werde ich bei Sätzen wie:»Krankschreiben müssen Sie mich aber nicht!« Im Prinzip gilt aber dasselbe wie früher: Anfälle akuter Arbeitsunlust müssen vom Hausarzt des Vertrauens in irgendeine Diagnose gequetscht werden, um das Kind keinesfalls beim Namen zu nennen.

Da haben wir Ärzte es schon wesentlich einfacher. Wahrscheinlich ist das der Grund, weshalb einen meist gar keiner nach dem entsprechenden Schriftstück fragt. (Klar, bleibt man zwei oder drei Wochen der Arbeit fern, dann können schon mal kritische Nachfragen kommen.) – Jetzt klingt das alles ziemlich gut. Der Arzt kann sich seine Krankschreibung selber ausstellen und sich so eine Menge Ärger ersparen. Ja, wenn man die ganze Sache auf die Spitze treibt, könnte man doch eigentlich sagen, dass Ärzte nur auf Arbeit gehen müssen, wenn es ihnen gerade passt und sie Lust dazu haben.

Doch genau hier liegt das Problem – der Casus knacksus sozusagen. Denn die meisten Kollegen finden ihren Job einfach super und wollen der Arbeit nicht fernbleiben. Wer so lange und auch entbehrungsreich studiert, sich vielleicht noch einer anstrengenden Facharztausbildung unterzogen hat, für den verschmelzen die Grenzen zwischen Hobby und Beruf häufig. Tatsächlich macht mir persönlich der Beruf so viel Spaß, dass ich mich oft sogar zur Arbeit »quäle«, wenn jeder vernünftige Mensch zu Hause bleiben würde.

Und natürlich kommt das den meisten Ärzten zu eigene starke Verantwortungsbewusstsein hinzu. Jenes Gefühl, das die Grundlage dafür bildet, dass unser Berufsstand so gut wie gar nicht streikt, sich teils widrigste Arbeitsbedingungen gefallen lässt und eben selten unbegründet »krankmacht«.

Ein Beispiel: Ich betreue ein Altenheim im schönen Frankenland ärztlich und bin dort für ungefähr 100 Patienten zuständig. Diese Menschen, ihre Verwandten und die Pflegekräfte vor Ort verlassen sich auf mich. Jede Woche kommen Fragen auf, müssen Medikamentendosierungen besprochen und angepasst, Untersuchungen durchgeführt werden. Wenn ich dort nicht hingehe, ist es schwer, jemand anders für die Arbeit zu rekrutieren, denn auch die anderen Ärzte haben einiges zu tun. Zwar habe ich einen sehr netten Kollegen, der sich die Arbeit von Zeit zu Zeit mit mir teilt und einspringt, wenn ich wirklich mal flachliege, aber das kann und darf nicht zur Regel werden. Da überlegt man sich zweimal, ob man krankmacht, denn man trägt als Arzt eben nicht nur Verantwortung für sich selbst. Gerade in Zeiten des unbestreitbaren Ärztemangels müssen immer mehr ärztliche Aufgaben von immer weniger Medizinern durchgeführt werden. Da muss man sich aufeinander verlassen können.

Jetzt möchte ich natürlich nicht sagen, dass alle anderen Menschen, die nicht den Beruf des Arztes gewählt haben, krankfeiern, ohne ein schlechtes Gewissen zu haben. Es gibt enorm viele Berufsgruppen, denen es nicht anders geht als den Ärzten. Zu nennen wären hier stellvertretend die Polizisten, die Kita-Erzieher, Lehrer, und allen voran natürlich die pflegenden Berufe, vor denen ich persönlich den allermeisten Respekt habe. Aber in diesem Buch geht es nicht um Kita-Erzieher und auch nicht um Lehrer oder Polizisten, und nur zum Teil um Pfleger. Es geht um Ärzte. Und die können sich im Prinzip zwar tatsächlich krankschreiben, wann immer sie wollen, nehmen das aber nicht in Anspruch, weil es ihnen das Berufsethos sowie der Anspruch, verantwortlich mit den eigenen Pflichten umzugehen, verbieten.

71. GRUND

Weil man sich sein Tavor oder sein Zopiclon selbst verschreiben kann

Okay – die Überschrift klingt provokant! Tatsächlich handelt es sich nämlich bei den genannten Substanzen um Schlaf- und Beruhigungsmittel, die ein sehr großes Potenzial haben, Menschen in die Abhängigkeit zu treiben. Bekannterweise haben Ärzte, wie auch Piloten und Mitglieder anderer Berufsgruppen, auf denen eine hohe Verantwortung lastet, eine Tendenz zu Suchterkrankungen. Warum das so ist? Keine Ahnung. Aber aus eigener Erfahrung kann ich sagen, dass dieses Problem durchaus ein ernstes ist, über das es nur sehr wenig zu lachen gibt. Ganze Suchtanstalten haben sich der Behandlung von Ärzten gewidmet, die unter anderem von Substanzen aus der Klasse der sogenannten Benzodiazepine abhängig sind.

Und um eine solche Substanz handelt es sich bei Tavor, dem oben genannten Beruhigungsmittel. Eigentlich in Extremsituationen eingesetzt, wirkt es entspannend, Angst lösend und kann sogar epileptische Krampfanfälle unterbrechen. Für den Langzeitgebrauch ist das Zeug aber mehr als ungeeignet. Leider hält das viele verzweifelte Kollegen nicht davon ab, sich seiner durchaus angenehmen Wirkung von Zeit zu Zeit – manchmal auch jeden Tag – zu bedienen. Also sollten wir den Grund vielleicht in »Weil man sich als Arzt selbst Medikamente verschreiben kann« umbenennen. Denn das ist in der Tat eine ziemlich coole Sache.

Sie wissen ja selbst, wie das ist. Wegen jedem bisschen muss man zum Arzt rennen. Ob es nun chronische Erkrankungen sind, die nach Ende der N3-Packung ein erneutes Rezeptieren erfordern, oder lediglich ein geprelltes Knie, das wie die Hölle schmerzt und für das die eine oder andere Ibu 600 doch eigentlich eine gute Idee wäre. In Deutschland gibt es lange nicht so viele OTC, also »over the counter« verkäufliche Medikamente, wie beispielsweise in den Staaten, sodass sich Otto Normalverbraucher jedes Mal vertrauensvoll an seinen Arzt wenden muss, wenn sein Körper mal nicht so will wie er. Das ist auch gut so, denn man darf nicht vergessen, dass selbst einige Medikamente, die manche verspachteln wie Smarties, ernste Nebenwirkungen haben können, und dass sich deren Intensität mit der Dosis natürlich erhöht. Also wird wohl auch in Zukunft der Gang zum Arzt Pflicht sein, auch wenn der Patient genau weiß, welches Antibiotikum er bei seiner Harnblasenentzündung braucht, weil diese ihn seit Jahren heimsucht und bisher immer auf dieselbe Substanz angesprochen hat.

Bei Ärzten ist das anders. Die können sich im Prinzip verschreiben, was sie wollen. Und wenn wir den bewussten Missbrauch bestimmter Substanzen mal außen vor lassen, dann ist das 'ne tolle Sache. Die Kombination aus Sich-selbst-Krankschreiben und Selbst-Rezeptieren wird dann schon richtig attraktiv. Aber Vorsicht! Manchmal ist es auch ganz ratsam, sich in die fähigen Hände eines Kollegen zu begeben. Aber das ist ja so eine Sache mit uns Ärzten – wir gehen in der Regel nicht gerne zum Arzt. Das gilt jedenfalls für den einen oder anderen mir bekannten Kollegen – und erst recht für mich! Also wird lieber so lange an sich selbst herumgedoktert (bitte nicht anzüglich verstehen), bis wirklich alle Möglichkeiten ausgereizt sind. Ich denke, diese unsägliche Eigenschaft von uns Weißkitteln liegt darin begründet, dass wir wissen, was alles passieren kann und welche Ursachen bestimmten Symptomen zugrunde liegen können.

Das ist insofern schwierig, als dass natürlich nicht gleich jeder »Bobbel«, den man entdeckt, Krebs sein muss. Aber er könnte es sein. Und deshalb wird oft lieber ignoriert oder selbst therapiert, als der Rat eines Kollegen eingeholt. Und so kann die Sache mit der Eigenverschreibung auf vielerlei Arten nach hinten losgehen. Richtig angewendet und verantwortungsvoll durchgeführt ist sie aber eine feine Sache.

72. GRUND

**Weil man als Arzt selbst sowieso
immer alles besser weiß**

Selbst dem unaufmerksamen Leser muss hier wohl auffallen: Der Übergang von den beiden letzten zu diesem Grund ist mehr als fließend – ein Wasserfall sozusagen. Und so wurden bereits viele Dinge erwähnt, diskutiert und analysiert, die zeigen sollen, dass Ärzte die schlechtesten Patienten von allen sind. Zwischen Hypochondrie und absoluter Ignoranz unserem eigenen Körper gegenüber treiben wir in einem Ozean der Angst vor dem, was eventuell nicht stimmen könnte.

Umso mehr Respekt habe ich vor all den Kollegen auf der Krebsstation, deren Denken eigentlich von dieser furchtbaren Krankheit bestimmt sein muss. Hier verschieben sich die Realitäten auf unangenehme Weise. Denn während Sie vielleicht den einen oder anderen Menschen kennen, der an einer Krebsform erkrankt ist, kennt der gemeine Onkologe vielleicht den einen oder anderen, der keinen Krebs hat. Da muss man doch verrückt werden, oder?

In meinem Job ist das nicht viel anders. Als Notarzt werde ich zu Menschen gerufen, für die sich das Leben ganz plötzlich sehr relevant ändert, weil sie beispielsweise in einen Autounfall verwickelt wurden oder einen Herzinfarkt hatten – oder auch gerade haben. Da drängt sich einem schon von Zeit zu Zeit der Gedanke auf: »Mensch, das könntest jetzt auch du sein, der da mit eingedrücktem Schädel in der Frontscheibe seines Autos klebt.«

Aber auch weniger drastische Befunde versuchen viele Kollegen konsequent wegzuignorieren. Wenn der Blutdruck zu hoch ist, war es wahrscheinlich der Kaffee am Morgen oder die Aufregung. Medikamente sind da keinesfalls nötig. Ist der Zucker aus den Fugen geraten, nimmt der geneigte Mediziner sich fest vor, in nächster Zeit auf Süßes zu verzichten. Bis zum nächsten Plunderstück oder dem Gang zum Gummibärchenspender. Hauptsache keine Medikamente. Denn Therapie bedeutet Eingeständnis.

Ähnlich ist das mit anderen Lastern, wie beispielsweise dem Rauchen. Ich weiß nicht, wie viele Kollegen ich kenne, die sich zwischen zwei OPs oder zwischen zwei Patienten, im Falle der Gynäkologen vielleicht auch zwischen zwei Beinen, einen Glimmstängel anzünden. Auf den Widersinn des eigenen Handelns angesprochen, kommt vom Betroffenen meist nur ein beschämtes Nicken oder der geniale Satz: »Na, ein Laster muss man doch haben!« Sprach's und verschwand umgehend in die Kantine, um die eigene Wampe mit einer doppelten Portion Currywurst und Pommes mit extra Majo zu verwöhnen. Tja, so sind wir Ärzte: auch nur Menschen.

Und da der Job nicht gerade stressfrei ist, brauchen eben auch wir von Zeit zu Zeit eine Belohnung, um das Serotonin (den Botenstoff des Glücks) in unserem Hirn zum Fließen zu bringen – auch wenn es nicht sonderlich gesund oder möglicherweise sogar ziemlich ungesund ist. Und so macht sich unser imaginärer Herr Doktor sofort nach der Currywurst und einem weiteren Kippchen auf den Weg zurück in die Sprechstunde, um Herrn Maier zu erklären, dass es zwar Medikamente gegen den erhöhten Blutdruck gibt, die aber im Moment noch nicht nötig sind: »Versuchen Sie es zuallererst mit einer Umstellung Ihrer Lebensgewohnheiten. Wenig Alkohol, gesundes Essen und … rauchen Sie?« – Herr Maier nickt. – »Das sollten Sie unbedingt sein lassen!«

73. GRUND

Obwohl die meisten Ärzte irgendwann beim Golf landen

Ich habe einen Freund. Nennen wir ihn doch einfach Emir. Emir arbeitet mittlerweile seit geschlagenen sechseinhalb Jahren als Assistenzarzt für Chirurgie und hat vor wenigen Monaten die Facharztprüfung in dieser anspruchsvollen Spezialisierung bestanden. Als Chirurg ist Emirs Freizeit nicht sonderlich groß, und entsprechend gilt es, Aktivitäten außerhalb des Krankenhauses genau zu planen, um die spärlichen Stunden mit etwas Sinnvollem zu verbringen. Ich lernte Emir vor ungefähr vier Jahren im Rahmen unserer Zeit in der chirurgischen Notaufnahme kennen. Wir verstanden uns auf Anhieb. Da der Bursche schon etwas länger als Arzt arbeitete als ich, brachte er mir eine Menge wichtiger Dinge bei, und es entwickelte sich ein freundschaftliches Verhältnis.

Zu unserer kleinen Gruppe gehörte auch Josef, ein weiterer Freund und Kollege, der in der gleichen Klinik arbeitete wie wir. Emir, Josef und ich waren ein paar Wochen gemeinsam in der Notaufnahme tätig und stellten schnell fest, dass unser Gespann gut funktionierte. Also verabredeten wir uns ab und zu nach der Arbeit auf ein Bier. Wir unterhielten uns über alles Mögliche. Als wir einmal beim Thema Sport waren, stellten wir erfreut fest, dass wir alle drei auf Outdoor-Aktivitäten abfuhren. »Klasse!«, sagte ich erfreut und schlug vor, gemeinsam etwas zu unternehmen. Ich hatte ein paar Wochen zuvor einen Kurs im Klettern besucht und war nun ganz wild darauf, die entflammte Leidenschaft mit jemandem zu teilen. Da kamen Emir und Josef wie gerufen. Auch die beiden konnten sich durchaus vorstellen, das Ganze mal auszuprobieren. Schließlich hörte man so einiges von dieser Modesportart, und egal wen man fragte, alle bestätigten, dass Klettern zwar ziemlich in die Muskeln ging, sich sichtbare Erfolge aber bereits nach wenigen Wochen aktiver Praxis einstellten.

Also war alles klar. Wir verabredeten uns für den nächsten Tag. Allerdings konnten wir uns nicht sofort in den Fels hängen, nein, so etwas muss sorgfältig vorbereitet werden. Bevor die Muskeln gestählt werden konnten, musste eine ordentliche Ausrüstung her. Da das Klettern, wie gesagt, mittlerweile nicht nur einigen elitären Alpenmännern mit langen Bärten vorbehalten, sondern zur Breitensportart avanciert ist, war die Organisation des nötigen

Equipments ein Leichtes. Und so standen wir schließlich mit hochmodernen Karabinern, Gurten, Seilen und allerlei mehr Dingen, die am Anfang kein Mensch braucht, die dem Besitzer des von uns aufgesuchten Klettergeschäfts aber den halben Sommerurlaub finanzieren würden, in der Kletterhalle (der moderne Sportler von heute übt erst einmal in sicherer Umgebung, ja scheut die Natur geradezu) und versuchten unsere ersten vertikalen Schritte. Es dauerte auch nicht lange, da klappte es ganz passabel, und in den folgenden Wochen wurden wir uns unserer Sache immer sicherer. Der Sommer in diesem Jahr war von Ausflügen in die Kletterhalle geprägt. Von Zeit zu Zeit trauten wir uns sogar in die freie Natur. Die versprochene Veränderung der äußeren Erscheinung ließ nicht lange auf sich warten.

Und dann kam der Winter ... Die Tage wurden kürzer, die Schichten im Krankenhaus länger und die Motivation, danach noch in die Sportsachen zu schlüpfen und die Wand hinaufzukraxeln, tendierte gen null. Emir war der Erste, der die Sache abbrach. Josef und ich hielten ein wenig länger durch, aber schließlich kapitulierte auch ich. Nur Josef ist bis heute dem Klettern treu geblieben.

Als das nächste Frühjahr vor der Tür stand, fragte ich Emir, ob wir nicht doch mal wieder in die Gurte schlüpfen wollten. Er hatte sich allerdings schon anderweitig umgesehen und eine neue Leidenschaft entdeckt: das Golfen. Ich verstand die Welt nicht mehr. Wieso schlug ein Typ, der noch vor einem guten halben Jahr cooler als Eis an einer Wand gehangen und auf Golfspieler herabgeblickt hatte, jetzt mit einem übergroßen Phallusstab auf kleine weiße Bälle ein? Ich habe es bis heute nicht verstanden.

Allerdings ist Emir nicht der einzige Arzt, dem Golf zur Leidenschaft geworden ist. Ich selbst habe »den Sport« einmal ausprobiert, bin aber auf der Hälfte der Strecke eingeschlafen. Trotzdem – eine gewisse Attraktivität scheint dieses Gut-gekleidet-auf-dem-Rasen-Herumgerenne auf die lieben Kollegen auszuüben, sonst würden dem Golfspiel nicht so unglaublich viele frönen. Ich persönlich kann den Hype um diesen überproportionierten Spaziergang nicht nachvollziehen, aber vielleicht kommt das ja noch. Wesentlich »cooler« finde ich da ja einen ehemaligen Chefarzt, dessen Hobby die Aufzucht von Täubchen war. Der hatte auf Partys wenigstens etwas Außergewöhnliches zu berichten!

74. GRUND

Weil Freizeit völlig überbewertet wird

Früher war alles besser: In den guten alten Zeiten, als es kein Arbeitszeitgesetz und keinen Anspruch auf Ausgleich von Überstunden gab, mussten Ärzte im Allgemeinen und Assistenzärzte im Speziellen kein unnötiges Geld für Freizeitaktivitäten oder die Anmietung einer teuren Wohnung aufbringen. Sie verbrachten sowieso die ganze Zeit im Krankenhaus. An einen normalen Zwölf-Stunden-Dienst schloss sich eine Nachtschicht an, dann wieder ein Dienst, und manchmal durfte der junge, wilde Mediziner auch nach diesen 36 Stunden noch ein oder zwei Tage weiterarbeiten.

So etwas gibt es heute leider nicht mehr. Die fetten Jahre sind vorbei! Jetzt wacht das Auge des Gesetzes über die jungen Ärzte und verbietet ihnen, sich ganz in den Dienst ihres Berufes zu stellen. In einer solch unkomfortablen Situation kommt natürlich die Frage auf, was man mit der vielen Freizeit anfangen soll. Was kann man tun, wenn die Schicht schon nach 14, manchmal sogar bereits nach zwölf Stunden zu Ende ist und der nächste Morgen – und damit der Beginn einer neuen Runde Menschenrettung – in weiter Ferne liegt? Manche Ärzte basteln dann an ihrer Karriere, lesen Fachliteratur oder veröffentlichen selbst den einen oder anderen wissenschaftlichen Aufsatz. Andere wiederum zieht es auf den Golfplatz.

Aber Spaß beiseite. Es ist tatsächlich ein interessantes Phänomen, dass viele Mediziner nicht in der Lage sind abzuschalten. Und dabei ist es ja nicht so, dass der Freizeit überhaupt keine Bedeutung zukommt. Oft trifft man sich nach der Arbeit in der Cocktailbar, zum Essen oder im Kino. In geselliger Runde lässt man den Tag Revue passieren, diskutiert über Patienten oder irgendeine ach so verrückte, coole oder ekelige Operation, bei der man heute sogar selber ran durfte. Man tratscht über Kollegen und regt sich über Ober- und Chefärzte auf. Gehört man selbst in diese Kategorie, schimpft man über die unfähigen Assistenzärzte von heute. Aber eines tut man viel zu selten: abschalten.

Ich kenne kaum einen anderen Berufszweig, bei dem dieses Phänomen so ausgeprägt ist. Vielleicht liegt es an der Verantwortung, vielleicht auch an der großen Faszination für den Beruf. Arzt sein ist nicht einfach nur ein Job – es ist eine Lebensaufgabe, ja ein Lebensinhalt. Nicht selten kann diese Einstellung zum Beziehungskiller werden. Denn was glauben Sie, wie sich der Partner fühlt, wenn der andere die ganze Zeit nur über den Beruf redet. Da fallen dann schnell mal Worte wie »eindimensional«, »ausgeschlossen« oder »vernachlässigt«.

Aber was soll der Mediziner tun? Er kann nicht anders, als seine Passion zu leben. Abends im Bett denkt er über die Therapien oder Operationen des Tages nach, und auch in seinen Träumen kehrt das alles beherrschende Thema oft wieder. Und das Ganze ist gar nicht unangenehm, denn der Arzt liebt es ja, Arzt zu sein – jedenfalls in aller Regel. Er arbeitet nicht, um zu leben, sondern lebt, um zu arbeiten. Dass Beziehungen oder Freundschaften zu Nicht-Medizinern da schwierig, wenn nicht gar unmöglich sind, erklärt sich von selbst. Klar, das ist überspitzt dargestellt und trifft nicht auf jeden Mediziner zu. Oft ist die Medizin aber ein alles durchdringendes Hobby und Freizeit ein nahezu unerträglicher Zustand.

Aber macht das einen guten Arzt aus? Die Abstinenz von jeglicher Form der Freizeit? Ich persönlich glaube das nicht. Passion und Begeisterung für den eigenen Beruf: ja. Wir Mediziner sollten bei all unserer Hingabe aber nie vergessen, dass wir mit Menschen arbeiten. Und um deren Ängste, Wünsche und Sorgen nachvollziehen zu können, bietet es sich an, selbst Mensch zu bleiben. Und als Mensch muss man auch ab und zu mal abschalten und die Seele baumeln lassen können!

75. GRUND

Weil man immer auch Arzt ist

Eine typische Szene im Urlaub eines typischen Arztes: Nachdem das Abendessen verdrückt und die ersten vier Gläser Wein geleert sind, setzt man sich mit den neuen Pool-Bekanntschaften zusammen und lauscht den Klängen des »exklusiven Unterhaltungsprogramms« des Hotels. Nachdem der Clubtanz das dritte Mal vorgeführt wurde und der Kidzclub den vierten Beitrag à la »Das machen wir in der Zeit, in der unsere Eltern uns abgeben, um ihre Zweisamkeit genießen zu können« zum Besten gegeben hat, ist der Alkoholpegel auf einem Level angelangt, auf dem das Fremdschämen nicht mehr so schlimm ist und die neuen Bekanntschaften nicht mehr ganz so langweilig sind. Also beginnt man ein unverfängliches Gespräch: Hobbys, Fußball, Hund, Katze, Maus, Kinder, das Übliche eben.

Da ist es nicht verwunderlich, wenn sich die Aufmerksamkeit irgendwann dem Thema zuwendet, das man in der Ferienidylle eigentlich verdrängen wollte: »Was macht ihr denn eigentlich beruflich?«

Jetzt ist die heitere Stimmung erst einmal etwas gedrückt. Denn es dauert nicht lange, da kommt das Gespräch auf Krankheit, Leiden und eklige Pusteln an noch ekligeren Stellen. Sätze wie »Mensch, so was! Du, sag mal, ich hab da seit Ewigkeiten einen komischen Knubbel am Steißbein. Kannst du da mal schauen?« werden gefolgt von anderen Nachfragen, Informationsbeschaffungsmaßnahmen und kleinen Anliegen, die man gut und gerne als Privatsprechstunde abrechnen könnte.

Ich erinnere mich noch gut an einen Tauchurlaub, den meine Frau und ich vor ein paar Jahren unternommen haben. Als den anderen Teilnehmern der Expedition gewahr wurde, womit ich meine Brötchen verdiene, hatte ich keine Ruhe mehr. Der hoteleigene Arzt war, na sagen wir mal: irgendwie komisch, weshalb ich nach und nach seine Sprechstunde übernehmen musste. Der absolute Oberknaller kam dann nachts um halb zwei. Meine Frau und ich lagen süß träumend in unseren Kojen, als uns ein unsanftes Klopfen jäh aus dem Schlaf riss. Verursacher war eine Frau Mitte 30, die sich voller Sorge an mich wandte. Sie habe gehört, ich sei Arzt, und entschuldige sich für die späte Störung. Ihrem Sohn gehe es nicht gut, und sie wolle wissen, ob ich ihn mir mal ganz schnell anschauen könne. Kann man da Nein sagen? Wohl eher nicht.

Also folgte ich der jungen Frau schlaftrunken. Der Stammhalter litt unter Fieber und hatte Bauchschmerzen, zu denen sich im Laufe der Nacht noch Durchfall gesellt hatte – eine Magen-Darm-Grippe. Nachdem mir der junge Bursche auf eines der letzten sauberen Hemden (der Urlaub näherte sich mit besorgniserregender Geschwindigkeit seinem Ende) gekotzt und ich den Eltern versichert hatte, dass sie sich keine Sorgen zu machen brauchten, torkelte ich wieder zurück ins Hotelzimmer, in der Hoffnung, der Rest der Nacht werde ruhig bleiben. Das Gefühl erinnerte mich erschreckend stark an das, das sich bei nächtlichen Diensten einstellt, wenn man bereits die halbe Nacht unterwegs war. Man ist doch irgendwie immer auch Arzt.

Und, finde ich das schlimm? Nein! Ganz im Gegenteil. Es hat schon was, wenn fremde Menschen Rat bei mir suchen, obwohl sie mich überhaupt nicht kennen. Das Gefühl der Dankbarkeit, wenn man sich dieser Leute in einer so skurrilen Situation annimmt, ist unbezahlbar. Natürlich findet das nicht jeder gut. Aber selbst wenn man im Urlaub absolutes Stillschweigen über seinen Beruf bewahrt, was meiner Erfahrung nach kaum möglich ist, so bleibt er doch immer Teil von einem. Schließlich kann es ja immer passieren, dass irgendwer irgendwo Hilfe braucht, und wenn es ein völlig Unbekannter im Ferienflieger ist. Spätestens dann muss der anonym reisende Arzt seine Tarnung aufgeben und sich outen. Die eigene Berufung fliegt eben auch im Urlaub als blinder Passagier mit.

76. GRUND

Weil Ärzte echte Partykracher sind

Neben den verschiedenen anderen Vorzügen, die das Arztsein in der spärlich geratenden Freizeit mit sich bringt, gibt es auch einen ganz praktischen Aspekt, um den es im Folgenden gehen soll.

Kennen Sie das nicht auch? Sie sind zu einer Party eingeladen, auf der Ihnen nur ungefähr die Hälfte der Menschen auch nur im Entferntesten bekannt vorkommt. Für Menschen, denen das Small-Talk-Gen nicht in die Wiege gelegt wurde, kann es sich als ganz schön schwierig erweisen, mit den vielen Unbekannten in Kontakt zu kommen. Auf der anderen Seite möchte man aber auch nicht als irgendein Langweiler in der Ecke stehen und darauf warten, dass die Pflichtanwesenheitszeit endlich vorüber ist und man sich in heimische Gefilde aufmachen kann.

Als Arzt hat man es da viel einfacher. Denn die Bekanntgabe des eigenen Berufs ist ein echter Icebreaker. »Was, Sie sind Arzt? Das ist ja toll! Da erleben Sie sicher eine Menge interessanter Dinge!« Der Angesprochene muss nun eigentlich nur den Faden aufnehmen und das tun, was er naturgemäß am besten kann: über die Arbeit reden. Ab diesem Moment kann sich der verschüchterte Mediziner sicher sein, dass die Meute an seinen Lippen hängt wie der Alkoholiker an der Kornflasche. Denn Geschichten aus dem Arztalltag sind einfach spannend. Doch Vorsicht! Nicht immer ist es schicklich, die Dinge ungeschönt beim Namen zu nennen. Erfahrungsgemäß ekelt sich bei Partys niemand so gerne. Wenn Sie also über den letzten OP-Tag sprechen wollen, dann lassen Sie die Sache mit den Hämorrhoiden am besten weg oder bereiten Sie Ihr Publikum auf die Gruselschocker vor.

Ansonsten: Sprechen Sie sich ruhig aus. Oft kennen Laien die medizinische Praxis nur aus dem Fernsehen, aus Büchern oder von der anderen Seite des Vorhangs. Da bietet es sich an, einfach mal aus dem Nähkästchen zu plaudern, und schon hat man die Meute auf seiner Seite. Das funktioniert wirklich immer. Na ja, fast immer.

Und wenn man auf einer Party voller Ärzte ist? Da stellt sich das Problem gar nicht, denn Ärzte untereinander haben eh immer ein gemeinsames Thema: ihre Arbeit.

77. GRUND

Weil sich im Krankenhaus auch oft private Aktivitäten abspielen

Jeder kennt sie: Ärzteserien. Haben Sie sich mal gefragt, was die Hauptbotschaft dieser in Scheibchen servierten Blockbuster ist? Klar – Ärzte sind toll, wissen alles, manchmal auch nicht, aber letzten Endes finden sie alle früher oder später einen Mentor, der ihnen das nötige Handwerkszeug vermittelt. Und das gerade noch rechtzeitig, um mit dem neu erworbenen Wissen ein kleines Kind, eine schwangere Frau oder sonst jemanden zu retten, der gerade hilfsbedürftig ist.

Auch das Privatleben dieser Ärzte spielt sich überwiegend im Krankenhaus ab. Und was das betrifft, übertreiben die Serien die Realität gar nicht mal. Denn angesichts der wenigen Freizeit, die Ärzte haben, ist es nicht verwunderlich, dass Freund- und Feindschaft, Liebe und Drama – all diese elementaren Dinge, die das Leben lebenswert machen – oft im Krankenhaus ihren Ursprung nehmen. Klar gibt es auch Ärzte, die beispielsweise in einer Praxis tätig sind und entsprechend mehr Freizeit haben. Für die gilt das vielleicht weniger stark. Krankenhausärzte jedoch sind mehr oder weniger gezwungen, ihre sozialen Kontakte dort zu pflegen, wo sie sowieso mehr als die Hälfte ihres Lebens verbringen. Nicht selten baut sich da in langen, anstrengenden Nachtschichten eine merkwürdig knisternde Spannung zwischen Dienstarzt oder -ärztin und Krankenschwester oder -pfleger auf, die sich in einem leidenschaftlichen Kuss über der frisch versorgten Schnittwunde eines besoffenen Patienten entlädt. Klischee, sagen Sie? Mitnichten. Denn wie gesagt – soziale Kontakte und dementsprechend eben auch große Gefühle finden dort statt, wo sich der Betroffene häufig aufhält.

Hinzu kommt noch ein zweiter Faktor, der die Entstehung von tief greifenden sozialen Interaktionen des Krankenhauspersonals untereinander stark begünstigt. (Und hierzu zählen sicher nicht nur Romanzen und Freundschaften. Auch so manches erbitterte Feindespaar hat die Klinik bereits produziert.) Kennen Sie den Film *Speed*? Nicht die 25. Fortsetzung, nein, den Klassiker. Den, wo ein irrer Spinner einen Bus voller Menschen so präpariert hat, dass er explodiert, wenn er eine bestimmte Geschwindigkeitsgrenze unterschreitet. Die Heldin und ihr männliches Gegenstück tun alles, um die Passagiere zu retten und dem Schurken das Handwerk zu legen. Ganz am Schluss, als alles, was in die Luft gehen kann, auch seinen Weg nach oben angetreten hat, kommt es zu einem leidenschaftlichen Kuss zwischen den beiden, und der Held sagt sinngemäß etwas wie: »Beziehungen, die auf extremen Situationen basieren, funktionieren nicht«, woraufhin die Heldin ziemlich unanständig kontert. Wie auch immer. Was ich eigentlich damit sagen möchte, ist, dass extreme Situationen bei Mann und Frau oft zu einer sexuellen Anziehung führen, die unter normalen Umständen nicht unbedingt entstehen würde. Und wer schon mal eine Nachtschicht im Krankenhaus mitgemacht hat, der weiß, dass man so ein Erlebnis durchaus als extreme Situation bezeichnen könnte.

Das Verständnis untereinander, die unpässlichen Arbeitszeiten und natürlich der starke gemeinsame Fokus auf eine einzelne Sache (in Fachkreisen Nerdismus genannt) sind wohl nur einige Gründe, warum es überdurchschnittlich viele Ehen, Freund- und Seilschaften, aber auch Feindschaften innerhalb der Mauern einer Klinik gibt, die Außenstehende so nicht nachvollziehen können. So ein Krankenhaus ist fast ein bisschen wie ein großes Internat, mit allem, was dazugehört: den Coolen, den Strebern, den Cliquen und natürlich einer gehörigen Menge an intellektuellem Inzest.

78. GRUND

Weil sich der Job auszahlt – auch im wortwörtlichen Sinne

Niemand redet gerne über Geld. Besonders in unserem schönen Deutschland ist »das Finanzielle« grundsätzlich Privatsache. Diesbezüglich sind uns andere Staaten weit voraus. In den nordeuropäischen Regionen beispielsweise ist es nicht so verpönt, darüber zu sprechen, was man verdient. Aber wir leben nun einmal hier, und deshalb muss der Punkt »Finanzielles« selbstredend auch mit angemessener Ernsthaftigkeit besprochen werden. Nicht dass sich am Ende noch jemand düpiert oder gar vorgeführt fühlt. Sagen wir es mal so: Es gibt Berufe, die es einem wesentlich schwerer machen, mit nur einem Gehalt eine Familie durchzubringen. Ich denke da zum Beispiel an die Pflegesparte. Ich kenne wenige Berufe, in denen die Menschen so unangemessen für eine so wichtige, schwierige, ja aufzehrende Arbeit bezahlt werden wie die Alten- und Krankenpfleger.

Also: Schlecht geht es uns Ärzten sicher nicht. Dabei spielt neben der finanziellen Entlohnung natürlich auch das gesellschaftliche Ansehen eine Rolle, denn auch das ist ja in gewisser Weise Lohn für unsere Arbeit. Klar, keiner, von dem wir uns etwas zu essen kaufen können, aber trotzdem nicht zu unterschätzen. Aber wir waren ja beim finanziellen Aspekt. Ich kenne keinen Arzt, der Hunger leidet, und auch keinen Kollegen, der sich überlegen muss, wie er seine Familie durch den nächsten Monat bringt, oder sich ernsthaft darüber Gedanken macht, ob er in einem Jahr noch seine Miete zahlen kann.

Denn zu der ordentlichen Bezahlung kommt hinzu, dass der Beruf des Arztes krisensicher ist. Krisensicherer auf jeden Fall als der des Bankers. Dem relativ guten Verdienst ist allerdings gegenzuhalten, dass es in der Regel sehr, sehr, sehr lange dauert, bis aus einem verpickelten Erstsemesterstudenten ein gestandener Arzt wird. In dieser Zeit verdienen Leute, die sich für einen anderen Beruf entschieden haben, schon richtig Asche. Und weil das zu absolvierende Lernpensum doch sehr hoch ist, schafft es auch nicht jeder, einem Studentenjob nachzugehen. In den Ferien stehen medizinische Pflichtpraktika auf dem Programm. Das alles ist ohne Kredit oder reiche Eltern kaum zu schaffen. Klar, es gibt das BAföG, aber soweit ich weiß, muss man heutzutage schon verdammt arm dran sein, damit man darüber auch nur ein paar lausige Euro bekommt. Und dann kommt der Staat ja ein paar Jahrzehnte später und will die Kohle zurück.

All denen, die darüber schimpfen, wie viel die Ärzte doch verdienen, sei also gesagt: Natürlich, das Gehalt ist hoch, überdurchschnittlich hoch. Die Anforderungen in Bezug auf Arbeitszeit und persönlichen Einsatz aber auch. Außerdem sollte sich jeder ernsthaft fragen, ob er selbst dazu in der Lage wäre, die Entbehrungen zu ertragen, die so ein Medizinstudium mit sich bringt. Wenn man sich diese Gedanken gemacht hat, dann ist das Gehalt der Ärzte nämlich plötzlich gar nicht mehr so unangemessen.

KAPITEL 9

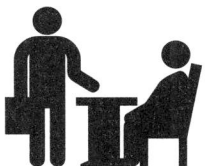

IN DEN FÄNGEN VON GESUNDHEITSPOLITIK UND PHARMAINDUSTRIE

WIDERSACHER UND VERBÜNDETE

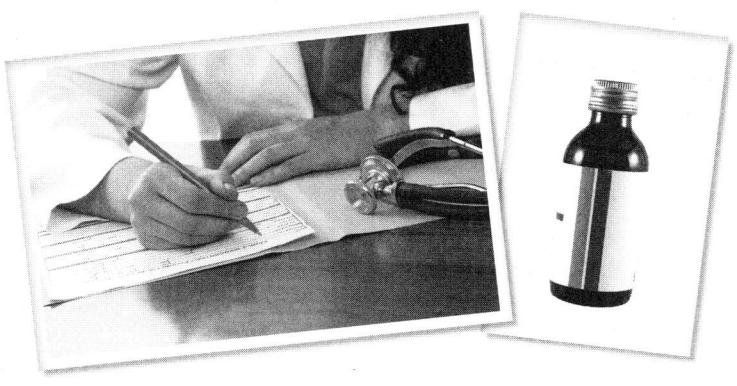

79. GRUND

**Weil Potenzpillenfahrten in die Karibik
der Vergangenheit angehören**

Es ist noch gar nicht so lange her, da war der Ruf des Arztes untrennbar vergesellschaftet mit überteuerten »Weiterbildungsreisen« nach Jamaika oder unverhältnismäßigen Zuwendungen vonseiten der Anbieter diverser Pillen, Tinkturen oder Heilmittel. Selbstredend hat diese Praxis unseren Beruf nicht sonderlich gut dastehen lassen, mussten sich die Patienten doch fragen, ob die verschriebene Pille tatsächlich die für ihre Erkrankung beste war, oder ob die Motivation zur Rezeptierung genau dieses Mittels vielleicht doch einen anderen Hintergrund hatte. Man kann der Politik sicher viel vorwerfen – in diesem Punkt haben die hohen Damen und Herren in Berlin aber glücklicherweise mehr als adäquat reagiert, indem sie der ganzen Sache einen Riegel vorgeschoben haben.

Die einzige Möglichkeit, die große Pharmaunternehmen zum gegenwärtigen Zeitpunkt haben, einen ärztlichen Kollegen von ihrem Produkt zu überzeugen, ist, Studien vorzulegen, die dessen Wirksamkeit belegen. Ab und zu gibt es vielleicht einen Kuli oder eine Gratisprobe – mehr ist allerdings nicht drin. Denn auch wenn sicher nur sehr wenige Kollegen dem Charme der hawaiianischen Sonne verfallen sind, so muss man doch einräumen, dass es schwierig ist, eine solche Weiterbildung auszuschlagen. Um das Dilemma zwischen Gewissen und Gelegenheit zu vermeiden, gibt es solch opulente Zuwendungen heute also nicht mehr. Der Arzt verschreibt das Medikament, von dem er überzeugt ist, dass es dem Patienten am allerbesten hilft – und das ganz ohne anderweitigen Anreiz. So soll es doch sein, oder?

Missverstehen Sie diese dezente Kritik an den früheren Zuständen im Gesundheitswesen bitte nicht als Kritik an den Pharmafirmen! Ohne die gäbe es nämlich nicht mal eine Pille gegen hohen Blutdruck. So oft diese Unternehmen gescholten und geohrfeigt werden – sie sind es, die die pharmakologische Forschung finanzieren und durchführen. Auf der anderen Seite sind diese Unternehmen aber auch an wirtschaftliche Zwänge gebunden, will heißen: Sie müssen Geld verdienen. Da ist es also nicht unbedingt verwunderlich, vielleicht sogar nicht einmal verwerflich, wenn die PR-Abteilung einer solchen Firma beschließt, die Millionenausgaben, die die Entwicklung eines neuen Medikamentes gefordert hat, durch »attraktive Kundenwerbung« wieder reinzuholen. Trotzdem geht das in einem vernünftigen Gesundheitswesen natürlich nicht in dem Ausmaße, in dem es gehandhabt wurde. Deshalb ist es gut, dass der Gesetzgeber eingeschritten ist, um faire Bedingungen für alle zu schaffen.

Und wir Ärzte? Wir können uns unseren Urlaub auch selbst zusammensparen. Über die verteilten Kulis freue ich persönlich mich aber sehr, denn die sind bei mir eigentlich immer Mangelware.

80. GRUND

Weil man doch nie auslernt

Gleich vorneweg: Als Arzt lernt man tatsächlich nie aus. Ich habe ja schon mehrfach darauf hingewiesen, dass Arztsein bedeutet, eigentlich das ganze Leben lang zu lernen, Neues zu entdecken und sich mit Innovationen vertraut zu machen. Davon profitieren am Ende nämlich die Patienten, und um die geht es. Diese Art von Lernen ist hier allerdings nicht gemeint. Nein, es geht vielmehr um die *wirklich wichtigen* Dinge. Die Dinge nämlich, die den gewieften Herrn Politikern abends im Bett oder sonst wo einfallen und die es dann erstens zu übersetzen, zweitens zu verstehen und drittens umzusetzen gilt. Hier sehe ich die wahre Kunst des kontinuierlichen Lernens. Und das Beste: Meist profitiert auch kein einziger Patient von dem ganzen intellektuellen Feuerwerk aus Berlin.

Da kommen dann so Vorschläge wie: »Oh, wir könnten doch eine Praxisgebühr einführen, um die Versicherungsbeiträge nicht anzuheben. Gerade, wo bald Wahlen sind und die Sache mit den höheren Beiträgen viel zu unpopulär wäre!« oder die »Gesundheitsreform«. Immer, wenn mal wieder Aufbruchsstimmung im Lande herrscht und die zwei mal drei Buchstaben, die unsere Regierung bilden, geringfügig abgeändert werden, dürfen wir uns auf frische Vorschläge aus der Hauptstadt freuen.

Allerdings ist es, Sie werden es vermutet haben, gar nicht so wichtig, welch irrsinnige Flut an frischen, das Leben aller Patienten verändernden Ideen da auf uns zukommt. Wichtig sind zwei Dinge. Zum einen haben die Vorgänger prinzipiell immer alles falsch gemacht, und das gilt es jetzt so schnell wie möglich zu ändern. Und zweitens, und das ist überhaupt das Allerwichtigste: Es muss unbedingt mehr dokumentiert werden. Wie kann es sein, dass Ärzte nur ungefähr 60 Prozent ihrer Zeit Schreibarbeit erledigen? Was machen die denn dann mit dem Rest? Patientenkontakt? Das geht so aber nicht! Da muss sich dringend etwas ändern. Wo kommen wir denn sonst hin.

Und schwuppdiwupp ist ein neues, vollkommen unnötiges Formular erfunden. Meist dient das dann einer Sache, die ich als die größte medizinische Unsitte des letzten Jahrzehnts empfinde: dem ärztlichen Qualitätsmanagement. Dieses der Autoindustrie entnommene Verfahren (Sie haben richtig gelesen, der Autoindustrie – und wie gut das Ganze dort funktioniert, sollte spätestens seit der kleinen VW-Mogelei klar sein) hat sich in den letzten Jahren mehr und mehr verbreitet, und weil's so schön war, wurde ein Gesetz zum verpflichtenden Qualitätsmanagement verabschiedet.

81. GRUND

Weil Ärzte trotz Qualitätsmanagement qualitativ hochwertige Arbeit leisten

Der Gedanke ist gut: Jeder Patient sollte überall qualitativ gleich behandelt werden. Der Gedanke ist sogar so gut, dass sich irgendein schlauer Fuchs überlegt hat, daraus ein Gesetz zu machen. Woran es aber hapert, Sie werden es ahnen, ist die Umsetzung. Kein Wunder, wurde doch der Text, der vorschreibt, wie das Qualitätsmanagement im Gesundheitswesen auszusehen hat, eins zu eins aus der Autoindustrie übernommen. Für normal denkende Menschen scheinen die oberen Bereiche der Skala der Skurrilität wahrscheinlich bereits jetzt erreicht. Aber es kommt noch dicker. Denn tatsächlich lässt sich mit dem Thema Qualitätsmanagement im Gesundheitswesen richtig Asche machen. Otto Normalarzt hat nämlich keine Zeit, sich den ganzen Tag mit diesem bürokratischen Ungetüm zu beschäftigen, schließlich muss er ja Patienten behandeln (was man bei der Einführung des Qualitätsmanagements irgendwie vergessen zu haben scheint). Es bleibt ihm also oft kaum etwas anderes übrig, als sich einen externen Berater zu holen, der dieses System dann in der Praxis etabliert. Klingt kompliziert, ist kompliziert.

Was bedeutet das jetzt im Einzelnen? Das ist gar nicht so leicht zu erklären, lässt sich aber ganz gut in drei Wörtern zusammenfassen: Bürokratie, Bürokratie, Bürokratie. Ach ja, und Papierkram. Im Prinzip geht es darum, jeden einzelnen Schritt (das geht in der Chirurgie zum Teil bis zur Nahttechnik) zu dokumentieren. Und das bei jedem Patienten aufs Neue. Der ärztlichen Behandlungsfreiheit scheinen hier sehr enge Grenzen gesetzt. Diese Terabytes an Daten sollen dann theoretisch miteinander verglichen werden, um zu sehen, bei welchen Ärzten ein erhöhter Bedarf an Fortbildung oder anderen Maßnahmen besteht. Das klingt vom Prinzip her gut. Aber das Prinzip ist das Einzige, was hier gut ist, denn die

Umsetzung ist praktisch kaum möglich. Ärzte sind nämlich keine Autobauer.

Verstehen Sie mich bitte nicht falsch! Ein gewisses Maß an Kontrolle ist auch bei Medizinern sehr wichtig und kann die Behandlungsqualität natürlich verbessern. Aber gut gemeint ist nicht immer gut gemacht, und so führte die Einführung des Qualitätsmanagements dazu, dass Ärzte und Schwestern noch weniger Zeit für den Patienten haben. Und das kann es doch nicht sein, oder? Klar, ich vertrete hier nur meine Meinung. Es gibt sicher Kollegen, die das ganze QM-Zeugs super finden. Vielleicht. Ein paar. Ich habe allerdings noch keinen kennengelernt. Denn neben Nerven kostet das kontinuierliche Managen der eigenen Qualität auch noch richtig Geld. Und da hört ja bekanntlich der Spaß auf. Das ging zum Teil so weit, dass in manchen Kliniken Ärzte nur für diese Aufgaben abgestellt wurden. Die machen dann nichts anderes als QM. Ein voll ausgebildeter Arzt, der eigentlich Patienten behandeln sollte, ist für nichts anderes verantwortlich als für den Papierkram! Und das in Zeiten des Ärztemangels. Da fehlen sogar mir die Worte.

Aber – und das ist die gute Nachricht – irgendwie schaffen wir es trotzdem, unsere Patienten mit Hingabe zu behandeln. Auch wenn dafür immer mehr – auch freie – Zeit in Anspruch genommen werden muss. Und so harrt die Ärztewelt aus, in freudiger Erwartung der Dinge, die da als Nächstes auf uns zukommen.

82. GRUND

Weil Besuche von Pharmavertretern immer etwas Besonderes sind

Auch wenn Ärzte keine größeren »Zuwendungen« mehr von Pharmavertretern annehmen dürfen, sind die Besuche der Damen und Herren doch immer irgendwie amüsant. Nun ist es nicht so, dass jeder Arzt ständig und von früh bis spät von Pharmavertretern belagert wird. Betroffen sind hier eher die niedergelassenen Haus- und Fachärzte, denn die müssen ja irgendwelche Medikamente verschreiben. Und das ist gar nicht so einfach. Denn obwohl man natürlich weiß, welchen Wirkstoff man gegen welches Wehwehchen zu verschreiben hat, gibt es doch unendlich viele Produkte, die ebenjene Substanz pur oder in Verbindungen mit anderen Wirkstoffen beinhalten, und natürlich erklärt einem jeder Pharmavertreter, dass genau sein Produkt das allerbeste ist – und kann das auch belegen.

Seit es nicht mehr erlaubt ist, die Wirksamkeit eines Medikamentes mithilfe großzügiger Zuwendungen zu »erklären«, sind die Pharmafirmen leider auf reine Wissenschaft angewiesen. Und die packen sie dann auch aus, meistens in Form von Kurven, Datenblättern oder Verteilungsanalysen – witzig, bunt und ansprechend aufbereitet.

Ich möchte Ihnen das Ganze gern am Beispiel eines Asthmamedikamentes verdeutlichen. Menschen, die unter dieser sehr belastenden Erkrankung leiden, haben das Problem, dass sich ihre kleinen Luftwege unter bestimmten Bedingungen zusammenziehen. Außerdem bildet sich ein Ödem, eine Flüssigkeitsansammlung, die es der Lunge zusätzlich schwer macht, sich zu entfalten. Um es gar nicht erst so weit kommen zu lassen, verschreibt man solchen Patienten ein »lang wirksames Betamimetikum«. Dieses Zeug müssen die Betroffenen zweimal am Tag inhalieren. Der Wirkstoff dockt dann an bestimmte Rezeptoren in der Lunge an und bewirkt, dass die Atemwege schön frei bleiben. Eigentlich eine ziemlich coole Sache.

Nun lernt man als Student in der Uni: Wenn jemand Asthma hat, muss er, unter bestimmten Bedingungen, diesen Wirkstoff verschrieben bekommen. Leider kommt man mit diesem Wissen als Arztnovize nicht sonderlich weit! Denn es gibt zig Medikamente, die alle diesen einen Wirkstoff beinhalten. Manche sind noch mit einem abschwellenden Medikament kombiniert, andere nicht. Wie soll man denn jetzt wissen, welches Produkt das beste für den Patienten ist? Keine Sorge: Das sagen einem die Pharmavertreter. Die arbeiten ganz genau die Vorteile der von ihnen vertretenen Marke heraus, sodass ein vernünftiger Mensch nur zu einem Schluss kommen kann: Das angepriesene Medikament ist das beste auf dem Markt.

Tatsächlich ist es in vielen Punkten völlig egal, wofür man sich entscheidet. Hauptsache Wirkstoff und Dosierung passen. Der Rest ist Werbemanipulation: Farbe, Form und Aussehen (der Medikamente, nicht der Pharmavertreter(innen)) sind eigentlich total egal und nur Brimborium – am Wesentlichen vorbei. Einen Vorteil haben die regelmäßigen Arztbesuche der Pharmavertreter aber dann doch: Man bleibt auf dem neuesten Stand. Denn manchmal, ganz selten, bringt einer von denen mal eine wirkliche Neuheit mit – und die will man natürlich auf keinen Fall verpassen!

83. GRUND

Obwohl man auch als Arzt keine Chance hat, Gesundheitspolitiker zu verstehen

Früher habe ich immer gedacht, wenn sich ein Politiker ein Spezialgebiet ausgesucht hat und das dann auch noch vor seine Berufsbezeichnung schreibt, sich also *Wirtschafts*politiker, *Sozial*politiker oder eben *Gesundheits*politiker nennt, dann gehe dem eine intensive Auseinandersetzung mit der Materie und bestenfalls ein Kompetenznachweis voraus. Das war ein Irrtum. Denn tatsächlich ist es ja kein Geheimnis, dass der Herr oder die Frau Gesundheitsminister(in) eigentlich gerne die Stelle des Außen- oder Verteidigungsministers gehabt hätte und der wiederum viel lieber im Kanzleramt säße. Wollen wir nicht alle das, was wir nicht bekommen können?

Vielleicht ist es auch deshalb so schwierig, die Burschen zu verstehen. Womöglich wissen sie selber manchmal nicht, wovon sie reden, wenn über den »Kampf gegen Krebs« oder die »Taskforce Demenz« gesprochen wird?

Jedenfalls hat man als Mitglied der Zunft, über die die Herren Politiker gerne bestimmen, genauso wenig Ahnung, wovon die da eigentlich reden, wie alle anderen Menschen auch. Eines ist aber sicher: Vorteilhaft für unsere Gilde sind die Entscheidungen von ganz oben eher selten. Meist bedeuten sie entweder mehr Schreibkram oder weniger Geld. Beides ist nicht sonderlich erquickend. Was mich dabei mal interessieren würde, ist, woher die hohen Herren und Damen eigentlich das Wissen, das sie so überzeugt in die Kameras dieser Welt plaudern, beziehen. Da werden manchmal medizinische Zusammenhänge konstruiert, die nicht einmal mir als Arzt geläufig waren.

Seien wir ehrlich. Keiner kann wirklich ein Spezialist auf einem Gebiet sein, mit dem er sich nicht über viele Jahre hinweg beschäftigt hat. Also muss es doch irgendwelche wirklichen Fachmänner im Hintergrund geben, die den Typen in Reihe eins erklären, was sie zu sagen haben. Aber wen fragen die? Denn auch das werden ja wohl kaum studierte Ärzte sein? Und so bleibt die Frage wohl für immer unbeantwortet im Raum stehen, weshalb nicht nur ausgewiesene Experten (mit Kompetenznachweis) ein Ressort leiten dürfen, das Expertise erfordert ...

84. GRUND

Weil die ärztlichen Abrechnungssysteme transparent sind (obwohl sie unbedingt verbessert werden müssen)

Dass die ärztlichen Abrechnungssysteme transparent und für jeden einsehbar sind, ist allerdings auch das einzig Gute, was die meisten

Mediziner der Abrechnung im medizinischen Sektor abgewinnen können. Denn transparent heißt weder fair noch patientenfreundlich. Dabei kommt es natürlich ganz darauf an, wo der Patient versichert ist und welche medizinische Leistung er in Anspruch nimmt.

Dennoch ist es in den letzten Jahren für interessierte Patienten durchaus nachvollziehbar geworden, was Ärzte oder Krankenhäusern den Kassen in Rechnung stellen. Für Privatversicherte gilt das natürlich ganz besonders, da sie die Forderungen der Praxen oder Krankenhäuser meist direkt zugestellt bekommen und erst einmal in Vorkasse treten müssen. Anders wird das bei gesetzlich versicherten Patienten gehandhabt. Hier fällt der Patient als »Zwischenglied« weg, und die Rechnung wird direkt von den Kassen beglichen, was leider einen ganzen Haufen an Problemen mit sich bringt. Denn natürlich wollen die Krankenkassen sparen, sie müssen sogar sparen, da sie sonst defizitär wirtschaften würden. Und bei immer mehr Patienten und immer weniger gesunden Beitragszahlern wird der Zwang, wirtschaftlich zu arbeiten, von Jahr zu Jahr größer.

Die Kassen bedienen sich hier eines speziellen, von den meisten Ärzten gefürchteten Instruments, des sogenannten Medizinischen Dienstes (MDK). Die Mitarbeiter dieser Abteilung prüfen genau, ob die vom Arzt abgerechnete Leistung überhaupt abrechnungsfähig ist. Sollte dem nicht so sein, dann bekommt der Mediziner einen Brief, in dem er zu irgendeinem Fall, der unter Umständen Jahre zurückliegt, befragt wird. Passen beispielsweise die codierte Diagnose (für alle Diagnosen gibt es spezielle Abrechnungscodes) und die entsprechende Therapie nicht überein, was ab und an ganz banale Gründe haben kann, so verweigern die Kassen manchmal sogar die Zahlung, und es kann passieren, dass Arzt oder Krankenhaus in Erklärungsnot geraten und im schlimmsten Fall in Regress genommen werden. Zu Deutsch: Sie müssen die Leistung aus eigener Tasche zahlen. Dieses System ist insofern für Ärzte nicht ganz fair, da manchmal überhaupt nicht ersichtlich ist, auf welcher Grundlage diese Regressforderungen beruhen.

Noch katastrophaler ist die Situation in den Krankenhäusern. Es ist aus den Medien hinreichend bekannt, dass es für hospitalisierte und gesetzlich versicherte Patienten die sogenannten Fallpauschalen gibt. Das bedeutet, dass der Klinik pro Krankheitsbild und Patient lediglich ein bestimmter Betrag erstattet wird. Obwohl für jeden einsehbar und somit hochgradig transparent, ist diese Praxis nicht nur unfair, sondern meines Erachtens auch patientengefährdend und gehört somit dringend reformiert. Ich will versuchen, Ihnen das an einem Beispiel zu verdeutlichen. Nehmen wir an, Sie spielen Fußball. Irgendwann in der zweiten Halbzeit – Ihre Mannschaft ist bereits uneinholbar in Führung – lässt der Gegner seinen gesammelten Frust an Ihrem Schienbein aus. Diagnose: Fraktur.

Vom Zeitpunkt der Klinikaufnahme bis zu Ihrer Entlassung bekommt das Krankenhaus nun einen bestimmten Fixbetrag, der in entsprechender Diagnose codiert ist und das gesamte Behandlungsspektrum abdeckt. Ob Sie fünf oder zehn Tage stationär bleiben müssen, ist vollkommen egal. Der Preis bleibt derselbe. Dieses Vorgehen ist natürlich vollkommen unwirtschaftlich, jeder Unternehmer wird die Hände über dem Kopf zusammenschlagen und die entsprechenden Schlüsse ziehen. Und das wären dann die, dass es lukrative und weniger lukrative Krankheiten gibt und dass eine Klinik wirtschaftlich nur gut dastehen kann, wenn sie sich auf die lukrativen Krankheitsbilder konzentriert. Kommt dann doch ab und an mal ein »teurer« Patient dazwischen, so kann es schon sein, dass er etwas früher entlassen wird, weil natürlich jeder Tag bares Geld kostet.

Der Grund für diese Praxis ist, dass Krankenhäuser in Deutschland wirtschaftlich arbeiten müssen, was nichts anderes heißt, als dass sie Profit aus den Krankheiten ihrer Patienten generieren müssen. Das ist ethisch natürlich grenzwertig. Klar, das Personal muss bezahlt werden, und eine Rücklage für schlechte Zeiten wäre auch gut. Aber dann reicht es auch. Eine medizinisch hochwertige Behandlung, bei der auch auf die menschliche Seite achtgegeben wird, ist oft einfach nicht sehr profitabel. Immer mehr kommunale Häuser müssen schließen, weil sie sich nicht mehr rentieren und somit vom Betreiber nicht mehr geführt werden können. Und die Patienten müssen immer weiter fahren, um einfachste medizinische Behandlungen durchführen zu lassen. Und das alles nur aus Profitgier.

Vielleicht, und das ist nur meine Meinung, wäre es nicht übel, mal darüber nachzudenken, dass Kliniken einfach nicht immer wirtschaftlich arbeiten können, und sie in letzter Konsequenz zu bezuschussen. Denn seien wir ehrlich: Wir geben so viel Steuergelder für Dinge aus, die mehr als fraglich sind, verschwenden Millionen, indem wir marode Banken und Staaten stützen, aber für ein paar marode Kliniken haben wir keinen Euro übrig? Da nehmen wir dann lieber in Kauf, dass die Versorgungslage, gerade auf dem Land, immer schlechter wird.

Ein wahrlich solidarisches Gesellschaftssystem.

85. GRUND

Weil Ärzte eine starke Lobby haben

Man kann das natürlich aus verschiedenen Blickwinkeln sehen. Für viele Menschen mag Lobbyismus nicht gerade etwas Erfreuliches sein – außer natürlich für diejenigen, die davon profitieren.

Für uns Ärzte ist es selbstredend eine feine Sache, dass Kammern, Gesellschaften, Arbeitsgemeinschaften und lauter andere Organisationsformen mit teils unverständlichen Aufgaben und Befugnissen sich um unsere offenkundigen Interessen kümmern. Besonders attraktiv an der Mitgliedschaft in einem dieser elitären Ärzteklubs sind auf jeden Fall die regelmäßig erscheinenden Fachzeitschriften, die monatlich die Briefkästen der Auserwählten überquellen lassen und schon beim Briefträger keine Zweifel an der gesellschaftlichen Stellung des Empfängers lassen. Welche Auswirkungen die Magazinflut auf die CO_2-Bilanz hat, wollen wir hier mal außen vor lassen. Auf jeden Fall ist es toll zu sehen, wie wir Ärzte Schulter an Schulter die originär ärztlichen Aufgaben verteidigen. Zum Beispiel bei der Einführung des sogenannten Notfallsanitäters, die ich im Folgenden so neutral wie möglich erörtern möchte. Sie als Leser werden sich sicher schnell selbst ein Urteil bilden.

Vor einiger Zeit beschlossen unsere verehrten Volksvertreter in einem Anfall von Kompetenzüberdruck, dass der Beruf des Rettungsassistenten, dem in der Regel eine zweijährige Ausbildung vorausgeht, nicht mehr ausreicht und durch einen qualifizierten Retter mit einer dreijährigen Ausbildung ersetzt werden müsse – den Notfallsanitäter eben. Witzigerweise ist die Bezahlung dieser Notfallsanitäter bis heute vollkommen ungeklärt, aber was soll's. Gesagt, getan!

Und so bildeten sich schnell gefühlte 953 Gremien, die die Befugnisse des neuen Berufes definieren und einen Lehrplan ausarbeiten sollten. Das Resultat dieser Arbeit ist gar nicht so schlecht. Es wurde ein ziemlich hoch qualifiziertes Berufsbild geschaffen, dessen Mitglieder in der Lage sind, lebensrettende Maßnahmen so lange suffizient und ordentlich durchzuführen, bis ein (Not-)Arzt vor Ort ist, was ja bekanntlich, besonders in ländlichen Gebieten eine ganze Weile dauern kann. Bei einigen Lobbyverbänden begannen aber nun die imaginären Notfallsirenen zu rebellieren. Das Problem war nämlich, dass die Kompetenzen, die den Notfallsanitätern neu zugesprochen wurden, einigen Kollegen viel zu weit gingen, denn sie befähigten den Retter zur Gabe von Medikamenten, die normalerweise Ärzten vorbehalten sind. Das Dilemma war aber, dass es hierbei um lebensrettende Medikamente ging, deren Applikation im Extremfall über Leben und Tod entscheiden kann. Nun war die Diskussion in vollem Gange. Auf der einen Seite argumentierten einige Lobbyverbände, die im Übrigen der Meinung sind, sie wären autorisiert, für die gesamte Ärzteschaft zu sprechen, die Freigabe einiger Medikamente zur Benutzung durch Notfallsanitäter komme einer Beschneidung des ärztlichen Monopols auf die Ausübung medikamentöser Therapien gleich. Auf der anderen Seite waren die Retter, die argumentierten, dass sich der sterbende Patient wenig um derartige Monopole kümmere. Interpretieren Sie die Situation, wie sie wollen!

Unterm Strich muss man sagen, dass sich die Ärzteschaft, zumindest meiner Erfahrung nach, darauf verlassen kann, dass ihre Positionen wehrmauerartig verteidigt werden.

86. GRUND

Weil der Arztberuf über ideologische Systeme erhaben ist

Ein naher Verwandter hat früher, als die Berufswahl von Klein-Falk noch nicht in Stein gemeißelt war, immer zu mir gesagt: »Junge, such dir einen Beruf, der in jedem Staatssystem gebraucht wird!«

Dieser Tipp rührt vermutlich daher, dass meine Familie aus der ehemaligen DDR kommt und zum Teil noch immer dort lebt. Nach der Wende waren, Sie werden sich vielleicht erinnern, einige Berufe nicht mehr ganz so viel wert: professioneller SED-Spitzel und Staatskundelehrer waren nur zwei davon. Wobei ich mich sehr gut an eine meiner Lehrerinnen erinnere, die damals mehr oder weniger »umgeschult« wurde und von nun an Sozialkundeunterricht erteilte. Leider waren ihre Ansichten zu unserem Staatssystem trotzdem noch dezent ideologisch gefärbt. Dieses Schicksal sollte mich nicht treffen.

Der Beruf des Arztes ist glücklicherweise ein völlig unabhängiger. Wir sind keiner Staatsform oder Ideologie außer der Menschlichkeit unterworfen. Für uns spielt es keine Rolle, ob der zu Behandelnde ein Flüchtling aus Syrien oder ein Anwalt aus München ist. Ärzte behandeln alle gleich. Natürlich habe ich auch meine Meinung zu den Vorgängen in Europa und unserem Land. Ich wähle eine bestimmte Partei und lehne einige Ansichten deutlich ab. Aber all das, meine persönlichen Meinungen, Gefühle und Einstellungen, gebe ich an der Pforte zu meiner Rettungswache ab. Denn wenn ich als Arzt unterwegs bin, dürfen diese Dinge keinen Einfluss auf meine Entscheidungen haben. Ich genieße diesen Luxus sehr, denn das Leben ist oft viel einfacher, wenn man bestimmten Dingen neutral gegenübersteht und sich voll und ganz auf seine Aufgabe konzentrieren kann.

Und genau diesem Umstand ist es auch geschuldet, dass Ärzte in jedem gesellschaftlichen System akzeptiert sind, weil sie zum einen gebraucht werden und zum anderen der Neutralität verpflichtet sind. Einer moralisch so unabhängigen Truppe anzugehören, macht mich stolz. Und auch in wirtschaftlicher Hinsicht ist es nicht ganz unattraktiv, als Arzt zu arbeiten. Damit meine ich nicht unbedingt unsere momentanen Gehälter, auch wenn diese natürlich eine mehr als gute Grundlage bilden. Was aber viel wichtiger ist, ist dass Ärzte immer irgendwie Einkünfte generieren können. Selbst wenn morgen die Wirtschaft zusammenbricht und der Euro plötzlich keinen Cent mehr wert ist – Mediziner müssen trotzdem arbeiten und natürlich auch entlohnt werden. Zur Not mit ein paar Äpfeln.

87. GRUND

Weil Ärzte eine eigene Rentenversicherung haben

Mit dem Eintritt ins Berufsleben wird der gemeine Arzt von den Pflichtbeiträgen der Rentenversicherung befreit und muss von nun an in die sogenannte Ärzteversorgung einzahlen. Für Außenstehende mutet das System möglicherweise etwas unsolidarisch an, uns Ärzten bietet die Befreiung von der klassischen Rentenversicherung einige Vorteile, denn wenn man brav vom ersten Arbeitstag an einzahlt, dann besteht eigentlich kaum die Notwendigkeit, sich zusätzlich abzusichern, um im Alter überleben zu können. Auch hier zeigt sich wieder die wunderbare Lobbyarbeit der verschiedenen ärztlichen Interessensgruppen.

Das Risiko, dass die Finanzkraft der Ärzteversorgung, also des Rentenwerkes für uns Mediziner, gefährlich abfällt, ist aufgrund der konstanten Finanzkraft der Mitglieder nicht besonders hoch und unsere Rente somit eigentlich ziemlich sicher. Berichte über Armut im Alter können wir also ganz gelassen zur Kenntnis nehmen. Anders ist das bei den Kollegen, die vor 1990 in der ehemaligen DDR tätig waren. Da der Staatsapparat und damit das Rentensystem des Pleitestaates nach dessen Auflösung praktisch zusammenbrachen, hatten auch die Ärzte im Prinzip kaum mehr Anspruch auf Rente. Zwar wurden die Kollegen von den Medizinern der alten Bundesländer freundlich in ihre Reihen aufgenommen, trotzdem; das gleiche Rentenniveau erreichen sie bis heute nicht und sind daher gezwungen, privat vorzusorgen. Für alle, die nach 1990 angefangen haben, ihre Tätigkeit auszuüben, sieht der Blick in die Zukunft, zumindest in finanzieller Hinsicht, ziemlich rosig aus.

88. GRUND

Weil man als Arzt in der Regel wie ein Privatversicherter behandelt wird, obwohl man es vielleicht gar nicht ist

Ich möchte Sie nochmals an einer kleinen Geschichte aus meinem Leben teilhaben lassen, von der ich Ihnen bereits berichtet habe und die mich tief bewegt hat. Vor ein paar Monaten erkrankte wie gesagt ein Verwandter an einem malignen Melanom, also dem gefürchteten schwarzen Hautkrebs. Die ganze Familie war in Aufruhr, nur dem Betroffenen war die Aufmerksamkeit, verständlicherweise, unangenehm. Er wolle am allerliebsten so wenig wie möglich über die Erkrankung nachdenken und entsprechend auch nichts über deren Prognose und Therapiemöglichkeiten erfahren.

Die Diagnose des Tumors war in einer ambulanten Praxis einer Kleinstadt gestellt worden. Der Arzt dort kannte sich leider nicht sonderlich gut mit den aktuellen Therapiestandards aus und empfahl meinem Verwandten nach der Entfernung des Krebses keine weitere Behandlung. Weil ich zufälligerweise nach dem Studium in einer großen Klinik gearbeitet und dort ein paar wirkliche Koryphäen des Gebietes kennengelernt hatte, wusste ich, was wirklich zu tun war, und versuchte meinen Verwandten zu den richtigen Maßnahmen zu überreden. Leider stieß ich dabei anfangs nicht gerade auf fruchtbaren Boden, denn ein Kranker hört natürlich lieber, dass alles in Ordnung sei. Diese ärztliche Einschätzung war allerdings von der Wahrheit mehr als entfernt, denn nachdem sich gezeigt hatte, dass es sich bei dem entfernten Leberfleck um ein malignes Melanom handelte, waren eine großflächige Nachexzision, also das Ausschneiden des OP-Bettes, sowie die Entfernung und Untersuchung des Pförtnerlymphknotens notwendig, um zu sehen, ob dieser bereits vom Krebs befallen war.

All das hatte dem Betroffenen aber keiner erklärt, und so musste ich wohl oder übel das Überbringen der schlechten Nachrichten übernehmen. Nach einer gesamtfamiliären Intervention war der Mann bereit, meinem Rat zu folgen. Nun galt es, die alten Kontakte wieder aufzufrischen. Leider waren mein alter Chef und ich, man muss es zugeben, nicht unbedingt in Frieden auseinandergegangen, das bedeutete einen ziemlich erniedrigenden Gang nach Canossa für mich.

Ich lernte, dass an dem Satz »Man sieht sich immer zweimal im Leben« durchaus etwas dran ist. Tatsächlich wurde ich aber mit offenen Armen empfangen. Die damaligen Differenzen spielten überhaupt keine Rolle. Gerade weil ich mir sicher war, dass mein ehemaliger Chef unser Zerwürfnis nicht vergessen hatte, musste ich beeindruckt den Hut ziehen. Mein Verwandter wurde wie ein

Privatpatient behandelt, auf der entsprechenden Station untergebracht, vom Chef selbst operiert und musste dafür keinen Cent extra bezahlen. Trotz Meinungsverschiedenheiten war ich immer noch ein Kollege, und mit uns wurde entsprechend umgegangen. Dabei ging es nicht einmal um mich selbst.

Um die Geschichte aufzulösen: Im entfernten Lymphknoten befanden sich keine bösartigen Zellen, und es war nicht einmal eine Chemotherapie notwendig. Heute geht es meinem Verwandten wieder sehr gut. Dieses Beispiel hat mir aber wieder einmal gezeigt, wie viel es bedeutet, ein Teil des Systems zu sein, und dass eine private Krankenversicherung für Ärzte vielleicht gar nicht so notwendig ist, da sie ja sowieso, man muss es so ehrlich sagen, wie Privatversicherte behandelt werden. Ich finde daran im Übrigen nichts verwerflich. Auch in anderen Berufsgruppen sind Vergünstigungen und bevorzugte Behandlungen durchaus die Regel. Klar muss natürlich sein, dass sich die Behandlung als Privatpatient nicht auf die medizinische Qualität auswirkt. Die sollte für alle Menschen gleich gut sein. Aber von Vorteil ist es schon, wenn man auf eine MRT nicht wochenlang warten muss.

KAPITEL 10

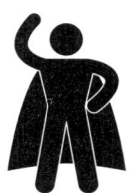

MCDREAMY, MCSEXY UND MCDONALD'S

DER ARZT ALS SUPERHELD

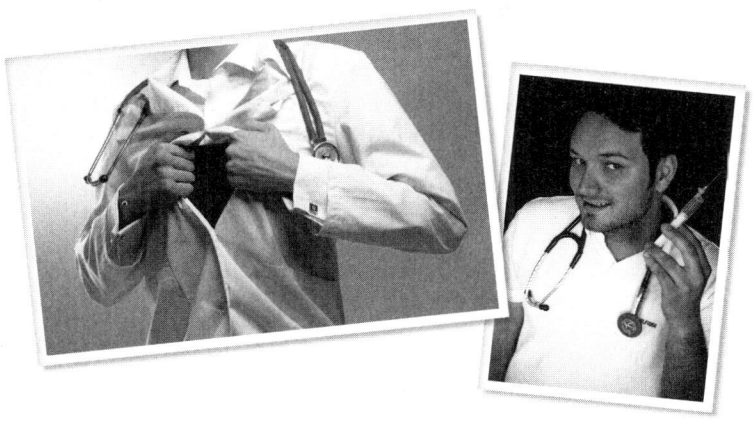

Ich bitte die folgenden Erörterungen nicht ganz so ernst zu nehmen. Wie Fernsehserien auch sind die genannten Gründe pauschalisiert, und die dargestellten Charaktere stereotypisiert. Aber ist das nicht genau der Grund, warum wir sie so lieben – die Serien über Halbgötter in Weiß?

89. GRUND

Weil es über Ärzte einfach die besten Fernsehserien gibt

Wenn es darum geht, die unzähligen Ärzteserien, Klassiker oder Neuheit, zu benennen, weiß ich ehrlich gesagt überhaupt nicht, wo ich anfangen soll. Kaum ein anderes Grundthema hat so oft Einzug in Filme und Fernsehserien gehalten wie das der Helden in Weiß, was wohl ein Beleg für die Faszination ist, die mein Beruf auf Fernsehzuschauer aller Altersgruppen ausübt. Dabei ist der Charakter des dargestellten Mediziners tatsächlich immer der Zielgruppe angepasst. Ob es nun um den anständigen, bedachten, sich so gut wie nie einen Fehler erlaubenden Dr. Frank Hofmann geht, der es sich in *Klinik unter Palmen* zur Aufgabe gemacht hat, die Armen dieser Welt zu heilen, oder um die chaotischen Jungstars aus *Grey's Anatomy*, deren wichtigstes Ziel es ist, einfach im System zu überleben. Eines haben die verschiedenen Serienärzte gemein: Sie stellen das Wohl ihrer Patienten über ihr eigenes und tun sowohl in professioneller als auch in privater Hinsicht alles, um sie zu retten.

Und genau hier liegt meiner Meinung nach der größte Fehler in der Darstellung. Denn in Wahrheit würde wohl kaum ein Arzt die halbe Nacht bei einem völlig Fremden am Bett sitzen, nur damit der sich nicht einsam fühlt. Ich kenne auch keinen Mediziner, der seine Patienten selbst im Rollstuhl zum Röntgen fährt. Dafür gibt es nämlich den Hol- und Bringedienst. Der Serienarzt würde seinen Schützling freilich nicht in die Hände anderer übergeben, ist er doch für dessen Wohl voll und ganz verantwortlich. Dabei wird eines außer Acht gelassen: In echten Krankenhäusern steht nicht ein ganzes Team nur für einen einzelnen Patienten zur Verfügung. Viel zu oft muss sich ein Mediziner um 20 oder auch 30 Kranke kümmern. Da bleibt für Händchenhalten kaum Zeit.

Und trotzdem, oder gerade weil die Realität so anders ist, üben die TV-Serien auf viele Ärzte und vor allen Dingen Medizinstudenten eine große Faszination aus. Denn sie zeigen eine Welt, wie man sie sich ab und an wünscht. Nach einer langen Nachtschicht in der Notaufnahme, in der man 30 oder mehr Patienten behandelt hat, wenn die Therapie eines jungen Menschen mit Krebs nicht wie erwartet funktioniert, oder einfach wenn man begreift, dass auch der Arztberuf eine Menge alltäglicher und vor allem bürokratischer Dinge mit sich bringt – in diesen Momenten flüchten wir uns gerne in die heile Welt der Fernsehserien. Hier kann man, wenigstens für einen kurzen Augenblick, Teil einer besseren Welt sein. Man kann als Bergdoktor alle medizinischen Facharzttitel, ob Chirurg, Internist, Haus- oder Notarzt, in einer Person vereinigen, kann seine Verzweiflung wie Dr. Cox einfach hinausschreien oder sie durch Unanständigkeiten verdrängen wie Dr. Yang. Ein kurzer Ausflug nach Chicago ins County General, nach Seattle ins Grey Sloan Memorial Hospital oder nach San DiFrangeles ins Sacred Heart, von mir aus auch nur nach Leipzig in die Sachsenklinik führt einem wieder das Wunder der Medizin vor Augen und erinnert daran, wieso man Arzt geworden ist.

Nun gibt es sicher auch ärztliche Kollegen, die mit all den Namen und Serien überhaupt nichts anfangen können und die ihren Beruf trotzdem sehr lieben. All denen kann ich nur raten, nach Feierabend den DVD-Player einzuschalten und sich in die Welt der Fernsehärzte entführen zu lassen. Bereuen werden Sie es bestimmt nicht!

90. GRUND

Obwohl es im wahren Leben nicht immer so gut ausgeht wie im TV

Der Tumor lässt sich doch entfernen, der bereits aufgegebene Patient erwacht wie von Zauberhand aus dem Koma, das kleine Kind überlebt den furchtbaren Autounfall vollkommen überraschend. In den meisten Fernsehserien sind Happy Ends so häufig wie eintönig. Okay, mittlerweile haben die Macher der neueren TV-Produktionen eine gewisse Dramatik in ihre Werke implementiert. Meistens geht es aber trotzdem gut aus. Und wissen Sie was? Ich finde das toll. Im wahren Leben ist es viel zu häufig so, dass die Dinge nicht rundlaufen. Und zwischen Gut und Schlecht gibt es leider auch noch das riesige Niemandsland der Unwissenheit. Wenn beispielsweise ein 50-Jähriger während einer Routineoperation eine Lungenembolie bekommt und infolgedessen reanimiert werden muss, so bedeutet sein Überleben nicht zwangsläufig auch einen guten Ausgang des Dramas. Denn es ist gut möglich, dass der Mann einen Hirnschaden davonträgt und als Pflegefall vor sich hin vegetiert.

Tatsächlich sieht man Derartiges selten im Fernsehen. Die Menschen überleben, oder sie sterben. Die grausigen Facetten dazwischen werden nicht gezeigt, weil sich damit niemand gerne auseinandersetzt. Die Realität passt auch nicht zur Botschaft, die so eine Ärzteserie übermitteln möchte, nämlich dass es sich lohnt zu kämpfen, dass man manchmal verliert, meistens aber gewinnt. Schließlich möchte man sich nach dem Genuss einer solchen Produktion gut fühlen. Ein bisschen nachdenklich vielleicht, aber auf keinen Fall niedergeschlagen. Diese emotionale Regung bleibt denjenigen vorenthalten, die sich in der realen Welt mit den gesundheitlichen Problemen anderer befassen müssen. Denn Niedergeschlagenheit gehört genauso zu unserem Job wie das Hochgefühl, wenn wir jemandem wirklich geholfen haben.

91. GRUND

Weil folgender Syllogismus gilt: Im Fernsehen sehen alle Ärzte gut aus, ich bin Arzt, ergo sehe ich gut aus

Serienhelden sind meistens ein Hingucker, logisch. Denken Sie nur an Dr. Cox, Dr. Douglas Ross oder Meredith Grey. Klar, Geschmäcker sind verschieden und manchmal entwickeln sich unsere Lieblingscharaktere erst im Laufe der Geschichte zu optischen Leckerbissen. Alles in allem kann man aber schon sagen, dass die Fernsehwelt ihren Ärzten sehr gerne ein gutes Aussehen spendiert und damit gleich zwei Stereotype vereint – nämlich das vom intelligenten und das vom gut aussehenden Arzt. Was die Zuschauer selbstredend dahinschmelzen lässt. Selbst Dr. House, der ewig grimmige Egomane, kommt doch irgendwie sympathisch rüber – zumindest manchmal.

Tatsächlich glaube ich, dass genau diese Kombination aus Aussehen und Intellekt die Fans bei der Stange hält. Ein Arzt muss gut aussehen. Das macht ihn sympathisch. Wenn es aber in der gesamten Fernsehwelt keinen Mediziner gibt, der zumindest ein bisschen, nur ein kleines bisschen hässlich ist, bedeutet das dann, dass auch alle echten Ärzte gut aussehen? Klar! Das ist der eindeutige (okay, der von den Medien suggerierte) Umkehrschluss. Und an dem halte ich fest.

92. GRUND

Weil Chirurgen in Ärzteserien alles können

Wer sich bestimmte Ärzteserien kritisch anschaut, wird mitbekommen, dass der Chirurg eigentlich immer der Oberbefehlshaber ist. Weiß der Typ in der Notaufnahme nicht weiter, dann wird der Chirurg konsultiert, der natürlich etwas miesepetrig auftaucht, weil irgendwer gewagt hat, ihn aus dem OP und damit von seiner heiligen lebensrettenden Tätigkeit abzuziehen. Zwei kurze Blicke auf den Erkrankten, einmal in den Bauch gedrückt, und die Diagnose steht. »Und dafür haben Sie mich nun aus dem OP geholt?«

Ach die lieben Chirurgen. Ihre Arbeit ist in vielerlei Hinsicht heldenhaft und unverzichtbar. So schneiden sie entzündete Körperteile, Tumore oder auch Fremdkörper aus den Patienten heraus, flicken schwer Verunglückte wieder zusammen oder legen Bypässe. Ohne Chirurgen wäre die Medizin nicht, was sie ist. Allerdings ist das Bild, das in den allermeisten Ärzteserien von der schneidenden Zunft vermittelt wird, vollkommen überzeichnet. Da ist der Bergdoktor in der gleichnamigen Fernsehproduktion gleichzeitig ein begnadeter Chirurg – spezialisiert auf Hirn und Unfälle und alles andere.

Der Oberknaller sind aber die Gespräche, die während einer kritischen OP geführt werden. Denn die Gabe wichtiger Medikamente, Blutkonserven, Kreislauftherapeutika oder andere relevante Entscheidungen werden meist vom Chirurgen, und nur vom Chirurgen, getroffen. Der Anästhesist, der eigentlich für diese Dinge verantwortlich ist, sitzt oft mit einer Zeitung auf seinem Stuhl und führt die Anweisungen der Operateure ohne Wenn und Aber aus. Manchmal lugt er auch interessiert über das OP-Tuch und lässt sich von den wahren Helden der Medizin erklären, was sie gerade tun, warum sie es tun und dass das, was sie tun, etwas ganz Großes, Neues oder Risikoreiches ist. Und wenn der Patient, bei dem lediglich eine Blinddarmentzündung vorliegt, dann plötzlich einen Herzstillstand erleidet, ist es nicht der Anästhesist, dessen originäre Kompetenz die Behandlung von Herz-Kreislauf-Dysregulationen ist, der mit der Herz-Lungen-Wiederbelebung beginnt, sondern, Sie werden es ahnen, der Chirurg.

Diese Darstellung ist unfair, und ich frage mich ernsthaft, wer sich das immer alles ausdenkt. Die Rolle, die den Operateuren zukommt, ist oft völlig unverhältnismäßig (außer in *Dr. House* vielleicht), denn sie übernehmen die Aufgaben mehrerer Fachärzte. Anästhesisten spielen in den Serien oft kaum eine Rolle. Dabei sind sie es, die den Patienten während der OP am Leben halten. Liebe Chirurgen, bitte nicht falsch verstehen. Ich möchte bestimmt nicht eure Leistungen schmälern. Die Chirurgie hat es uns möglich gemacht, viele Krankheiten zu bekämpfen, die früher tödlich endeten. Aber das Bild eures Berufsstandes ist in vielen Serien völlig überspitzt dargestellt. Ich meine hallo, *Grey's Anatomy*! Da ist der Chirurg ja kein Arzt mehr, sondern nur noch Held. Das geht so nicht! Die anderen sollen doch auch ein Stück vom Lebensretterkuchen abbekommen, oder? So, das musste mal gesagt werden!

93. GRUND

Obwohl man so manchen Flug nicht ungestört verbringt

»Ist unter den Fluggästen ein Arzt?« – Nicht wenige haben sich bei dieser Frage bereits umgesehen und nachgeschaut, ob sich im Urlaubsflieger ein mutiger Medizinmann ein Herz fasst – bis ihnen klar wurde, dass sie ja selbst in diese Kategorie gehören. Dann aber schnell. Hand hoch und Meldung gemacht. Hat man sich einmal getraut, läuft die Sache fast von allein. Denn in jedem Urlaubsflieger gibt es ein stattliches Notfallequipment, das jedem in der Maßnahme geschulten Kollegen die Möglichkeit bietet, selbst schwerst erkrankte Passagiere zumindest zeitweise zu stabilisieren. Mit etwas pharmakologischem Können und einer Prise Glück kann sogar ein künstliches Koma in die Wege geleitet werden. Alles kein Problem. Blöd nur, dass der Arzt im Flieger meist im Urlaubsmodus ist und vielleicht sogar schon ein, zwei Bierchen intus hat. Weil man aber zur Ersten Hilfe verpflichtet ist, hofft wohl jeder, niemals in so eine Situation zu kommen. Und die Misere endet ja nicht in dem Moment, in dem sich der Arzt als solcher zu erkennen gegeben und gegebenenfalls Erste-Hilfe-Maßnahmen getroffen hat.

Hier der Klassiker Ein Herzinfarkt an Bord. Klaus-Peter Müller, Grunderkrankungen Diabetes, Fettleibigkeit und erhöhte Fettwerte, Raucher, wenig aktiver Lebensstil, dem Alkohol nicht abgeneigt, ist auf dem Weg von Palma nach Hause. Mit an Bord: Sie, der Arzt. Natürlich kommt es, wie es kommen muss. Klaus-Peter verspürt direkt nach dem Verzehr seines Flugzeughühnchens – das ihm leider nicht genug war, sodass die werte Ehefrau auf das ihre verzichten musste, zumindest teilweise – einen dezenten Druck im Brustbereich. Besorgt ob der unschönen Symptome, spricht der nunmehr schwitzende Klaus-Peter die Stewardess an, die umgehend so handelt, wie man es ihr in zahlreichen Ersthelferseminaren beigebracht hat. Mit zittriger Stimme fragt sie nach dem erhofften Arzt an Bord, an den die Crew nun alle Verantwortung für den armen Klaus-Peter abschieben kann. Nach kurzem Zögern, bedingt durch das obligatorische Geht-mich-nichts-an-Gefühl, melden Sie sich und hoffen gleichzeitig, dass es da noch einen anderen im Gemenge gibt. Gibt es nicht.

Und so sind Sie der einzige kompetente Typ an Bord des Airbus A320 von Palma nach Kölle. Na dann mal los! In der vorderen Bordküche angekommen, in der Klaus-Peter mittlerweile verweilt, merken Sie als Erstes, dass es eigentlich zwei Patienten gibt, denn auch die mitreisende Ehefrau ist ganz aufgewühlt und redet ununterbrochen auf ihren Klausi ein. Sie bitten die Gute, mal kurz still zu sein, und untersuchen Ihren Patienten. Der ist ganz verschwitzt und klagt über diese drückenden – nein stechenden, oder ziehenden? – Schmerzen im Brustbereich, oder vielleicht doch im Oberbauch? Ganz richtig kann er das jetzt auch nicht sagen, aber wen wundert's, Klaus-Peter kämpft schließlich gerade mit dem Tod.

Und Sie müssen jetzt eine schwerwiegende Entscheidung treffen: Lassen Sie den Vogel mitten über Frankreich landen? Kostenpunkt für die Fluggesellschaft: so um die 500.000 Euro. Aber wenn Sie weiterfliegen, und der Typ hat wirklich einen Herzinfarkt, dann müssen

Sie in Zukunft damit leben, sein Wohlergehen auf dem Gewissen zu haben. Der Pilot versichert Ihnen, dass das natürlich ganz allein Ihre Entscheidung sei, nicht ohne Sie nochmals an die Umstände für Passagiere, Crew und Fluglinie zu erinnern. Egal. Life before money, denken Sie sich und bitten den Piloten, eine Notlandung einzuleiten. Frau Müller schaut Sie dankend an, Herr Müller leidet laut und furchtbar, während das Vögelchen mit einem Rums auf dem Flughafen von Toulouse aufsetzt. Und just dieses Geruckel scheint für Herrn Müller ziemlich wohltuend zu sein, denn es entfährt ihm ein kräftiger und offenbar von ganz weit unten kommender Rülpser. »Jetzt ist es schon viel besser!«, informiert er seine Umgebung.

Auch der nach der Landung sofort ins Flugzeug eilende Notarzt kann auf den ersten Blick keinen Herzinfarkt im EKG sehen. Zur Sicherheit trotzdem in die Klinik, entscheidet er und nimmt Herrn und Frau Müller mit. Während deren Koffer aus den Untiefen des Airbus gefischt werden und Kapitän und Crew sich für Ihren tapferen Einsatz bedanken, nicht ohne Ihnen für den Rest des Fluges einen Platz in der ersten Klasse anzubieten, wird Ihnen ganz anders. Völlig geplättet lehnen Sie sich im Sitz zurück und hoffen, dass der Rest des Fluges ohne Probleme verläuft. Denn sonst, fürchten Sie, müssen Sie womöglich selbst wegen Brustschmerzen die Maschine verlassen.

94. GRUND

Weil man sich wunderbar hinter seiner Arbeit verstecken kann

»Ich kann nicht, ich muss arbeiten!« ist für viele Menschen eine wunderbare Ausrede. Dummerweise kommt nicht selten der Einwand, die Arbeit könne ja nicht so furchtbar wichtig sein, dass sie nicht auch noch am Montag zu erledigen sei, und der Betroffene solle doch mal etwas für sein Privatleben und die Pflege von Freundschaften tun. Anders ist das bei uns Ärzten. Wenn wir arbeiten müssen, dann geht es ja schließlich um Leben und Tod. Wer kann da schon anfangen, uns ein schlechtes Gewissen einzureden. Das wäre ja moralisch hochgradig verwerflich. Welcher halbwegs normale Mensch würde sein eigenes Freizeitvergnügen über das Leben anderer stellen? Hallo!? Wenn ein Arzt arbeiten muss, dann ist das so. Dass »Arbeit« alles Mögliche, vom Dienst auf dem Rettungswagen oder in der Notaufnahme über Bürokram bis zu leichteren Arbeiten im heimischen Garten, bedeuten kann, spielt gar keine Rolle.

Wenn man als Arzt keine Lust auf die eine oder andere gesellschaftliche Verpflichtung hat, dann lässt man es halt einfach sein und benutzt die älteste Ausrede der Welt. Außerdem bietet es sich auch in anderen Bereichen des Lebens an, sich hinter seinem Arztsein zu verstecken. Ich denke hier hauptsächlich an den Haushalt, das Gassigehen mit dem Hund oder das Abholen der Kinder. »Schatz, ich muss leider noch arbeiten!«

Aber Vorsicht! Irgendwann ist die Nummer ausgelutscht, und dann wird's haarig – darum vielleicht doch ab und an mal den Müll wegbringen. Aber Spaß beiseite! Viele Ärztekinder beklagen sich tatsächlich, dass der Papa oder die Mama oder beide ständig nur arbeiten und sich viel zu wenig um den Nachwuchs kümmern. Das führte in meinem näheren Bekanntenkreis häufiger zu sehr unerfreulichen Zerwürfnissen. Deshalb sollte man die Arbeit so wenig wie möglich als Ausrede benutzen. Besonders nicht als Ausrede vor sich selbst.

95. GRUND

Weil Ärzte respektiert werden

Pfarrer, Lehrer und Ärzte ... Das Thema hatten wir schon einmal in der Einleitung dieses Buches. Es sind diese drei Berufsgruppen, die laut Autor Dietrich von Horn wirklich von der Gesellschaft gebraucht werden. Wie bereits gesagt, bin ich diesbezüglich etwas anderer Meinung, und wahrscheinlich hat von Horn auch eine Menge Ironie in seine Aussage einfließen lassen. Trotzdem – es sind diese Berufsbilder, die wohl den meisten Respekt in der Bevölkerung genießen. Man sieht das allein an der Sprachwahl. Ärzte werden prinzipiell gesiezt und oft mit Herr oder Frau Doktor angesprochen – egal ob ein Doktortitel vorliegt oder nicht.

Ich habe mit dieser sich in der Anrede äußernden »Ehrfurcht« vor meinem Berufsstand mehr als einmal Bekanntschaft gemacht: Weil ich ziemlich jung bin, tendieren die meisten erst mal dazu, mich zu duzen. Damit habe ich auch überhaupt keine Probleme. Wenn die Menschen dann allerdings erfahren, welchen Beruf ich ausübe, ändern sie ihre Anrede ganz plötzlich, oft sogar unbemerkt, und wechseln ins »Sie«. Dieses Phänomen ist ziemlich amüsant. Es zeigt aber auch, welch großer Respekt dem Beruf an sich entgegengebracht wird. Ich finde das zwar toll, und manchmal, ich gebe es zu, streichelt es auch mein Ego, trotzdem muss man sich Respekt eigentlich verdienen. Eine Berufsbezeichnung an sich sollte vielleicht nicht automatisch ein Garant für den Respekt der anderen sein. Da es aber nun einmal so ist, finde ich es besonders wichtig, verantwortungsvoll mit diesem grundsätzlich positiven Gesellschaftsbild umzugehen, schließlich ist Respekt auch mit Vertrauen verbunden, und das ist wiederum eine Grundvoraussetzung für ein gutes Patient-Arzt-Verhältnis.

96. GRUND

Weil Ärzte immun gegen Krankheiten sind

Ärzte werden nicht krank. Sie können rauchen, trinken, sich überarbeiten und müssen sich auch nicht gegen die saisonale Grippe impfen lassen. Auch im Krankenhaus sind Infektionen prinzipiell etwas für die anderen. Überhaupt sind *alle* Krankheiten etwas für die anderen. Was unglaublich klingt, ist in vielen Fällen Realität. Weil Ärzte so viel über Krankheiten, Therapien, Diagnosen und, am schlimmsten, Prognosen wissen, ignorieren viele von ihnen ihren eigenen Körper komplett.

Dabei geht die größte Gefahr eigentlich von den sogenannten unklaren Befunden aus. Denn wo andere einen Knubbel fühlen und an eine Zyste, einen Pickel oder einen verhärteten Muskel denken, steht für den einen oder anderen Arzt fest: Es muss Krebs sein. Weil man aber nicht bei jedem Durchfall das West-Nil-Virus und bei jedem Fieber HIV haben kann, beginnt nach einiger Zeit das große Ignorieren: Ich habe mich an einer Nadel gestochen, an der Blut von einem Hepatitispatienten klebt? – Egal, wird schon nichts sein! Mir ist Desinfektionsmittel ins Auge gekommen? – Ach was, fließt auch wieder raus. Hauptsache keine Gefahr für das eigene Leben oder zumindest die eigene Gesundheit eingestehen. Das wäre fatal. Denn Krankheiten enden *immer* tödlich.

Ich kenne kaum einen Kollegen, der sich nach dem versehentlichen Stich mit einer benutzten Nadel oder einem Schnitt mit dem Skalpell im OP jemals beim Betriebsarzt vorgestellt hat, um einen ernsten Befund auszuschließen. O-Ton: »Da müsste ich ja jede Woche dorthin gehen!« Auch das obligatorische Verhüllen mit Mantel, Handschuhen und Gesichtsmaske vor dem Betreten von Patientenzimmern, deren Bewohner einen MRSA-Keim (multiresistentes Bakterium) in sich tragen, wird oft genug mit dem Kommentar »Meine Abwehr ist gut, mir passiert schon nichts!« abgetan. Und tatsächlich werden die meisten mir bekannten Ärzte oft erst dann bei einem Kollegen vorstellig, wenn Hopfen und Malz verloren sind – also kurz bevor sie zusammenbrechen. Denn neben einem ausgeprägten Pflichtgefühl und einer unglaublichen Ausdauer leiden viele Ärzte vor allem an einem: einer panischen Angst vor Krankheiten.

97. GRUND

Weil George Clooney Arzt war

Für männliche Ärzte meiner Generation stellt sich die Frage nach dem »Warum?« eigentlich überhaupt nicht, denn wir sind mit George Clooney alias Dr. Ross in der Serie *Emergency Room* groß geworden. Und wer möchte nicht sein wie der große Schauspieler? Spielverderber könnten jetzt einwerfen, jeder Arzt müsste dieser Logik zufolge gleichzeitig als Batman unterwegs sein, aber wie gesagt, das wären dann wirklich Spielverderber. Denn wer einmal dem smarten Kinderarzt Ross dabei zugesehen hat, wie er die Kleinen und Hilflosen unserer Gesellschaft (oder in diesem Fall der amerikanischen) unter Einsatz seines Lebens rettet, für den ist klar: Arzt muss man werden.

Und wie sieht es bei den Frauen aus? Für die ist die Vorstellung, Herrn Clooney nachzuahmen, wahrscheinlich weniger erquicklich. Allerdings wäre es wohl auch nicht das Schlimmste, eine Kollegin des Krankenhaushelden der Neunziger zu sein ...

Tatsache ist: Dr. Ross verfügt über jede noch so stereotype Arzteigenschaft. Er ist smart, gut aussehend, ein toller Arzt und mutig. Die Meinung seiner Vorgesetzten interessiert ihn nicht die Bohne, er ist ein Rebell und schert sich weder um Auszeichnungen noch gesellschaftliches Ansehen. Dr. Ross ist lediglich die Gesundheit seiner kleinen Patienten wichtig, und für die tut er alles. Das kostet ihn letzten Endes auch fast den Job. Als nämlich eines Tages ein kleiner Junge, der über die Muttermilch seiner Erzeugerin unter Drogen gesetzt worden ist, in die Notaufnahme kommt, fackelt der Kinderarzt nicht lange und beschließt, einen sogenannten ultraschnellen Entzug durchzuführen. Dafür legt er das Kind in ein künstliches Koma und verabreicht Medikamente, um die Wirkung der Drogen aufzuheben. Nach einem Tag soll, so die Theorie, das Kind clean sein. Allerdings hat Ross diese Methode nicht von seinen Vorgesetzten genehmigt bekommen und handelt folglich völlig autark, in einem Hinterzimmer der Notaufnahme, nur mithilfe seiner Freundin, der Krankenschwester Carol. Die Folgen seines Handelns sind ihm egal, solange er dem Kind helfen kann. Es kommt natürlich, wie es kommen muss; die Aktion fliegt auf, Ross aus dem Krankenhaus, und das Kind ist geheilt. Fazit: Alle lieben Dr. Ross, jeder findet Regeln und diejenigen, die sie aufstellen und auf ihrer Umsetzung beharren, doof.

Das ist die Art Arzt, die wir sehen wollen. Und natürlich die Art Arzt, die die meisten, die in dem Beruf arbeiten, sein wollen.

98. GRUND

Weil man als Ärztin so tough sein kann wie Meredith Grey oder Cristina Yang

Zumindest den Ärzten meiner Generation werden diese beiden jungen Damen wohl ein Begriff sein, denn sie verkörpern das, was Herr Clooney in Person des mutigen und tollkühnen Dr. Ross darstellt, für das weibliche Geschlecht. Obwohl prinzipiell sehr unterschiedlich, sind die beiden jeweils auf ihre ganz eigene Art das Ebenbild einer modernen Ärztin. Und das mit all ihren Stärken, aber auch Schwächen und Ängsten – menschlich eben.

Anders als der sympathische Kinderarzt aus *Emergency Room* allerdings sehen weder Dr. Grey noch Dr. Yang herausragend gut aus, sondern sind wohl eher in die Kategorie Durchschnitt einzuordnen, was sie aber um so sympathischer macht, funktioniert die Identifikation mit den beiden Frauen doch auf diese Weise viel besser. Und selbstredend können beide auf einen großen Wissensschatz zurückgreifen, was sie zu grandiosen Ärztinnen werden lässt. Ich schreibe bewusst »werden lässt«, denn anfangs, und auch das ist sympathisch, leiden die beiden unter dem gleichen Problem, unter dem wohl alle Jungärzte leiden – obwohl theoretisch top ausgebildet, kommen sie in der Praxis erst einmal überhaupt nicht klar! Dass sie ihre Entscheidungen aber selbstkritisch beäugen und ihnen von Zeit zu Zeit auch nicht hundertprozentig vertrauen, macht sie im Prinzip noch menschlicher, weil wesentlich lebensnäher.

Sind die Frauen allerdings von etwas überzeugt, so wird das ohne Rücksicht auf Verluste durchgezogen. Zu erinnern wäre hier beispielsweise an die absolut verbotene Obduktion eines verstorbenen Patienten, in die die Angehörigen ausdrücklich nicht eingewilligt hatten. Weil man aber eine gefährliche Erbkrankheit als Ursache für den Tod des relativ jungen Mannes befürchtete (und die eigene Fehlbehandlung ausschließen wollte), wurde die Obduktion eben in einer Nacht-und-Nebel-Aktion durchgeführt. Und was im echten Leben zu karrierebeendenden Konsequenzen geführt, ja womöglich vor dem Staatsanwalt geendet hätte, bleibt in der Serie ohne Konsequenzen, weil die Obduktion tatsächlich eine vererbte Erkrankung des Herzens zutage fördert und somit dem Spross der Familie eine Menge Ärger erspart. Ende gut, alles gut.

Im Prinzip sind die Ärzte in unseren geliebten Serien wie moderne Märchenfiguren. Sie riskieren alles, um Leben zu retten, und gewinnen am Ende – meistens.

Allerdings empfiehlt es sich, bei aller Faszination für unsere Vorbilder aus dem Flimmerkasten immer im Hinterkopf zu behalten, dass es sich um fiktive Persönlichkeiten handelt, die keinesfalls Motivation zum Nachahmen generieren sollten. Eines allerdings haben Grey und Yang in jedem Fall bewiesen: Auch Frauen können absolut herausragende Ärzte sein. Und im Fall von *Grey's Anatomy* laufen sie den männlichen Kollegen ordentlich den Rang ab. Obwohl das Privatleben natürlich unter so viel Karrierebewusstsein leidet, schaffen die Medizinerinnen nahezu Übermenschliches, und wenn sie es nicht schaffen: Auch nicht so schlimm, der Zuschauer verzeiht hier gern. Und am Ende – Achtung Spoiler – geht das Ganze, zumindest für Dr. Yang, ja auch prima aus. Hartnäckigkeit und Durchsetzungsvermögen haben sich bezahlt gemacht.

Wie der Weg für Meredith endet, ist noch nicht so klar, aber ich bin mir sicher, dass auch diese Ärztin ihr Glück finden wird, denn darum geht es doch eigentlich, oder? Um die Suche nach dem Glück.

Wer die vergangenen zwei Gründe gelesen hat und so überhaupt keine Ahnung hat, wovon ich hier rede, dem sei erneut empfohlen, sich von Zeit zu Zeit in die wunderbare Welt der Serienärzte zu begeben und sich von stereotypen Ärzten das Idealbild unseres Berufsstandes vor Augen führen zu lassen.

KAPITEL 11

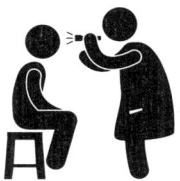

VIELLEICHT IST ES JA DOCH LUPUS

LIEBLINGSFÄLLE

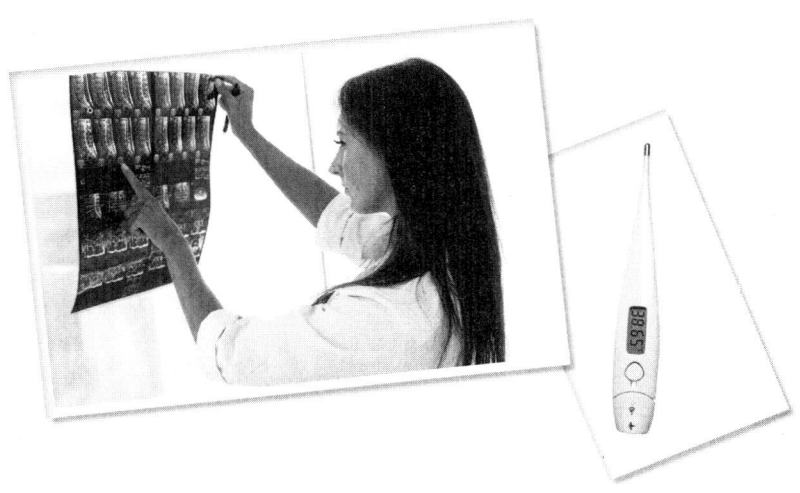

99. GRUND

Weil es auch manchmal Lupus ist – oder eine Porphyrie

Lupus kennen die meisten Menschen noch irgendwie. Weiß man doch spätestens seit *Dr. House*, dass es eigentlich nie Lupus ist. Doch was ist Lupus eigentlich? Oder Porphyrie? Bei beiden handelt es sich um Chamäleons der Medizin, das heißt um Krankheiten, deren Diagnose nicht nur einen scharfen medizinischen Sachverstand, sondern auch ziemlich komplizierte Tests verlangt. Wobei – so schwierig ist es gar nicht, eine akute intermittierende Porphyrie zu diagnostizieren. Man nehme den Becher Urin eines der Krankheit Verdächtigten und stelle diese Köstlichkeit ein paar Minuten ins Sonnenlicht. Wird das Zeug schwarz, dann ist es Porphyrie! Eigentlich ganz einfach! Und trotzdem eine der am schwierigsten zu diagnostizierenden Krankheiten.

Menschen, die darunter leiden, stellen sich meist mit total diffusen und nicht zueinanderpassenden Symptomen vor, die kaum durch konventionelle Labortests verifizierbar sind, und landen deshalb manchmal sogar in der psychiatrischen oder psychosomatischen Klinik. Ich erinnere mich noch gut an eine junge Frau, die eines Tages in der chirurgischen Klinik vorstellig wurde. Sie hatte seit Tagen keinen Stuhlgang gehabt und wahninnige Bauchschmerzen. Im Röntgenbild war ein sogenannter Ileus, also eine Blockade der Darmpassage, zu sehen. Alles in allem ein sehr ernstes Krankheitsbild, das in der Regel umgehende Maßnahmen erfordert. Weil zu befürchten war, dass irgendetwas den Darm der Patientin blockierte (im schlimmsten Fall ein Tumor), wurde sogar eine Operation diskutiert. Blöd war nur, dass im CT kein Grund für die Darmpassagestörung zu finden war und es dementsprechend auch nichts zu operieren gab.

Guter Rat war also teuer. Auch in den angefertigten Bluttests zeigte sich nichts, was auf den Grund der Beschwerden hinwies. Ein junger Arzt hatte in der Frühbesprechung die Idee, man könne den Urin doch mal nach bestimmten Stoffen untersuchen, die auf eine akute intermittierende Porphyrie hinweisen. Weil sich niemand einen anderen Rat wusste, taten wir genau das, und siehe da; der Test war positiv. Die Diagnose stand.

Bei bestimmten Fernsehserien, wie beispielsweise *Dr. House*, funktioniert das nicht immer so gut. Ich rege mich immer wieder über Szenen auf, in denen man annimmt, der Grund der Beschwerden könnte eine Tumor sein oder irgendetwas sonst, den Chirurgen holt und einfach drauflosschnibbeln lässt. Was soll das denn? Denken die auch mal an die Patienten? So eine OP ist doch kein Kinderspiel! Tatsache ist: Jeder vernünftige Chirurg operiert nur dann, wenn er die sogenannte Indikation, also die rechtfertigende Grundlage für seinen invasiven Eingriff, ganz sicher nachvollzogen hat.

Langer Rede kurzer Sinn: Es ist manchmal eben doch Lupus, oder Porphyrie, oder irgendeine andere sehr seltene Krankheit. Als Arzt ist man gut beraten, wenn man das im Hinterkopf hat. Denn wenn man Hufgetrappel hört, dann sind es zwar so gut wie immer Pferde. Manchmal aber auch Zebras.

100. GRUND

Weil die medizinische Diagnostik eine spannende Sache ist

Manchmal stellen sich sicher geglaubte Diagnosen als etwas gänzlich anderes heraus, als anfangs angenommen. Wenn beispielsweise der finale Beweis für das Vorliegen eines Krankheitsbildes nicht das vermutete Ergebnis bringt, sondern gänzlich unauffällig bleibt, dann kann es schon sein, dass der zuständige Mediziner noch mal ganz von vorne anfangen muss.

Ich erinnere mich noch gut an eine Patientin, die ich vor vielen Jahren, noch während meines Medizinstudiums, kennenlernte. Es waren gerade Semesterferien, und ich absolvierte eines der vielen Pflichtpraktika, dieses Mal in der Abteilung für Innere Medizin. Meine Aufgaben bestanden im Wesentlichen aus dem Legen von intravenösen Zugängen, der Vorbereitung der Visiten und der Aufnahme von Patienten. Letzterem kommt gerade in den Abteilungen für Innere Medizin eine große Bedeutung zu, muss man sich doch bei jedem Neuzugang erst einmal ein Bild über dessen Zustand machen. Schließlich kommt ein Patient nur sehr selten mit einer fertigen Diagnose in die Klinik, sondern wird vom Haus- oder Facharzt eingewiesen, damit die Spezialisten übernehmen können. Diese suchen nach Gründen für die vom Kranken angegebenen Beschwerden, um dann eine vernünftige Therapie in die Wege leiten zu können.

Meine Patientin an besagtem Morgen wurde mit einer sogenannten AZ-Verschlechterung, also einem herabgesetzten Allgemeinzustand, vom Hausarzt geschickt. Dieses Beschwerdebild stellt den Arzt vor enorme Herausforderungen, da faktisch eine riesige Bandbreite an Erkrankungen, von der einfachen Grippe über bestimmte Infektionserkrankungen bis hin zu gefährlichen Tumorleiden, für den Zustand verantwortlich sein könnten.

Es gilt also, besonders wachsam zu sein. Ich nahm die Frau auf und veranlasste, nach Rücksprache mit dem verantwortlichen Assistenzarzt, die entsprechenden Labortests. Im Rahmen des sogenannten Anamnesegespräches klagte die Frau mir ihr Leid. Die ungefähr 50-Jährige erzählte, sie komme seit einiger Zeit frühmorgens kaum noch aus dem Bett, und jeder Handgriff koste sie unglaubliche Überwindung. Für mich hörte sich das Ganze eher nach einer Depression als nach einer gefährlichen organischen Erkrankung an. Die Ärzte waren allerdings der Meinung, man solle erst die körperlichen Ursachen ausschließen, was sich, im Nachhinein betrachtet, auch als ziemlich gute Idee herausstellte.

Im Laufe der nächsten Tage wurde eine Vielzahl an Untersuchungen durchgeführt: spezielle Laboranalysen, Ultraschalluntersuchungen, gynäkologische Tests und noch vieles mehr. Der Ursache für die Beschwerden der Patientin kamen wir allerdings nicht auf die Spur, denn die Ergebnisse waren alle mehr oder weniger im Normbereich. Okay, die Fettstoffwechselwerte hätten besser sein können – im Prinzip war aber alles gut. Nur dass es der armen Frau eben nicht gut ging. Und das fiel auch uns auf. Sie aß kaum etwas, wirkte alles in allem ziemlich adynam und war vor Schwäche kaum in der Lage, auf die Toilette zu gehen. Irgendwann verkündete dann der Oberarzt, man müsse, trotz des jungen Alters der Frau, auch abklären, ob das Problem nicht durch ein zu schwaches Herz verursacht wurde. Die normale Vorgehensweise wäre nun eigentlich ein sogenannter Belastungstest gewesen, bei dem man die Patientin auf ein Fahrrad gesetzt und ein EKG von ihrem Herzen abgeleitet hätte, um zu sehen, ob die akute Anstrengung zu einer Veränderung der elektrischen Aktivität des Organs führt. Da das aber wegen ihres schlechten Zustandes nicht möglich war, entschied man sich, sofort eine Herzkatheteruntersuchung durchzuführen. Hierbei werden die den Hohlmuskel umschließenden und versorgenden Herzkranzgefäße mittels eines Kontrastmittels und Röntgenstrahlung grafisch dargestellt, und man kann feststellen, ob eine kritische Verengung und damit eine Unterversorgung des Herzens mit Sauerstoff für die Beschwerden verantwortlich ist.

Das Ergebnis bei unserer Patientin war erschreckend. Nahezu das gesamte Gefäßnetz war verstopft. Das Herz wurde nur noch von einem winzigen Arterienast versorgt. »Es ist ein Wunder, dass da überhaupt noch etwas schlägt«, kommentierte der Oberarzt den Befund. Viel tun konnten wir für die verhältnismäßig junge Frau nicht. Sie würde wohl nie wieder zu Kräften kommen und ohne neues Herz kein Jahr mehr zu leben haben.

Sie sehen also: Die ärztliche Arbeit kann manchmal auch sehr investigativ sein und erinnert ab und zu an die Tätigkeit von Sherlock Holmes und Co. Natürlich besteht auch unser Beruf zu einem Großteil aus Routine, und fast alle Beschwerdebilder lassen sich mit einer standardisierten diagnostischen Aufarbeitung gut einordnen – von Zeit zu Zeit wird es aber auch ganz schön knifflig, und dann sind medizinischer Sachverstand, Wissen und Beharrlichkeit gefragt, um dem Patienten wirklich helfen zu können.

Im Übrigen kann ich Ihre mutmaßliche Neugier bezüglich des Ausgangs der obigen Geschichte nicht vollends befriedigen, da ich als Student das Schicksal der Patienten nicht bis ins letzte Detail verfolgen konnte. Sobald nämlich das Praktikum beendet ist, hat man keinen Zugriff mehr auf Patientendaten. Ich glaube mich aber zu erinnern, dass es bestimmte Kontraindikationen, also Ausschlusskriterien, für eine Herztransplantation gegeben hat und die Patientin letzten Endes verstorben ist.

101. GRUND

Weil es im Notfall immer die Borrelien gewesen sein könnten

Es ist die Modediagnose unserer Zeit: Borreliose. Egal ob Depression oder Magenverstimmung, Muskelschmerzen oder unerklärliche Fieberschübe; verantwortlich sind vermutlich Borrelien. Diese kleinen, von Zecken übertragenen Biester haben mittlerweile die Rolle des ewig Bösen in der Medizin übernommen – der Dr. No des menschlichen Körpers sozusagen. Dabei kann die Furcht vor der Erkrankung so weit gehen, dass einige ihre Kinder und natürlich sich selbst überhaupt nicht mehr raus in die Natur lassen. Besser, die Familie verbringt den Sonntag auf der Couch, um die aktuellen Modetrends in Bezug auf Hochzeiten, Küchenausstattung oder was weiß ich noch alles im Fernsehen zu begutachten. Die Kinder werden dann eventuell vor den Computer oder die PlayStation gesetzt, und der ach so unsägliche Umstand, dass man sich überhaupt nicht mit ihnen beschäftigen muss, wird zähneknirschend hingenommen. Hauptsache nicht in die Natur, denn da könnte man

Kontakt mit Zecken haben und sich im allerschlimmsten Fall die lebensbeendende Erkrankung Borreliose holen. Dann doch lieber Fettsucht und chronische Trägheit.

Ja die Panik vor der gefährlichen, wohl in ihrer biologischen Potenz der Pest ähnlichen, wenn nicht sogar gleichen, Seuche geht so weit, dass die Patienten schon im Winter Schlange stehen, um sich gegen sie impfen zu lassen. Die Tatsache, dass das überhaupt nicht geht, da eine Impfung lediglich gegen die wirklich gefährliche Frühsommer-Meningoenzephalitis, kurz FSME, wirksam ist, spielt hierbei oft überhaupt keine Rolle. Und wenn man die Impfung verpasst hat? Dann waren es die Borrelien.

Einige gut informierte Patienten fordern mittlerweile sogar einen ganzen Antibiotikazyklus, sobald sie Kontakt mit Zecken hatten. Ja, sie *fordern*, denn sie haben sich belesen, und im Internet steht ja, wie gefährlich das alles ist, und dann kennt man noch den einen oder anderen, dessen Hausarzt gesagt hat, er könne vielleicht darunter leiden, und der nun das Haus nicht mehr ohne Krücken verlassen kann, und depressiv ist er auch, und vermutlich kam auch der Herzinfarkt von den bösen, kleinen Viechern. Dann doch eher die Antibiotika.

Da steht man als Arzt nur kopfschüttelnd da und wünscht sich, dass ein kleines bisschen Hirn vom Himmel fällt, und wenn nicht das, dann wenigstens Einsicht. Denn obwohl die Borreliose natürlich eine Erkrankung ist, die, so sie denn ausbricht, auch unbedingt mit bestimmten Antibiotika behandelt werden sollte, bedeutet das noch lange nicht, dass jede Zecke auch zwangsläufig mit dem Keim belastet ist und dass die Krankheit immer und auf jeden Fall ausbricht, sobald der Patient von einer solchen gebissen wurde.

Geht der potenziell, aber schon wahrscheinlich Erkrankte dann zum Arzt, und der Laborbefund ist positiv auf Borrelien, dann brechen alle Dämme, und die Panik kann kaum noch bezwungen werden. Dabei fallen viele Tests aufgrund der Häufigkeit der Infektion positiv aus, was noch keine Aussage über das tatsächliche

Vorliegen der Erkrankung zulässt. Denn die Diagnose einer Borreliose ist schwierig. Und die Gefahr, bestimmte Symptome leichtfertig auf diesen ach so dankbaren Sündenbock zu schieben, groß. Wirklich und sicher diagnostizieren lässt sich die Erkrankung fast ausschließlich über die Punktion eines betroffenen Gelenks. Denn tatsächlich rufen bestimmte Teile der Oberflächenstruktur der Übeltäter eine überschießende Immunreaktion hervor, die dann die Gelenke des Betroffenen angreift – manchmal. Und das kann selbstverständlich schmerzhaft und belastend sein und muss dann auch wirklich mit Antibiotika behandelt werden.

Auch gibt es andere Manifestationen der Borreliose, wie beispielsweise allgemeine Müdigkeit oder andere eher allgemeinere Symptome. Dieser Umstand darf aber auf keinen Fall dazu verleiten, alles immer auf diese kleinen Bakterien zu schieben. Lieber noch mal genau schauen, was los ist.

Typisch für eine Infektion mit Borrelien ist übrigens die sogenannte Wanderröte, die ein paar Tage bis Wochen nach der Infektion auftreten kann, aber nicht muss und aussieht, als wäre ein Miniufo auf der Haut gelandet. Beobachtet man einen solchen Hautbefund, dann sollte man tatsächlich den Arzt aufsuchen.

Allerdings gibt es keinen Anlass zur Panik, nur weil ein paar Leute das Gerücht von der alles vernichtenden Borreliose gestreut haben. Denn das führt dazu, dass, wie mir selbst erst kürzlich passiert, panische Menschen mitten in der Nacht beim ärztlichen Bereitschaftsdienst anrufen, weil sie eine Zecke am Bauch entdeckt haben, die sich im Nachhinein als Leberfleck entpuppt hat. Borrelien sind toll – besonders wenn sie einen sogar in der Nacht auf Trab halten!

102. GRUND

Obwohl man nach der vierten Glutenunverträglichkeit und der neunten Laktoseintoleranz selbst überhaupt keine Lust mehr auf ein leckeres Milchbrötchen hat

Kindergartenkinder haben es heutzutage schwer. Früher gab es zum Geburtstag eine leckere Sahnetorte, dann Würstchen oder Pizza, und bei geselligen Kinderspielen wie Topfschlagen oder Blinde Kuh konnte der motivierte Grundschüler sogar ein paar Gummibärchen, Lakritze oder andere Köstlichkeiten gewinnen.

Doch die fetten Jahre sind vorbei. Wer heute eine Party für unsere kleinwüchsigen Freunde organisieren will, muss sich bei der Auswahl des kulinarischen Angebotes durch eine Liste an Unverträglichkeiten und Allergien wühlen. Da darf Kevin kein Gluten zu sich nehmen, Jacqueline bekommt schon Durchfall, wenn sie auch nur in die Nähe von Laktose kommt, und Jean-Rüdiger lebt vegan. Darauf solle doch bitte bei der Auswahl der Menüfolge geachtet werden.

Als Eltern hat man es da nicht leicht, und wenn man die Liste der No-Gos durchgeht, bekommt man selber Pickel. Denn man möchte ja auch nichts falsch machen. Nichts ist unangenehmer, als wenn der kleine Gast mitten auf der Party plötzlich ein ganz dickes Gesicht bekommt und nach Luft japst. Nicht nur, dass man gegenüber den Eltern dann in Erklärungsnot kommt, nein, auch auf die anderen Gäste wirkt so eine Erstickung wenig appetitlich und führt im schlimmsten Fall zur Notwendigkeit der Intensivierung der psychologischen Behandlung, zu der die kleine Chantal sowieso schon gehen muss, um das Trauma des Durchtretens des Geburtskanals der Mutter zu überwinden.

Alles in allem; Kindergeburtstage sind eine Wissenschaft für sich. Aber auch für uns Ärzte ist das immer neue Aufflammen von mehr oder weniger modischen Allergien, Unverträglichkeiten und dergleichen nichts sehr Erquickliches. Wie können eigentlich Erkrankungen zu einer Mode werden? Gibt es etwas Dekadenteres?

Tatsächlich sind wirkliche Allergien kein Spaß. Besonders bei Kindern können ernsthafte Unverträglichkeiten zu schwerwiegenden Problemen führen, da die Atemwege ohnehin eng sind und das obligate allergische Anschwellen derselben nicht unbedingt eine positive Auswirkung auf den notwendigen Lufttransport hat. Das bedeutet im Umkehrschluss aber nicht, dass jeder Pickel, den ein Kind nach dem Verzehr eines ganz normalen Vollkornbrotes bekommt, automatisch auf eine Glutenunverträglichkeit zurückzuführen ist. Es scheint aber in Teilen unserer Gesellschaft so zu sein, dass auf Teufel komm raus ein Schuldiger gefunden werden muss!

Aber wie sollten wir Ärzte dann handeln? Die Diagnose einer Zöliakie, so der Name der der Glutenallergie entsprechenden Erkrankung, ist nämlich gar nicht so einfach zu stellen und erfordert mitunter auch invasivere Untersuchungen. Kann und darf man einem Kind so etwas zumuten, nur weil sich die Eltern in irgendwelchen Internetforen gefährliches Halbwissen angeeignet haben oder der Heilpraktiker wieder einmal seine Kompetenzen überschritten hat?

Und wie ist das mit veganer Ernährung bei Heranwachsenden? Was tun, wenn sich Eltern als beratungsresistent erweisen und darauf bestehen, ihr Sprössling sei super in Schuss und sein Körper könne sich aus den Sojasprossen alles holen, was er braucht, während Jean-Rüdiger danebensteht und den Arzt mit seinen treuen Augen, die sich von der pergamentähnlichen, weißen Haut deutlich abheben, anschaut. Der Hinweis des Arztes, dass das Kind schon irgendwie nicht gesund aussieht, wird oft mit einem Kopfschütteln und dem Verweis auf Schimmelbefall in der Wohnung abgetan. Da fehlen einem mitunter schon die Worte. Selbige Eltern sind es dann auch, die sich jeder logischen Argumentation in Sachen Impfung verweigern und darauf bestehen, dass das Durchleben der zu impfenden Erkrankungen das Immunsystem doch nur stärken kann. Auch hier kopfschüttelnde Sprachlosigkeit.

Mein selbst durchlebtes Highlight diesbezüglich war die Mutter eines meiner Klassenkameraden auf dem Gymnasium. Ich besuchte damals ein Internat und war mit einem gewissen David im Zimmer untergebracht. Der Junge war circa 40 Zentimeter zu klein für sein Alter und selbst ein sanfter Windstoß zwang uns dazu, ihn festzuhalten und damit zu verhindern, dass der arme Junge vom Winde verweht wurde.

David war wirklich ein jämmerliches Kerlchen. Er tat uns so leid, dass wir unsere unter Jugendlichen üblichen Späße, auf ein Minimum beschränkten, was ihn betraf, denn er war allein durch seine Statur und seine kränkliche Art wirklich schon genug gestraft. Schuld war hier ganz eindeutig die Mutter. David durfte daheim praktisch nur Körner zu sich nehmen, was ihm den wenig schmeichelhaften Spitznamen »Körnerfresser« einbrachte, und immer wenn seine alleinerziehende Frau Mama nicht zugegen war, stopfte David allerlei Fast Food und andere »verbotene« Dinge in sich hinein. Selbstredend war er Allergiker. Komisch war, dass seine Allergien in Abwesenheit der Mutter überhaupt keine Rolle zu spielen schienen. Das Verrückteste an Davids Mum war allerdings ihre panische Angst vor Elektrosmog. Ihr Sohn (ein meines Erachtens hochbegabter Informatiker) durfte sich Computern nur in einer Schutzschicht aus Alufolie am Körper nähern (das ist kein Witz!), und vor dem Schlafengehen mussten alle elektrischen Geräte aus den Steckdosen gezogen und die entsprechenden Sicherungen deaktiviert werden.

David selbst war zu klug, um dieses Spiel in Abwesenheit seiner Mutter mitzuspielen. Die aber verteilte überall in der Schule und im Internat Flugblätter, die über die Gefahren von Elektrosmog aufklären sollten.

Kurzum, der zunehmende Allergie- und Unverträglichkeitswahn, dem immer mehr Eltern anheimfallen, stellt uns Ärzte vor neue und schwierige Herausforderungen. Denn im Umkehrschluss bedeutet das alles, dass die Kinder vor der Welt geschützt und konsequenterweise abgeschottet werden müssen, was zu einem eingeschränkten Kontakt mit für das Immunsystem so wichtigen Antigenen und damit, man mag es kaum glauben, zu einem erhöhten Vorkommen echter Allergien führt. Die Angst der Eltern vor Allergien lässt die Kinder also im schlimmsten Fall krank werden! Schon verrückt, oder?

103. GRUND

Weil man Tote zum Leben erwecken kann

Sie ist die »coolste« aller Notfalldiagnosen: die Hypoglykämie. Liegt dieses Krankheitsbild vor und wird korrekt als solches erkannt, so ist es dem Arzt möglich, den sprichwörtlichen Toten zum Leben zu erwecken. Stellen Sie sich Folgendes vor: Mitten im Restaurant werden Sie Zeuge einer dramatischen Szene. Sie wollten doch eigentlich nur einen Happen essen gehen, vielleicht haben Sie sich auch getraut, endlich die Kollegin (oder den Kollegen) auszuführen, auf die Sie schon immer ein Auge geworfen haben. Am Nachbartisch sitzt ein älteres Ehepaar. Kurz nach der Bestellung steht er auf und macht sich auf den Weg in Richtung Toilette. Während Sie versuchen, mit geistreichen Bemerkungen ihr Date in verheißungsvolle Bahnen zu lenken, kommen Sie nicht umhin zu bemerken, dass es eine ganze Weile dauert, bis der alte Mann vom Nachbartisch wieder zu seiner Partnerin stößt. Na ja, denken Sie. So ist es nun mal, das Alter.

Nach kurzer Zeit werden die von Ihnen georderten Speisen serviert, und auch das Pärchen vom Nachbartisch, das nur unwesentlich später als Sie zum Dinner eingetroffen ist, wird kurz darauf bedient. Blöd nur, dass der Kellnerin nach Aufnahme der Speisen ein kleines Malheur passiert: Sie stolpert über eine Teppichkante und verteilt sich sowie die gesamte Bestellung der beiden Rentner vom Nachbartisch auf dem Fußboden. Furchtbar betroffen entschuldigt sie sich daraufhin bei den armen Hungernden und verspricht, so schnell wie möglich für Abhilfe zu sorgen. Die beiden nehmen's gelassen, er ordert aber eine Cola, um sich die Wartezeit zu versüßen. Wegen des Desasters auf dem Fußboden geht die Bestellung dummerweise unter. Was die Kellnerin nicht weiß: Der alte Herr ist Diabetiker, und sein Gang zur Toilette kurz nach Aufgabe seiner Essenswünsche diente weniger der Entlastung einer übervollen Blase als vielmehr der Zuführung des für ihn so lebenswichtigen Insulins, also desjenigen Hormons, das zum einen für die Aufrechterhaltung eines normalen Blutzuckerspiegels unabdingbar ist und von dem zum anderen Diabetespatienten leider einen relativen oder absoluten Mangel beklagen, weshalb sie es sich vor den Mahlzeiten durch eine kleine Spritze in den Bauch zuführen müssen.

Dumm nur, dass das Medikament ziemlich schnell und vehement wirkt und dazu führen kann, dass der Blutzuckerspiegel, den zu senken die originäre Aufgabe der Substanz ist, in Regionen abfällt, die mit dem Leben nicht mehr ganz so gut vereinbar sind. Deshalb muss der Betroffene recht schnell nach dem Spritzen des Mittels zu einem zuckerhaltigen Mahl greifen – das Schicksal vieler Diabetiker. Man bezeichnet die Zeit zwischen Spritzen und Essen kreativ als »Spritz-Ess-Abstand«, und der sollte nun einmal so kurz wie möglich sein. Dass die tollpatschige Kellnerin das lebensnotwendige Abendessen auf dem Teppich verteilt, an dessen Kante sie nur Bruchteile von Sekunden vorher hängen geblieben ist, findet in der Planung des Insulinhaushaltes leider keine Beachtung. Und so kommt es, wie es kommen muss. Das heißt, die Cola kommt nicht, und langsam aber sicher verabschiedet sich das Gehirn des Rentners vom Nachbartisch in Ermangelung an Glukose in den Winterschlaf. Natürlich reagieren Sie blitzschnell und verständigen den Rettungsdienst. Aus den zahlreichen Büchern und Medienbeiträgen zum Thema Erste Hilfe wissen Sie, dass Sie für den alten

Mann nichts anderes tun können, als ihn in die stabile Seitenlage zu bringen, während Ihr Date versucht, die Ehefrau des Patienten zu beruhigen. Nach wenigen Minuten treffen dann, Gott sei Dank, der Notarzt und sein Team ein und beginnen mit der Arbeit.

Nachdem der Arzt einen Venenzugang gelegt und den Blutzuckerspiegel gemessen hat, spritzt er dem Patienten eine klare Flüssigkeit. Der alte Mann, den aufgrund der Tiefe seines Komas anzusprechen für Sie bereits nicht mehr möglich war, schlägt wenige Sekunden später die Augen auf und erkundigt sich irritiert danach, was denn passiert sei.

»Alles gut!«, antwortet der Notarzt. »Sie hatten nur eine leichte Unterzuckerung!«

Sie sind beeindruckt. Der Arzt hat nur wenige Augenblicke gebraucht, um Ihren Tischnachbarn wieder gänzlich herzustellen.

Und tatsächlich – dieses Krankheitsbild, die Hypoglykämie, auch Unterzuckerung genannt, ist ein durchaus dankbares. Weil das Hirn, anders als alle anderen Organe unseres Körpers, Energie nur aus Glukose und nicht aus Fetten oder ähnlichen Substanzen gewinnen kann, beendet es seinen sogenannten Funktionsstoffwechsel in dem Moment, wo die Blutkonzentration des Zuckers unter einen bestimmten Grenzwert fällt. Lediglich der Substratstoffwechsel, also das simple »Am-Leben-Bleiben« der Hirnzellen, kann noch eine gewisse Zeit aufrechterhalten werden. Bleibt die Unterzuckerung zu lange bestehen, so kann das zu irreversiblen Störungen des Hirns führen.

Der Rentner hatte also Glück, dass ihm so schnell geholfen wurde. Ein solches Szenario abends im Bett wäre wohl kaum auszudenken. Das ist auch der Grund, weshalb Diabetiker im Laufe der Einstellung, also der Gewöhnungszeit ans Insulin, anfangs mehrmals nächtlich ihren Wecker stellen, um den Blutzuckerspiegel zu messen und auf diese Art und Weise sicherzustellen, dass er nicht unter den besagten Schwellenwert gerät. Für uns Mediziner ist die Behandlung der Hypoglykämie aber eine sehr dankbare Betätigung, denn für die Umstehenden mutet es an, als erwecke man den Patienten von den Toten. Und das alles nur mithilfe einer kleinen Spritze. Super, oder?

104. GRUND

Obwohl Alkohol eine akzeptierte Volksdroge ist

Natürlich fällt einem bei dem Thema nicht sonderlich viel Positives ein. Trotzdem ist es meines Erachtens wichtig, die Volksdroge Nummer eins in einem Kapitel über seltene oder auch verrückte Krankheiten zu erwähnen, nicht etwa weil der Alkoholismus eine Rarität wäre, sondern weil er schwerwiegend, häufig und oft nicht zu entdecken ist.

Nun werden Sie sich möglicherweise fragen, wieso ich der Ansicht bin, dass die Sucht nach dem Ethanol schwer zu diagnostizieren ist, handelt es sich bei den Patienten doch im Grunde genommen um Menschen, die von morgens bis abends betrunken in der Ecke liegen und keiner anderen Tätigkeit nachgehen als der aktiven Stoffbeschaffung. Nun, gerade das ist ein Irrtum.

Denn tatsächlich ist die Alkoholabhängigkeit eine schwierig zu diagnostizierende und oft tödlich endende, jedoch von der Gesellschaft weitgehend akzeptierte Suchterkrankung. Oft wissen nicht einmal die Betroffenen selbst, woher ihre Symptome rühren, was die Sache besonders gefährlich macht. So hatte ich vor einiger Zeit mit einem Patienten zu tun, dessen Angehörige klagten, er benehme sich seit einiger Zeit sehr ungewöhnlich, schlafe viel, sei aggressiv, dann wieder depressiv. Außerdem sei er schusseliger geworden und neige dazu, wichtige Dinge zu vergessen, was wohl so gar nicht dem Naturell des Mannes entsprach. Er habe auch viel Gewicht verloren und sei furchtbar müde und wenig fit. Am auffälligsten aber war die plötzliche Wesensveränderung. Sie machte nicht nur den Angehörigen, sondern auch dem Patienten selbst Sorgen. Der konnte die Symptome zwar bestätigen, sich darauf allerdings auch keinen Reim machen, und so war man doch sehr alarmiert.

Das Ärzteteam begann mit der Suche nach dem Auslöser der merkwürdigen Erkrankung. Es war zu befürchten, dass dem Ganzen ein Tumor oder eine neurodegenerative Erkrankung wie Demenz oder etwas Ähnliches zugrunde lag. Die Symptome wiesen eigentlich klar in diese Richtung. Umso erstaunlicher war, dass alle Tests – CT, MRT, Labor und so weiter und so fort – negativ ausfielen. Der Mann war vollkommen gesund. Aus Verlegenheit dichtete man ihm die Diagnose »früh einsetzende Demenz« an und entließ ihn aus der Klinik. Die Symptome besserten sich aber nicht, sie wurden schlimmer.

Erst der endgültige Zusammenbruch brachte Klarheit. Als man den Patienten nämlich mitten am Tag torkelnd durch die Stadt laufen sah, beschloss ein Polizist, einen Alkoholtest durchzuführen, und löste so das Rätsel, an dem sich eine ganze Gruppe Mediziner die Zähne ausgebissen hatte. Nach einem akuten Entzug erklärte der Mann, er selbst sei von einer schweren Erkrankung ausgegangen und habe nie gedacht, dass der gelegentliche Alkoholkonsum (der Blutalkoholspiegel lag bei 3,8 Promille, mitten am Tag) zu entsprechender Symptomatik führen könne.

Und genau hier liegt die Gefahr! Suchtkranke gestehen sich ihre Sucht ganz selten selbst ein, lassen sich lieber tagelang im Krankenhaus durchleuchten, sich Nadeln in den Rücken stecken und willigen in andere unangenehme Tests ein, als sich mit dem eigentlichen Grund auseinanderzusetzen. Bei illegalen Drogen mag die Diagnose weniger schwierig sein, legt deren Konsum doch schon den Verdacht nahe, es könne sich um ein drogenassoziiertes Problem handeln. Weil Alkohol allerdings so eine breite gesellschaftliche Akzeptanz genießt, ist es oft nicht klar, ob jemand sich, was den Konsum betrifft, noch im Rahmen befindet oder schon ein Süchtiger und damit ein Patient ist.

105. GRUND

Weil man Menschen helfen kann, die im Sterben liegen

Die Palliativmedizin hat in den letzten Jahren einen immer größeren Stellenwert in der öffentlichen Wahrnehmung eingenommen. Und das mit Recht. Denn sah man früher den Sterbenden eher als abgelegten Fall, als Patienten, dem die Methoden der modernen Medizin nichts mehr zu geben haben, betrachten wir Ärzte die Hilfe in den letzten Tagen oder Monaten des Lebens heute als große Herausforderung. So ist es seit einiger Zeit möglich, eine Zusatzweiterbildung im Bereich Palliativmedizin abzulegen, um eine Versorgung auf dem neuesten Stand der Wissenschaft zu gewährleisten. Aber auch ohne diese Qualifikation ist die Unterstützung unserer sterbenden Patienten ein wichtiger Bestandteil ärztlichen Handelns. Ob Hausarzt, Intensivmediziner, Internist oder auch Notarzt – wir alle treffen immer wieder auf sogenannte austherapierte Patienten, deren Krankheit so weit fortgeschritten ist, dass man den Tod als baldige Konsequenz nicht mehr aufhalten kann.

Was für diese Gruppe Menschen aber von allergrößter Wichtigkeit ist, ist eine würdige Sterbebegleitung, die Angst und Schmerzen nimmt. Seit einiger Zeit ist diese sogar im Gesetz verankert, denn auch wenn ein Palliativmediziner nicht in der Lage ist, den ihm Anvertrauten im Leben zu halten, so kann er doch für ein paar würdige letzte Tage sorgen, die der Familie sowie dem Sterbenden letzten Endes die Möglichkeit geben, den Tod als Teil des Lebens zu begreifen. Obwohl das alles ziemlich selbstverständlich klingt, ist es das zur Zeit keinesfalls. Im Gegenteil: Die meisten Gegenden unserer Republik verfügen über viel zu wenig ausgebildete Palliativmediziner – von Hospizplätzen ganz zu schweigen. Dabei ist es, ganz unabhängig davon, ob man nun für oder gegen aktive Sterbehilfe ist, doch am allerwichtigsten, dass den letzten Stunden eine gewisse Würde innewohnt – und dafür ist es nun einmal nötig, dem Betroffenen die Schmerzen und die Angst zu nehmen.

Momentan stirbt über die Hälfte der Menschen in Krankenhäusern. Ich persönlich finde das nicht optimal. Auch im Rettungsdienst merken wir oft die Scheu, die die Menschen vor dem Thema Tod haben. Manchmal werden wir zu Patienten gerufen, aus deren Unterlagen klar hervorgeht, dass ihre Zeit abgelaufen ist, deren Angehörige uns aber das Gefühl vermitteln, sie hörten diese bestürzende Nachricht zum ersten Mal, obwohl sicher schon viele Ärzte das Thema zur Sprache gebracht haben. Auf die Frage, wieso denn jetzt der Notarzt gerufen wurde, kommt oft die Antwort, man könne den Kranken doch nicht einfach so sterben lassen. Die Konsequenz ist, dass den Menschen dann genau das widerfährt, was die meisten um alles in der Welt vermeiden wollten: Sie sterben im Krankenhaus. Anonym und meist ohne die Familie um sich herum.

Dabei meint es die ja nicht böse und will den Patienten in den allermeisten Fällen sicher auch nicht loswerden oder abschieben. Fehlendes Wissen ist oft der Grund für solch desaströse Entscheidungen. Die Angst davor, nicht alles getan zu haben, überwiegt die Verantwortung gegenüber den Wünschen der erkrankten Angehörigen. Gute Hausärzte holen, so denn eine solche Situation absehbar ist, einen Palliativmediziner mit ins Boot oder engagieren sich selbst. Dann können die nunmehr aufgeklärten Angehörigen ohne schlechtes Gewissen den Wünschen ihrer Lieben nachkommen. Es gibt nämlich nichts Schlimmeres – sowohl für den Arzt als auch für den Patienten – als folgenden Spruch, den ich letztens von der Ehefrau eines an der furchtbaren Nervenkrankheit ALS Erkrankten gehört habe, der da lautete: »Tun Sie alles medizinisch Mögliche, aber lassen Sie ihn zu Hause sterben.«

KAPITEL 12

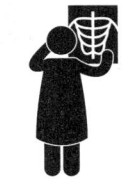

AM ENDE

ODER
WAS BLEIBT

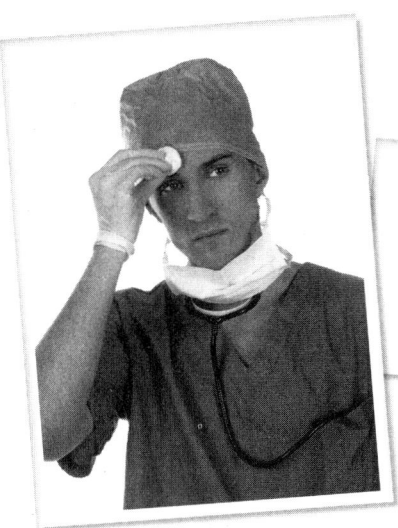
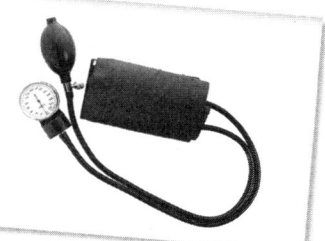

106. GRUND

Weil man immer noch Brummifahrer werden kann

An dieser Stelle möchte ich meine Lieblingsgeschichte, was phänomenale Karrieren angeht, zum Besten geben. Leider kenne ich den Protagonisten der Anekdote nicht persönlich, ziehe aber meinen Hut vor so viel innerer Klarheit. Alles geschah vor ein paar Jahren. Der Leiter einer chirurgischen Abteilung, ich glaube der Herzchirurgie, eines großen Krankenhauses war irgendwie mit seinem Leben nicht mehr so hundertprozentig glücklich. Auch seine Arbeit konnte ihn wohl nicht mehr vollends befriedigen, denn der Arzt entschloss sich zu einem radikalen Schritt. Er reichte die Kündigung ein und heuerte bei einem Logistikunternehmen an. Es folgte der entsprechende Führerschein, und schon wurde aus einem erfolgreichen Herzchirurgen ein aktiver Brummifahrer, der Güter von A nach B transportiert und den Tag damit verbringt, auf dem Bock seines 40-Tonners zu sitzen. Einfach so.

Was den Arzt dazu bewogen hat, sein finanziell abgesichertes, erfolgreiches und gesellschaftlich äußerst anerkanntes Leben als Herzchirurg gegen das eines Lkw-Fahrers einzutauschen, kann ich persönlich nicht nachvollziehen, ist doch der Arztberuf meines Erachtens der schönste der Welt. Trotzdem, ich ziehe den Hut vor seinem Mut zu dieser lebensverändernden Entscheidung, die in dieser Konsequenz sicher nicht jeder Mensch getroffen hätte.

107. GRUND

Weil wir unseren Beruf so sehr lieben, dass einige von uns auch dann noch arbeiten wollen, wenn sie es eigentlich gar nicht mehr müssten

Was machen Ärzte eigentlich nach ihrem aktiven Berufsleben? Wo sie doch mehr oder weniger für ihren Job leben, ihm ihre Freizeit und womöglich sogar ihre Familie opfern. Was macht man, wenn der Lebensinhalt weg ist? Viele ältere Kollegen, die ich bisher kennengelernt habe, standen am Tage ihrer Pensionierung tatsächlich vor genau dieser Frage. Denn während sich andere Menschen möglicherweise viele Jahre auf den ersehnten ersten Rentnentag freuen, vielleicht schon mit 50 die Tage zählen, um sich dann endlich den geliebten Hobbys hingeben zu können, ist das bei Ärzten oft nicht der Fall. Wenn das Hobby zum Beruf geworden ist, bedeutet die Rente nun mal nichts anderes, als dass irgendwer kommt und einem das Spielzeug wegnimmt! Da reagiert man schon einmal etwas angesäuert.

Tatsächlich kenne ich viele Kollegen, die einfach weitermachen. Soweit das gesetzlich zulässig ist, kann die Arbeit als Arzt ja fortgeführt werden. Vielleicht ist man irgendwann kein Chef- oder Oberarzt mehr, aber immerhin. Ein mir bekannter Extremfall ist ein Allgemeinmediziner, der auch im stattlichen Alter von über 80 Jahren noch jeden Tag seine Sprechstunde abhält, wenn auch in zeitlich etwas geraffter Form. Und wahrscheinlich wird er das noch lange weitermachen, so lange, bis er eines Tages tot umfällt.

Es gibt aber auch Ärzte, die es irgendwann etwas ruhiger angehen lassen, vielleicht nur noch ab und zu mal einen Notarztdienst fahren oder einen Nachmittag pro Woche in der Praxis sitzen. Problematisch ist die Sache mit der verschleppten Rente bei allen, die eine technisch anspruchsvolle Fachrichtung gewählt haben. Egal wie geistig fit der Mediziner auch mit Mitte 90 noch ist – eine fünfstündige OP ist in diesem Alter einfach nicht mehr zu schaffen. Und auch als Intensivmediziner oder Anästhesist hat man es diesbezüglich schwer. Hier bieten sich dann andere Dinge an, um die Zeit totzuschlagen.

Zwei emeritierte Professoren zeigen, wie unterschiedlich die gewählten Alternativen sein können. Beide Eminenzen lehrten die gleichen Fächer an der gleichen Universität. Der eine brachte es nicht übers Herz, ganz und gar von der Medizin Abschied zu nehmen, und bat um ein kleines Büro in den Gebäuden der chirurgischen Klinik, das er benutzte, um sich nun ganz und gar der chirurgischen Forschung zu widmen. Noch heute kommt der Mann so gut wie täglich in die Klinik, berät die jüngeren Ärzte und Professoren und ist ein gern gesehener Gast in dem Revier, dessen Alphatier er früher war. Freilich gehören zu so einem Rentenplan eine ganze Menge Bescheidenheit und die Fähigkeit, sich selbst unterordnen zu können, obwohl man früher mal derjenige war, der den Ton angab. Der alte Professor besitzt diese Fähigkeiten und ist daher trotz Rente ein glücklicher Mensch geblieben.

Ganz anders stellte sich die Situation bei meinem zweiten Beispiel, dessen Vorgänger, dar. Bei diesem Mann handelt es sich um einen Professor der alten Schule, einen Despoten durch und durch, dessen Lehr- und Führungsstil durch eine streng militärische Ausbildung geprägt war. Wenn ich Geschichten aus der aktiven Zeit des Mannes höre, stellen sich mir die Nackenhaare auf. Assistenzärzte waren nicht befugt, den Herrn Professor überhaupt anzusprechen, und auch Oberärzte waren eher Vasallen als gleichberechtigte Kollegen. Mit Schlips und goldenen Manschettenknöpfen, so heißt es, pflegte er täglich durch die Klinik zu schreiten und dabei alles niederzuwalzen, was sich ihm in den Weg stellte. In den Erzählungen der Alten habe ich nie gehört, dass der Arzt auch nur ein freundliches Wort für irgendwen übrig hatte. Trotzdem – fachlich war er, wie das so oft bei Menschen solchen Kalibers ist, eine Koryphäe. Die Medizin war sein Leben. Alles andere bedeutete ihm wenig.

Doch das Alter holt nun einmal jeden ein, und so musste auch diese prunkvolle Lichtgestalt irgendwann weichen. Allerdings konnte der, nun emeritierte, Herr Professor die Schmach nicht ertragen, keine nennenswerte Rolle mehr in den Entscheidungen der Abteilung zu spielen, nur noch eine Randnotiz im Register der Klinik zu sein. Als Konsequenz brach er alle Brücken zu seinem Fachgebiet ab und beschäftigte sich ab diesem Zeitpunkt nahezu zwanghaft mit der deutschen Geschichte. Bis zu seinem Tode war er so gut ausgebildet, dass er es mit so manchem studierten Historiker hätte aufnehmen können.

Zwei völlig unterschiedliche Menschen, zwei völlig unterschiedliche Wege, mit einem schlimmen Verlust umzugehen – denn glauben Sie mir: In den Augen vieler Mediziner ist die Rente ein schlimmer Verlust. Arzt sein ist eben nicht nur ein Beruf. Es ist eine Berufung.

108. GRUND

Weil immer etwas bleibt

Und wieder drängt sie sich auf: die Frage nach dem Sinn. Nach dem, was bleibt. Vielleicht steht nach 50 oder 60 Jahren Berufsleben ja kein Nobelpreis im Schrank. Vielleicht hängt auch keine Urkunde an der Wand, und vielleicht gibt man eines Tages seine Approbation ab, ohne jemals einen Artikel in einer Fachzeitschrift veröffentlicht zu haben. Vielleicht muss man sich am Ende des Arbeitsleben damit abfinden, dass kein neues OP-Verfahren den eigenen Namen trägt, und möglicherweise ist man als Arzt niemals mit einem Preis oder gar einer Erwähnung in der Lokalpresse geehrt worden. Vielleicht geht man dann trotzdem in Rente und ist glücklich. Und vielleicht reicht das Wissen, vielen, vielen Menschen geholfen, Leiden gelindert und Hoffnung geschenkt zu haben. Vielleicht ist das ja sogar wichtiger als Urkunden, Nobelpreise und Artikel oder gar OP-Methoden mit dem eigenen Namen. Vielleicht macht das sogar glücklich. Möglicherweise viel glücklicher als aller Ruhm der Welt.

Was bleibt, bestimmen nicht unsere Namen auf irgendwelchen Urkunden, auch wenn das Emblem des Karolinska-Instituts darauf prangt. Was bleibt, bestimmt jeder für sich allein.

109. GRUND

**Weil auch jene Glück erfahren,
denen wir nicht mehr helfen können**

Kurz bevor ich mit dem Manuskript von *111 Gründe* fertig war, lernte ich das Projekt »Lenas Pferde« kennen und fühlte mich sofort mit der Idee verbunden. Es geht um die Unterstützung einer Gruppe von Menschen, die keine Lobby hat, weil sie augenscheinlich keine braucht. Was ist also nun »Lenas Pferde«? Ich werde versuchen, Ihnen so davon zu erzählen, wie ich es selbst erfahren habe!

Lena war die Schwester von Sina, einer Bekannten von mir. Vor ein paar Jahren wurde bei Lena ein sehr seltener, hochaggressiver Nierentumor festgestellt. Die Diagnose traf die junge Frau verständlicherweise wie ein Schlag! Was bedeutete das nun für sie und ihre Freunde, ihre Familie? Was konnte man tun? War eine Chemotherapie nötig? All diese Fragen drängten sich auf, und die Ärzte taten alles, um sie der jungen Patientin und deren Angehörigen so gut wie möglich zu beantworten. Der Tumor musste operativ entfernt werden und auch eine Chemotherapie war unumgänglich, um die verbliebenen bösartigen Zellen in Lenas Körper abzutöten. Glücklicherweise schien eine Heilung möglich.

Lena kämpfte, und am Ende schien dieser Kampf auch gewonnen zu sein. Der Krebs war besiegt, und langsam versuchte die tapfere Patientin, wieder so etwas wie Normalität in ihr Leben zurückzubringen. Doch dann kehrte die Krankheit mit unvermittelter Härte zurück. Schon nach den ersten Tests war klar: Eine Heilung würde es hier nicht mehr geben. Das Einzige, was man für Lena noch tun konnte, war, ihr die wenigen Wochen, die ihr noch bleiben würden, so angenehm wie möglich zu machen. Einen Großteil der Zeit verbrachte die junge Frau auf einer sogenannten Palliativstation. Dabei handelt es sich nicht um eine klassische Krankenstation. Palliativstationen sind für Menschen gemacht, bei denen es keine Heilung mehr gibt, die wissen, dass sie sterben werden. Hier geht es darum, einen menschenwürdigen Tod zu gewährleisten, beizustehen und zu begleiten, so gut es eben geht. In den letzten Tagen ihres Lebens wurde Lena zunehmend unruhig. Der Tumor hatte den Darm angegriffen, und dessen Inhalt drohte nun sich im Bauchraum der jungen Frau auszubreiten. Sie litt furchtbare Schmerzen und konnte nur mit starken Medikamenten zur Ruhe gebracht werden.

In diesen Tagen hatte die junge Patientin einen letzten großen Wunsch. Mehr als alles andere auf der Welt wollte Lena noch einmal ihr heiß geliebtes Pferd sehen und sich von ihm verabschieden. Natürlich konnte man Lena diesen Wunsch nicht erfüllen, denn obwohl die Mitarbeiter der Palliativstation so gut wie alles möglich machen – ein Pferd im Krankenhaus, das ging nun wirklich zu weit. So nachvollziehbar die Einwände der Belegschaft auch waren, Sina, Lenas Schwester waren sie egal. Sie versuchte alles, um Lena diesen letzten Wunsch zu erfüllen, und auch das Personal der Palliativstation grübelte, wie man die durchaus sinnvollen Krankenhausvorschriften umgehen konnte. Für einen Ausflug in den Stall war Lena viel zu schwach. Den würde sie nicht überleben. Aber die Lösung war dann doch relativ schnell gefunden und ein Musterbeispiel dafür, dass sich auch Universitätskliniken manchmal über die deutsche Genauigkeit hinwegsetzen können. Denn was am folgenden Tag geschah, war sicher in keinem Statut der Klinik geregelt. Trotzdem bekam Sina die Erlaubnis dafür. Zusammen mit einigen Mitgliedern des Reitvereins machte Sina das Unmögliche möglich und transportierte Lenas Pferd Leopold im Anhänger auf eine Grünfläche der Klinik. So konnte sich die schwer erkrankte junge Frau endlich doch noch von ihrem Liebling verabschieden.

Kurze Zeit später starb Lena. Trotz der enormen Trauer, die der Tod der jungen Frau über ihre Familie brachte, blieb die Gewissheit, dass sie in ihren letzten Stunden von einer Erfahrung zehren konnte, die ihr das Sterben und auch das Abschiednehmen mit Sicherheit leichter gemacht hatte. Nachdem sich die erste Trauer etwas gelegt hatte, entschied sich Sina, diese Erfahrung auch anderen im Sterben liegenden Kindern zu ermöglichen, und gründete das Projekt »Lenas Pferde«. Damit versucht die junge Frau, dem Tod ihrer eigenen Schwester wenigstens ein bisschen Sinn zu geben und denjenigen zu helfen, für die wir Ärzte nichts mehr tun können.

110. GRUND

Weil man seinen Enkeln etwas zu erzählen hat

Fragen Sie sich auch manchmal, was Sie Ihren Enkelkindern später mal erzählen wollen? Wenn man an langen Winterabenden zusammensitzt und den Abend mit etwas Unterhaltung füllen will? Zugegeben, heutzutage ist das kein Problem mehr. Der Satz »Ich habe dir eine PlayStation gekauft!« reicht wahrscheinlich vollkommen aus. Da muss Opi nicht unbedingt mit den langweiligen Geschichten von früher kommen! Trotzdem – es soll auch noch Kinder und Enkelkinder geben, die sich für die Geschichten der »Alten« interessieren, die wissen wollen, wie das Leben früher war und was die Vorgängergeneration daraus gemacht hat, ja, die vielleicht sogar aus deren Erfahrungen lernen wollen.

Ich selbst mache mir manchmal Gedanken darüber, was ich meinen Kindern oder Enkeln später mal erzählen werde, wie ich die eine oder andere Entscheidung rechtfertigen oder nachvollziehbar machen kann. Auch wenn eventuelle Gespräche mit Enkeln bei mir persönlich weit in der Zukunft liegen, so hilft der Gedanke daran doch, sich mit den eigenen Handlungen kritisch auseinanderzusetzen. Und auch wenn nicht jede Abzweigung die richtige war, so kann ich doch bisher guten Gewissens behaupten, grundsätzlich das Richtige gemacht zu haben. Und das liegt hauptsächlich an meiner Berufswahl. Die privaten Entscheidungen, in denen ich bisher auch ein ziemlich glückliches Händchen hatte, mal außen vor gelassen.

Alles in allem bin ich stolz auf das, was ich tue, und die meisten Ärzte, die ich kenne, sind es ebenfalls. Denn am Ende kommt es doch darauf an, ob man von sich behaupten kann, ein erfülltes Leben geführt zu haben. Auf die Länge haben wir keinen Einfluss (okay, wir brauchen nicht unbedingt zu rauchen!), auf die Qualität aber schon. Und dazu gehört eben auch der richtige Beruf. Wer jeden Tag zur Arbeit geht und abends weiß, dass mit dem neuen Tag eine neue Tortur beginnt, wer jeden Montag schon sehnsüchtig aufs Wochenende wartet, weil er es in seinem Job keine Sekunde länger als nötig aushält, der kann privat glücklich sein, wie er will – ein erfülltes Leben wird ihm wohl nur im Falle eines Lottogewinns oder einer unerwarteten Erbschaft vergönnt sein.

Wer irgendwann auf sein Leben zurückblickt und vor lauter interessanten und tollen Geschichten gar nicht weiß, wo er anfangen soll, der hat es mit ziemlicher Sicherheit richtig gemacht. Und da wir über ein Drittel unseres Lebens auf Arbeit »rumhängen«, sollte es uns dort auf jeden Fall gefallen, wenigstens in Ansätzen. Ich erinnere mich in dieser Beziehung gern an eine Szene aus der Serie *Emergency Room* (Vorsicht, Spoiler!). Es ist die letzte Folge mit dem Arzt Mark Greene, der nach langer Krankheit in den Armen seiner Frau verstirbt. Die letzten Gedanken des Arztes kreisen um das, was er selbst wohl als »sein Himmelreich« empfinden würde, nämlich seinen Arbeitsplatz, die Notaufnahme. Er denkt an seine Patienten, seine Kollegen, ja sogar die Räumlichkeiten und all die guten und schlimmen Erfahrungen, die er in den vielen Jahren dort gemacht hat. Dann ist er tot, und man wird den Eindruck nicht los, dass er Frieden gefunden hat, obwohl es sicher viel gegeben hätte, was Mark Greene seinen Enkeln, die er nie kennenlernen durfte, von seinem Leben hätte berichten können.

111. GRUND

**Weil es eigentlich 1.111 Gründe gibt,
Arzt zu sein oder zu werden**

Wenn man sich an ein Buch mit dem Titel »111 Gründe, irgendetwas zu mögen, zu hassen oder dergleichen« setzt, dann wird man, so dachte ich zumindest, anfangs vor einigen Problemen stehen. Wer sich schon einmal aufmerksam eine TV-Debatte angeschaut hat (von denen es zur Zeit ja wirklich viele zum immer gleichen Thema gibt), der wird feststellen, dass sich die Argumente der Kontrahenten stetig wiederholen. Auf unterschiedliche Arten vorgetragen und mal mit mehr, mal mit weniger Enthusiasmus verkündet, sagen die Gäste solcher Shows doch immer wieder das Gleiche – oft undifferenziert und gebetsmühlenartig. Genau deshalb befürchtete ich ganz am Anfang, nicht genug Gründe für ein solches Buch zu finden.

Obwohl ich natürlich der Meinung bin, Hunderttausende Argumente für meinen Beruf vorbringen zu können, war mir doch relativ schnell klar, dass es nicht ganz so einfach werden würde, diese vielen Gründe nachvollziehbar auf Papier zu bringen. Selbiges befürchtete ich bei den obligaten Interviews meiner Kollegen zu erleben. Argumente wie »Weil man Menschen helfen kann« oder »Weil man mit dem Beruf viel Geld verdienen kann« nahm ich als die wahrscheinlichsten an. Ich irrte mich. Als ich nämlich nach ein paar Wochen mit meiner Sammlung fertig war, stellte ich fest, dass es wirklich sehr, sehr viele unterschiedliche Gründe gibt, die Menschen dazu bewegen, Arzt zu sein oder werden zu wollen. Und natürlich hat jeder seine ganz eigene Motivation. Was allerdings auch auffiel, war, dass einige Gründe nicht mit »Weil ...«, sondern mit »Obwohl ...« anfingen, was zeigt, dass der Beruf des Arztes nicht immer nur aus Friede, Freude, Eierkuchen besteht, sondern dass sich der Medizinmann von heute auch mit den typischen Alltagsproblemen herumärgern muss, vor denen auch sonst niemand gefeit ist. So war besonders auffällig, dass viele Kollegen erklärten, sie seien gern Arzt, aber wenn es diese viele Bürokratie nicht gäbe, wären sie es noch lieber. Auch diesen Aspekt wollte ich in ein Buch aufnehmen, das den Beruf nicht verklären, sondern zeigen soll, dass er so viel Spaß macht, dass man auch die Kehrseiten der Medaille akzeptiert und im besten Fall versucht, hier und da etwas zu ändern.

Alles in allem sehen die meisten der mir bekannten Kollegen ihren Beruf aber sehr positiv und können wesentlich mehr Weil- als Obwohl-Gründe nennen, was sich natürlich in der Auswahl der Argumente widerspiegelt. Allerdings war es leider unmöglich, alle Gründe, die ich so im Laufe der Recherche niedergeschrieben habe, mit ins Buch zu nehmen, sonst wären es vermutlich wirklich 1.111 geworden. Denn tatsächlich ist der Beruf des Arztes so unendlich vielfältig, dass allein das Kapitel über die verschiedenen Spezialisierungen ein Buch wert gewesen wäre – frei nach dem Motto: »111 medizinische Fachrichtungen, die Sie unbedingt kennen müssen!« Und auch die Studentenzeit könnte man sicher noch wesentlich tiefer beleuchten ... und den Alltag von Ärzten im Krankenhaus ... und so weiter und so fort.

Deshalb kann ich Ihnen am Schluss nur nahelegen, sich, so Sie denn mit dem Gedanken spielen, für ein Medizinstudium zu entscheiden. Sollten Sie bereits Arzt sein, ja dem Job vielleicht schon ein halbes Leben lang nachgehen, so hoffe ich, Sie haben Ihre Motive in dem einen oder anderen Grund wiedererkennen können. Denn natürlich sind die genannten nur meine ganz persönlichen

111 Gründe, und es lässt sich nicht ausschließen, dass ein anderer Arzt 111 völlig andere niedergeschrieben hätte. Sie wissen ja: drei Ärzte, sechs Meinungen.

In diesem Sinne vielen Dank fürs Lesen.
Herzlichst, Ihr Falk Stirkat.

Danksagung

Wie bei allen Büchern steht auch am Ende dieses Werkes eine Auflistung der Personen, ohne die eine Veröffentlichung nie möglich gewesen wäre. Zuallererst möchte ich mich bei allen Kollegen vom Rettungsdienst bedanken, mit denen ich täglich gerne und gut zusammenarbeite. Außerdem gebührt mein Dank meinem Verleger Oliver Schwarzkopf. Auch meine Agentin Monika Hofko tut regelmäßig ihr Bestes, um meine Tätigkeit als Autor zu fördern. Was wäre ein Autor außerdem ohne seine Familie: Ich danke meiner Frau Stefanie, meinen Eltern und Großeltern sowie meinem kleinen Bruder Raoul.

Weiterhin kann ich Hannes Müller gar nicht genug dafür danken, dass er immer wieder einen guten Rat hat, wenn's mal brenzlig wird.

Ohne Ronny Dohmen würde man im Internet lediglich die Zahnarztpraxis meiner Eltern finden, wenn man den Namen Stirkat eingibt. Vielen Dank dafür.

Gar nicht genug danken kann ich auch meiner Fotografin und Freundin Miriam Allermann, die mit ihrem Projekt »Emotion in Frames« das Beste aus den Menschen herausholt.

Am Ende hab ich mit an Sicherheit grenzender Wahrscheinlichkeit ungefähr tausend Menschen vergessen, die ich in der Danksagung hätte erwähnen müssen, dafür an dieser Stelle eine pauschale Entschuldigung.

Und last but not least gilt mein Dank all meinen Lesern, denn ohne deren Interesse wäre es mir wohl kaum möglich, meine Gedanken von Zeit zu Zeit auf Papier zu bringen.

SCHWARZKOPF & SCHWARZKOPF

ICH KAM, SAH UND INTUBIERTE

»WIR SPIELEN JEDEN TAG ARMDRÜCKEN MIT DEM TOD, UND MANCHMAL GEWINNEN WIR!« – DER NOTARZT FALK STIRKAT ERZÄHLT VON SEINEN AUFREGENDSTEN EINSÄTZEN

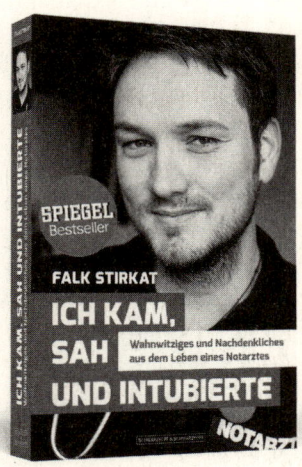

ICH KAM, SAH UND INTUBIERTE
WAHNWITZIGES UND NACHDENKLICHES
AUS DEM LEBEN EINES NOTARZTES
Von Falk Stirkat
264 Seiten, Taschenbuch
ISBN 978-3-86265-496-3 | Preis 9,99 €

Erleben Sie den aufregenden und mitreißenden Beruf des Notarztes aus erster Hand. Begleiten Sie den Notfallmediziner Falk Stirkat zu lustigen, spannenden, aber auch dramatischen Rettungseinsätzen! Ob Herzinfarkt oder Verkehrsunfall – sobald das Schicksal zuschlägt, werden Stirkat und sein Team zu Hilfe gerufen.

Um Menschenleben zu retten, müssen die Rettungskräfte oft bis ans Limit gehen – und manchmal auch darüber hinaus. Sie unterstützen ihre Patienten bei der Bewältigung dramatischer Lebensumstände und erhalten Einblicke in Gesellschaftsschichten, bei denen andere lieber wegsehen.

Unverblümt und ehrlich gibt Stirkat in seinem Buch ICH KAM, SAH UND INTUBIERTE Einblicke in den Alltag deutscher Rettungskräfte. Humorvoll und frisch erzählt, mit kritischem Blick auf gesellschaftliche Missstände

WWW.SCHWARZKOPF-SCHWARZKOPF.DE

SCHWARZKOPF & SCHWARZKOPF

110 GRÜNDE, POLIZIST ZU SEIN

EINE HOMMAGE AN DEN SCHÖNSTEN BERUF DER WELT – LUSTIGE UND SPANNENDE EINBLICKE IN DAS EINSATZGESCHEHEN DER POLIZEI

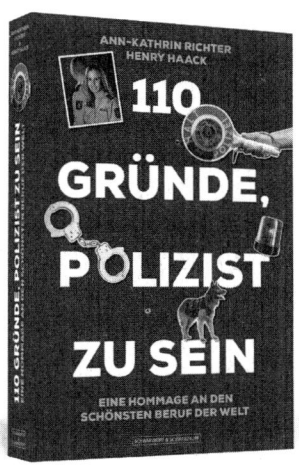

110 GRÜNDE, POLIZIST ZU SEIN
EINE HOMMAGE AN DEN SCHÖNSTEN BERUF DER WELT
Von Ann-Kathrin Richter und Henry Haack
ca. 288 Seiten, Taschenbuch
ISBN 978-3-86265-385-0 | Preis 9,99 €

Es gibt kaum einen Beruf, der so viele Emotionen und Begeisterung bei Groß und Klein auslöst, wie der eines Polizisten. In diesem Buch erfahren Sie, was die Faszination Polizei ausmacht und wer eigentlich hinter der Uniform steckt.

Gleichzeitig nehmen Sie im Polizeiauto auf dem Beifahrersitz Platz und erleben hautnah die Arbeit zweier junger Polizisten. So finden Sie sich zwischen Verfolgungsfahrten, Festnahmen, Verkehrsunfällen, faulen Ausreden der Verkehrsteilnehmer und einem Haufen Bürokratie wieder. Dabei ist kein Tag wie der andere.

Das Buch 110 GRÜNDE, POLIZIST ZU SEIN gewährt Einblicke hinter die Kulissen des Polizeialltags, einer Welt voller Kuriositäten und spannender Einsätze und ist zugleich eine liebevolle Hommage an den Beruf des Polizisten, die Sie eindeutig fesseln wird!

WWW.SCHWARZKOPF-SCHWARZKOPF.DE

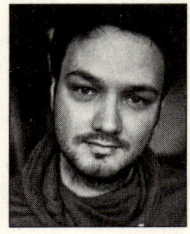

MUDR. FALK STIRKAT, geboren 1984, arbeitet seit 2010 als Arzt. Seiner anfänglichen Tätigkeit in einer großen chirurgischen Klinik ging das Studium der Humanmedizin an der renommierten Karls-Universität voraus. Es folgten Ausbildungszeiten in Notaufnahme und Intensivstation. Heute arbeitet der Autor als Leiter einer großen Notarztwache. Seine täglichen Erfahrungen mit Grenzsituationen hat er in seinem Bestseller ICH KAM, SAH UND INTUBIERTE verarbeitet.

Falk Stirkat
111 GRÜNDE, ARZT ZU SEIN
Eine Hommage an den schönsten Beruf der Welt

ISBN 978-3-86265-551-9
© Schwarzkopf & Schwarzkopf Verlag GmbH, Berlin 2016
Vermittelt durch Scripta Literaturagentur München | Alle Rechte vorbehalten. Dieses Werk ist urheberrechtlich geschützt. Jede Verwendung, die über den Rahmen des Zitatrechtes bei korrekter und vollständiger Quellenangabe hinausgeht, ist honorarpflichtig und bedarf der schriftlichen Genehmigung des Verlages. | Autorenfotos (Cover, S. 35, 99, 169, 207, 256: © Emotion in Frames | Coverfotos: Baby: © Dmitry Naumov/depositphotos.de; Medizin: © khuntapoldep/depositphotos.de; Blutdruckmesser: © Anton Samsonov/depositphotos.de; Spritze: © Tatiana Antonyuk/depositphotos.de | Grafiken S. 13, 35, 57, 99, 147, 207, 223, 241: © leremy/depositphotos.de; S. 75, 123, 189: © grgroupstock/depositphotos.de; S. 169: © PILart/depositphotos.de | Fotos: S. 13: © Dmitry Naumov/depositphotos.de; © Alexander Raths/depositphotos.de; S. 35: © Ustyujanin/depositphotos.de; S. 57: © Tyler Olson/depositphotos.de; © Zdenka Darula/depositphotos.de; S. 75: © satyrenko/depositphotos.de; © Tatiana Antonyuk/depositphotos.de; S. 99: J.M. Guyon/depositphotos.de; S. 123: © photographee.eu/depositphotos.de; © beerkoff1/depositphotos.de; S. 147: © Wavebreak Media LTD/depositphotos.de; © Monkey Business Images/depositphotos.de; S. 169: © EpicStockMedia/depositphotos.de; S. 189: © shefkate/depositphotos.de; © khuntapoldep/depositphotos.de; S. 207: © shefkate/depositphotos.de; S. 223: © Zaripov Andrei/depositphotos.de; © jurisam/depositphotos.de; S. 241: © Svetlana Ivanova/depositphotos.de; © Anton Samsonov/depositphotos.de

KATALOG
Wir senden Ihnen gern kostenlos unseren Katalog.
Schwarzkopf & Schwarzkopf Verlag GmbH
Kastanienallee 32, 10435 Berlin
Telefon: 030 – 44 33 63 00 | Fax: 030 – 44 33 63 044

INTERNET | E-MAIL
www.schwarzkopf-schwarzkopf.de
info@schwarzkopf-schwarzkopf.de